臨床栄養学実習

栄養食事アセスメントとケアプラン

第5版

JN095169

編集

芳本信子

執筆

上田洋子
加藤由美子
兼平奈奈
清水史子
末永美雪
谷澤登志美
中野道子
深作貴子
芳本信子

株式会社 学建書院

改訂の序

「臨床栄養学実習—栄養食事アセスメントとケアプラン」は，内容を吟味しながら増刷を繰り返し，16年が経過しました．この間，一貫して本書をテキストとしてご採用いただいております先生方には，深く御礼申し上げます．

本書は，臨床の場における栄養学をアセスメントに反映させ，難解な言葉にはていねいな説明を加え，図解することによって学生がみずから学ぶ意欲を喚起し，試験勉強にも役立つように執筆しました．また，ケアプランについては，食事療法に重点をおいて，食品のもつ栄養素や機能性を考慮したうえで適切な食品を組み合わせ，各疾患に対応した治療食の献立となるように心がけ，備考欄につくり方や注意点を示すなど工夫を凝らしました．その結果，学生にとってつねに最適なテキストとなり，卒業後も手元に置いて座右の書として活用しているとのお便りもありました．

今回の改訂にあたり，すべてを書き直すのではなく，栄養学と医学の根拠に基づいた基本的な説明はそのまま残しました．また，本書をご採用いただいている先生方から，わかりやすく適切であるとの高い評価を頂戴している箇所についても，引き続き掲載しました．献立の内容については，各疾患に対応した治療食として必要な栄養素を含有しており，生理活性成分（機能性成分）にすぐれ，エビデンスが明確である食材が適切に使用されているものを継続して採用し，とくに朝・昼・夕食（1日分）のバランスを重視しました．

また，栄養補給法については，臨床栄養の導入部分であるため，経口栄養と経管経腸栄養をイメージしながら学ぶことができるよう図解を多くしました．そのうえで静脈栄養との違いを確認できるようにしました．

さらに，このたびの高齢者の社会生活に対応して，各学会のガイドラインが見直されました．本書も可能なかぎりガイドラインに準拠して加筆いたしました．

医療を通して社会に役立つ栄養士・管理栄養士を育成するためには，栄養学と医学の基礎知識を十分に理解し，食品を扱う技能を修得して，日々の食生活（治療食）に応用できるテキストにする必要がある，という変わらぬ理念に基づき，改訂の作業を行いました．

本書の改訂にあたり，ご執筆にご協力くださいました先生方，ならびにご多忙の中を終始ご尽力いただきました学建書院馬島めぐみ様に深湛の謝意を申し上げます．

2020年1月

芳　本　信　子

はじめに

　本書は，昭和58年（1983）に『病態栄養の理論と実際』としてスタートし，平成元年（1989）に栄養士関係カリキュラムの改定に従って『臨床栄養の理論と実際』に，その後，管理栄養士の業務内容を明確にするために登録制から免許制になり，食事療法を基本から見直す必要上『最新臨床栄養学実習—食事療法の基礎—』と改訂しながら，つねに臨床栄養のパラダイム（規範）として高い評価を得てまいりました．その根底には，代謝栄養の基礎知識に基づき，栄養素の最新知識と食品の機能性を生かしながら，医学の発達を的確に投射させて個々の病態に適した栄養療法・食事療法を決定し，実践する学問のテキストであるように努めてまいりました．

　今日，栄養士法の一部改正に伴うカリキュラムの改正，健康増進法の施行を反映して，臨床栄養学の教育目標が「傷病者の病態や栄養状態の特徴に基づいて，適切な栄養管理（栄養マネジメント）を行う」こととし，「栄養ケアプランの作成，実施，評価に関する総合的な栄養管理の考え方を理解し，具体的な栄養状態の評価・判定，栄養補給，栄養教育，食品と医薬品の相互作用について修得する」と明確に打ち出されました．しかし臨床栄養管理（マネジメント）という言葉だけが一人歩きをしている感が拭い切れません．本書をリニューアルするにあたって長時間に及ぶ議論の結果，臨床栄養管理をするために最も必要なことは，栄養学と医学の基礎知識であり，体内での生理作用を十分把握することであるという結論を得ました．したがって，基礎知識を充実させるために本テキストでは症例（事例）を省くことにしました．テキストにある1つの症例を理解したところで，卒業後の就職先は多種多様な病態（症例）が待ち受けているのです．臨床栄養学の基礎を身につけ，それを実践できる応用力を修得すれば，それらの症例に対処することは十分可能であると考えました．臨床栄養学の授業のなかで，学生の理解を助ける目的で個々の先生方の幅広い経験としての症例を話して聞かせることはおおいに効果のあることでしょう．

　本書の特色である各疾患についての概要，原因，検査（アセスメント），治療方針（ケアプラン）など必要な事柄を変えることなく，さらに最新の情報を付加しました．これらの内容は，従来から取り組み，すでにテキストのなかに表記してある事柄がほとんどですが，今回，アセスメント，ケアプランなどの項目を立てて整理し，イラストを加え，なおいっそう使いやすく工夫をこらしました．また，実習を通して，さまざまな食品を調理することは，食品に含まれる栄養素や機能性の理解を深め，病気を未然に防ぐ予防医学にも貢献できると考えます．

　最後にこれらの主旨に賛同いただき，終始ご協力をいただきました学建書院部長大崎真弓氏，馬島めぐみさんに厚くお礼申し上げます．

平成16年3月

芳 本 信 子

Contents

総論

1 臨床栄養学の目的と栄養療法の意義

1 臨床栄養学の目的

目 的

栄養士法の一部改正（平成12年法律第38号）に伴いカリキュラムの大幅な改正が行われ，平成14年4月から施行されている．これにより，従来の医師による臨床栄養管理（いわゆるマネジメント）に関する教育が，管理栄養士によって行われることになった．つまり，「傷病者に対する療養のため必要な栄養の指導，個人の身体の状況，栄養状態等に応じた高度な専門的知識および技能を要する健康の保持増進のための栄養の指導並びに特定多数人に対して継続的に食事を供給する施設における利用者の身体の状況，栄養状態，利用の状況等に応じた特別の配慮を必要とする給食管理およびこれらの施設に対する栄養改善上必要な指導等」が管理栄養士の業務として明確化され，これをふまえて管理栄養士・栄養士の学外における実習は臨地実習，校外実習として履修することとなった．

栄養士に必要とされる能力

臨床の場において質の高い栄養士として活躍するためには，次に示す能力を養うことが望まれる．
① 各疾患の病態生理を分子生物学・遺伝子学的にとらえてアセスメントのできる能力．
② 食品のもつ栄養素と機能性を正しく理解し，ケアプランを作成する能力．その際，必要に応じて献立，調理を含めた食生活指導のできる能力．
③ 個人の臨床栄養管理を目的とするNST（Nutrition Support Team：栄養サポートチーム）においては，栄養士として高い専門性をもち，個々の病態に最も適した食事療法，栄養療法を決定し，実践する能力．

現在，栄養士をめざして勉学中の学生諸子においても，やがては管理栄養士として活躍するためには，コミュニケーション能力，プレゼンテーション能力は重要である．

2 栄養療法の意義

栄養療法

個人や集団を対象に栄養食事指導を行う場合，明らかに栄養障害のある傷病者に対しては栄養療法を行う必要がある．
① 食事は医療の一環として提供されるべきものであり，それぞれ患者の病状に応じて必要とされる栄養量が与えられ，食事の質の向上と患者サービスの改善をめざして行われるべきものである．
② 食事の提供に関する業務は保険医療機関自らが行うことが望ましいが，保険医療機関の管理者が業務遂行上必要な注意を果たし得るような体制と契約内容により，食事療養の質が確保される場合には，保険医療機関の最終的責任の下で第三者に委託することができる．

③ 患者への食事提供については病棟関連部門と食事療養部門との連絡が十分とられていることが必要である.

治 療 食

病院における栄養療法（治療食）は一般食と特別食に分けられる. また, 特別料金の支払を受ける特別メニューの食事を提供することができる. 一般食については厚生労働省通達により, 入院時食事療養および入院時生活療養の実施上の留意事項が示されている（表1-1）. 特別食については医師の発行する食事箋（p.12 表1-6, p.13 表1-7 参照）に基づいて直接治療に関与する食事をさし, 社会保険報酬で特別食加算されるものと非加算のものとに分けられる. また, 病気の診断を目的とする検査食（試験食）も加えられている（表1-3）.

表 1-1 入院時食事療養および入院時生活療養の実施上の留意事項

---

1 一般的事項

(1) 食事は医療の一環として提供されるべきものであり, それぞれ患者の病状に応じて必要とする栄養量が与えられ, 食事の質の向上と患者サービスの改善をめざして行われるべきものである.

(2) 食事の提供に関する業務は保険医療機関自らが行うことが望ましいが, 保険医療機関の管理者が業務遂行上必要な注意を果たし得るような体制と契約内容により, 食事療養の質が確保される場合には, 保険医療機関の最終的責任の下で第三者に委託することができる. なお, 業務の委託にあたっては, 医療法（昭和23年法律第205号）及び医療法施行規則（昭和23年厚生省令第50号）の規定によること. 食事提供業務の第三者への一部委託については「医療法の一部を改正する法律の一部の施行について」（平成5年2月15日健政発第98号厚生省健康政策局長通知）の第3及び「病院・診療所等の業務委託について」（平成5年2月15日指発第14号厚生省健康政策局指導課長通知）に基づき行うこと.

(3) 患者への食事提供については, 病棟関連部門と食事療養部門との連絡が十分とられていることが必要である.

(4) 入院患者の栄養補給量は, 本来, 性, 年齢, 体位, 身体活動レベル, 病状等によって個々に適正量が算定されるべき性質のものである. 従って, 一般食を提供している患者の栄養補給量についても, 患者個々に算定された医師の食事せんによる栄養補給量又は栄養管理計画に基づく栄養補給量を用いることを原則とするが, これらによらない場合には, 次により算定するものとする. なお, 医師の食事せんとは, 医師の署名捺印がされたものを原則とするが, オーダリングシステム等により, 医師本人の指示によるものであることが確認できるものについても認めるものとする.

① 一般食患者の推定エネルギー必要量及び栄養素（脂質, たんぱく質, ビタミンA, ビタミンB$_1$, ビタミンB$_2$, ビタミンC, カルシウム, 鉄, ナトリウム（食塩）及び食物繊維）の食事摂取基準については, 健康増進法（平成14年法律第103号）第16条の2に基づき定められた食事摂取基準の数値を適切に用いるものとすること.

なお, 患者の体位, 病状, 身体活動レベル等を考慮すること.

また, 推定エネルギー必要量は治療方針にそって身体活動レベルや体重の増減等を考慮して適宜増減することが望ましいこと.

② ①に示した食事摂取基準についてはあくまでも献立作成の目安であるが, 食事の提供に際しては, 病状, 身体活動レベル, アレルギー等個々の患者の特性について十分考慮すること.

(5) 調理方法, 味付け, 盛り付け, 配膳等について患者の嗜好を配慮した食事が提供されており, 嗜好品以外の飲食物の摂取（補食）は, 原則として認められない.

なお, 果物類, 菓子類等病状に影響しない程度の嗜好品を適当量摂取することは差し支えないこと.

(6) 当該保険医療機関における療養の実態, 当該地域における日常の生活サイクル, 患者の希望等を総合的に勘案し, 適切な時刻に食事提供が行われていること.

(7) 適切な温度の食事が提供されていること.

(8) 食事療養に伴う衛生は, 医療法及び医療法施行規則の基準並びに食品衛生法（昭和22年法律第233号）に定める基準以上のものであること.
　　なお, 食事の提供に使用する食器等の消毒も適正に行われていること.

(9) 食事療養の内容については, 当該保険医療機関の医師を含む会議において検討が加えられていること.

(10) 入院時食事療養および入院時生活療養の食事の提供たる療養は1食単位で評価するものであることから, 食事提供数は, 入院患者ごとに実際に提供された食数を記録していること.

(11) 患者から食事療養標準負担額または生活療養標準負担額（入院時生活療養の食事の提供たる療養に係るものに限る. 以下同じ）を超える費用を徴収する場合は, あらかじめ食事の内容及び特別の料金が患者に説明され, 患者の同意を得て行っていること.

(12) 実際に患者に食事を提供した場合に1食単位で, 1日につき3食を限度として算定するものであること.

(13) 1日の必要量を数回に分けて提供した場合は, 提供された回数に相当する食数と算定して差し支えないこと（ただし, 食事時間以外に提供されたおやつを除き, 1日に3食を限度とする.）

（平成18年3月6日保医発第0306009号, 最終改正令和2年3月5日保医発0305第14号, 厚生労働省保険局医療課長通知より）

表 1-2　一般食患者の食物内容評価のための栄養比率

年　齢　食	穀類エネルギー比 $\dfrac{穀類エネルギー}{総エネルギー}\times100$	動物性たんぱく質比 $\dfrac{動物性たんぱく質}{総たんぱく質}\times100$
幼児食（1〜5歳）	50%以下	50%程度
学齢児食（6〜17歳）	55%以下	45〜50%程度
成人食（18歳以上）	60%以下	40〜45%程度

注）男女共通とする.

（平成元年11月9日厚生省保健医療・健康政策局長連名通知「病院給食における一般食給与患者の栄養所要量について」より）

表 1-3　治療食の分類

区分	食　種　名	適応疾患と内容 加　算　食	適応疾患と内容 非　加　算　食	栄養食事指導 加算対象
一般治療食	流動食	なし	特別な食事療法を必要としない流動食	
	軟食	なし	特別な食事療法を必要としない軟食	
	常食	なし	特別な食事療法を必要としない常食	
特別治療食	濃厚流動食	なし	濃厚流動食	
	経管栄養食	特別加算食の対象となる食事を提供した場合	経口栄養のための濃厚流動食	可
	術後食	食道, 胃, 腸などの消化管大手術後（食道癌術後の胃瘻に濃厚流動食を点滴注入した場合など）	各種疾患の術後食, 術後流動食	
	口腔, 咽頭, 食道疾患食	なし	口内炎, 舌癌, 上下顎癌, 食道潰瘍, 食道癌など	

4

表 1-3 つづき

区分	食種名	適応疾患と内容		栄養食事指導
		加算食	非加算食	加算対象
特別治療食	胃潰瘍食（消化性潰瘍食）	胃潰瘍，十二指腸潰瘍（流動食を除く） 侵襲の大きな消化管手術の術後における胃潰瘍食に準じた食事	手術前後の高カロリー食	可
	肝臓食	肝炎，肝硬変症，閉鎖性黄疸（胆石・胆嚢炎含む），肝庇護食	肝癌，黄疸のない胆石・胆嚢炎	可
	膵臓食	急性・慢性膵炎	膵癌	可
	糖尿食	糖尿病		可
	心臓疾患食	心臓疾患（食塩相当量 6 g/日未満）（腎臓食に準じる）	その他の心臓疾患	食塩相当量 6 g/日未満．可
	腎臓食	腎炎，腎不全，ネフローゼ症候群，血液透析，糖尿病腎症	高血圧症に対しての減塩食	可
	脂質異常症食	空腹時定常状態における LDL-コレステロール値が 140 mg/dL 以上，または HDL-コレステロール値が 40 mg/dL 未満，もしくは中性脂肪値が 150 mg/dL 以上	その他の脂質異常症	可 肥満度 40% 以上，BMI30 以上．可
	高度肥満症	肥満度＋70%以上，BMI 35 以上（脂質異常症食に準じる）		
	貧血食	鉄欠乏に由来する貧血（血中ヘモグロビン濃度 10 g/dL 以下）	その他の貧血，白血病，血友病，悪性腫瘍など	可
	痛風食	痛風		可
	妊娠高血圧症食	妊娠高血圧症候群（腎臓食に準じる）		日本高血圧学会，日本妊娠高血圧学会などの基準に準じる
	アレルギー食	なし	食事性アレルギー	小児アレルギー食のみ可（9 歳未満児）
	食欲不振食	なし	神経性食思不振症など	
	検査食	潜血食，大腸 X 線検査食，大腸内視鏡検査食（外来患者を除く）	ヨード制限食，乾燥食など	可
	先天性代謝異常食	フェニルケトン尿症，ホモシスチン尿症，楓糖尿症，ガラクトース血症	その他の代謝異常症	可
	無菌食	入院環境料にかかる無菌治療室管理加算患者		可
	治療乳	乳児栄養障害（直接調製するもの）	治療乳既製品（プレミルクなど）	可
	低残渣食	クローン病，潰瘍性大腸炎などにより，腸管の機能が低下している患者		可
	てんかん食	難治性てんかん（外傷性のものも含む），グルコーストランスポーター1欠損症またはミトコンドリア脳筋症の患者		

注）患者が経口摂取不能のために鼻腔栄養を行った場合で，薬価基準に収載されていない流動食を提供した場合は，鼻腔栄養の手技料および入院時食事療養の算定をすることができる.

2 臨床栄養管理（マネジメント）

医療マネジメントのなかにあって，傷病者の病態や栄養状態に応じた適切な臨床栄養管理を行うには，アセスメントを含めた栄養管理（nutrition management），給食管理（food management），ケア・マネジメント（care management）に携わる医療チームの組織的な取り組みが必要となる．重視する順位は施設によって異なるが，病院における医療制度（診療報酬制度など）を理解することが不可欠である（図1-1）.

外来における診療

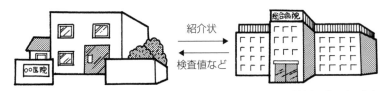

紹介状
検査値など

病診連携：個人病院からの紹介状を持参し，総合病院からさまざまなパラメータ*
　　　　　を得ることによって，互いの長所を生かし合う.
　　　　　紹介状がない場合は，特定療養費が必要となる.
病病連携：互いの専門性を生かして患者を紹介し，協力し合う.
＊パラメータ（parameter）：評価のための指標

入院における診療

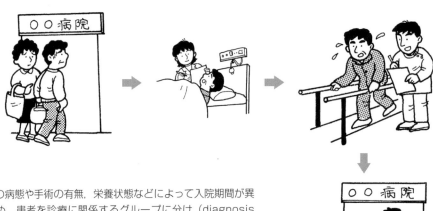

傷病者の病態や手術の有無，栄養状態などによって入院期間が異なるため，患者を診療に関係するグループに分け（diagnosis related group：DRG），予想された一定の治療費を支払う方式（prospective payment system：PPS）が，現在実施されている．従来の出来高払い方式に変わるDRG/PPS（診断別包括支払い方式）の導入に当たっては，栄養学的な事実（根拠）に基づいた栄養管理（evidence based nutrition：EBN）が重要であり，チーム医療が必要とされる．そのためには，NST（p.14参照）が重要な役割をもつ.

図1-1 受診する傷病者

1 臨床栄養アセスメント

栄養評価とは，栄養療法を行うに当たり患者の栄養状態を適正に評価・判定することであり，さらに治療を実施したのち，その効果や予後を的確に評価することである．

栄養アセスメントを機能的に分類すると，静的栄養アセスメント，動的栄養アセスメント，予後栄養アセスメントがある（図1-2）．

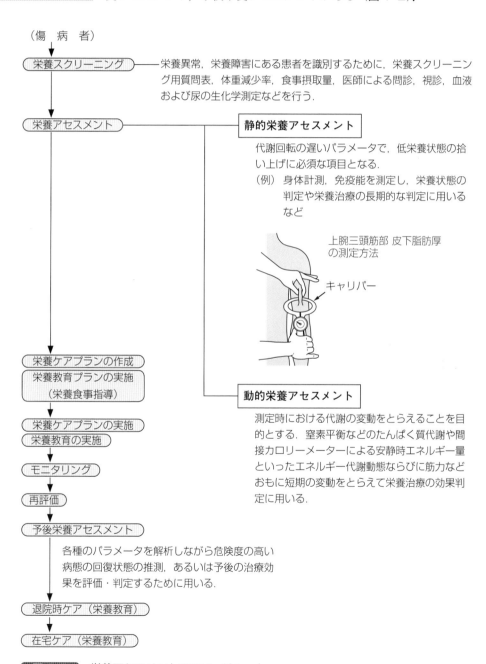

（傷病者）

栄養スクリーニング —— 栄養異常，栄養障害にある患者を識別するために，栄養スクリーニング用質問表，体重減少率，食事摂取量，医師による問診，視診，血液および尿の生化学測定などを行う．

栄養アセスメント

静的栄養アセスメント

代謝回転の遅いパラメータで，低栄養状態の拾い上げに必須な項目となる．
（例）身体計測，免疫能を測定し，栄養状態の判定や栄養治療の長期的な判定に用いるなど

上腕三頭筋部 皮下脂肪厚の測定方法

キャリパー

栄養ケアプランの作成
栄養教育プランの実施
（栄養食事指導）

動的栄養アセスメント

測定時における代謝の変動をとらえることを目的とする．窒素平衡などのたんぱく質代謝や間接カロリーメーターによる安静時エネルギー量といったエネルギー代謝動態ならびに筋力などおもに短期の変動をとらえて栄養治療の効果判定に用いる．

栄養ケアプランの実施
栄養教育の実施

モニタリング

再評価

予後栄養アセスメント

各種のパラメータを解析しながら危険度の高い病態の回復状態の推測，あるいは予後の治療効果を評価・判定するために用いる．

退院時ケア（栄養教育）

在宅ケア（栄養教育）

図1-2 栄養アセスメントのフローチャート

身体計測に当たっては次のことに注意する.

① 正確な計測を行うこと.プレテストを行う.

② 計測者が目盛を読むときは,つねに正しい位置(計測点)で読み取る.

③ 測定値が通常の値とかなり異なるときは,再度計測して間違いのないことを確かめる.

④ 継続的な測定により変化を観察する場合は,つねに同じ計測点とする.

小児の栄養状態を判定するには,身体計測として最小限,次の項目が必要である.

■乳児期

身長,座高,体重,頭囲,胸囲,骨盤幅,皮下脂肪厚

■幼児期

身長,座高,体重,胸囲,上腕囲,下腿囲,骨盤幅,両肩峰幅,皮下脂肪厚

身体計測によるおもな検査項目と内容を**表1-4**に示す.

■**身長計**(測定単位:cm,小数点以下第1位まで記録)

素足で両かかとを密接し,背,臀部およびかかとを身長計の尺柱に接して直立する.両上肢は体側に垂れ,頭部は顎を引いて正位に保つ.計測者は被検者の右側に立ち,身長計の横規を上下に移動して,横規が被検者の頭部に接するようにして目盛を読み取る.

足の骨折,背中の彎曲,寝たきり,車いすの場合は,指極,膝高などを測定して,身長を推測することができる.

・指極とは,両腕を左右に水平に広げ,鎖骨の上を通って両中指の先端間の直線距離をいう.この計測値と身長が近似値であることから用いられる.

身長(cm)≒指極(cm)

・膝高とは,足蹠から脛骨点(脛骨の内側踵の上縁)の高さをいい,推定式は次のとおりである.

男性:身長(cm)≒64.19−(0.04×年齢)+(2.02×膝高(cm))

女性:身長(cm)≒84.88−(0.24×年齢)+(1.83×膝高(cm))

■**背臥位測定**(測定単位:cm,小数点以下第1位まで記録)

乳児や3歳未満の幼児については乳児用身長計(臥位置用身長計)を用いる.乳幼児を仰臥位にして頭部を第三者が固定し,児の脚を伸展させて,頭部と足蹠間の最短距離を測定する.直立できる幼児でも姿勢の影響を受けるため,背臥位測定のほうが正確である.新生児や乳児では,足蹠を身長の長軸に垂直にするのは困難なので,身長計の可動計測板で足蹠を圧するようにする.

表 1-4　栄養アセスメントに用いられるパラメータ

<table>
<tr><td colspan="2" align="center">検査項目（パラメータ）</td><td colspan="6" align="center">内　容</td></tr>
<tr>
<td rowspan="17">身体計測</td>
<td>長育（height, length）</td>
<td colspan="6">身長，座高，頭長，胴長，上肢長，手長，下肢長，足長など．骨格の長さは発育の指標となる．身長は，各種体格指数算出の基礎として重要．</td>
</tr>
<tr>
<td>量育（volume）</td>
<td colspan="6">身体の重量(体重：weight)．身体充実度の指標となる．</td>
</tr>
<tr>
<td>幅育（width, thin）</td>
<td colspan="6">肩幅，胸幅，胸厚，腰幅，手幅，足幅，頭幅など身体の幅と径（厚み）の発育をみる．</td>
</tr>
<tr>
<td>周育（girth）</td>
<td colspan="6">頭囲，胸囲，腹囲，上腕囲，前腕囲，大腿囲，下腿囲，頸囲など身体のまわりのサイズを表す．</td>
</tr>
<tr>
<td>形状（shape, posture）</td>
<td colspan="6">全身の姿の彎曲度や角度をみる．</td>
</tr>
<tr>
<td>BMI（Body Mass Index）
＝体重（kg）/身長（m）^{2}</td>
<td colspan="6">標準体重・理想体重（IBW）
　＝身長（m）^{2}×22
（詳細は肥満症（p.47）参照）</td>
</tr>
<tr>
<td>標準体重比（%IBW）
＝測定体重（kg）/標準体重（kg）×100</td>
<td colspan="6">≦70%　　　：重度低栄養　｜110〜120%：過体重
70〜　80%：中等度低栄養　｜120〜150%：肥満
80〜　90%：軽度低栄養　｜150〜200%：重度肥満
90〜110%：標準体重域　｜200%≦　　：病的肥満</td>
</tr>
<tr>
<td>肥満度（%）
＝(実測体重－標準体重)/標準体重×100</td>
<td colspan="6">＜－20%　　　　：やせ　　　＋10〜＋20%：肥満傾向
－20〜－10%：やせ傾向　＋20%≦　　：肥満
±10%　　　　：標準</td>
</tr>
<tr>
<td>体重減少率（%）
＝(通常体重－実測体重)/通常体重×100</td>
<td colspan="2">期間</td><td colspan="2">明らかな体重減少</td><td colspan="2">重症の体重減少</td>
</tr>
<tr>
<td>体脂肪率（%FAT）
［男性］
　＝[4.57/(1.0913－0.00116 SFT)]－4.142
［女性］
　＝[4.57/(1.0897－0.00133 SFT)]－4.142</td>
<td colspan="6">SFT（mm）＝TSF（上腕三頭筋部皮下脂肪厚）
　　　　　＋SSF（肩甲骨下端部皮下脂肪厚）</td>
</tr>
</table>

体重減少率の詳細：

期間	明らかな体重減少	重症の体重減少
1週間	1〜2%	>2%
1か月	5%	>5%
3か月	7.5%	>7.5%
6か月	10%	>10%

体脂肪率による肥満度の判定（日本肥満学会）：

判定		軽度肥満	中等度肥満	重度肥満
男性（全年齢）		20%≦	25%≦	30%≦
女性	（6〜14歳）	25%≦	30%≦	35%≦
女性	（15歳以上）	30%≦	35%≦	40%≦

W/H比（ウエスト/ヒップ比）	1.0≦(男性)，0.9≦(女性)：内臓脂肪型肥満 0.7≧：皮下脂肪型肥満
腹部CTスキャン ＝腹腔内の内臓脂肪（V)/腹壁の皮下脂肪（S）の面積比	0.4≦：内臓脂肪型肥満 0.4＞：皮下脂肪型肥満
クレアチニン身長比 ＝被験者24時間尿中クレアチニン量（mg）/同一身長の健常者24時間尿中クレアチニン量（mg）×100	正常値は100．筋たんぱく質量を評価

| 体　　　　　重 |

■**体重計**（測定単位：kg，小数点以下第 1 位まで記録）

付属している水準器か重錘で秤台を水平に保ち固定する．秤台の中央部に足跡を描き，その上に被検者を乗せ測定する．被検者は裸体で測定するのが原則である．衣服を着用したまま測定する場合は測定値から衣服の重量を差し引く．

体重は身体の構成成分（骨格筋，内臓たんぱく，血漿たんぱく，皮膚，骨，体脂肪，水分）の合計の重量を表すので，食事の影響のない早朝空腹時，排尿後に測定する．経日変化を観察する場合は測定時間を一定にする．

体重計に乗れない被検者は，測定者が抱きかかえて測定し，測定者の体重を差し引いて求める．車いすやベッドごと量る体重計もある．

■**乳児用体重計**（測定単位：kg，小数点以下第 1 位まで記録）

乳児の体重測定は量育評価，発育評価に最適である．乳児の体重は比較的短期間に容易に増減するので諸条件をふまえたうえでの判断・判定が大切である．

| 頭囲・胸囲 |

頭囲は乳幼児の脳の発達状態と関連が深い．低栄養状態では発育不良となり，とくに低出生体重児の発育の評価に重要である．

頭囲は後頭点と眉間点を通る周径で測定する．出生時は約 33 cm，12 か月で約 45 cm，5 年で 50 cm になる．

胸囲の発育は栄養状態を反映する．出生時の胸囲は頭囲より小さいが，12 か月にはほぼ同値となる．2 歳では胸囲が頭囲を上回る．胸囲の測定は乳首の上の周径を測定する．

2　臨床栄養ケアプラン

患者が抱えている社会的，心理的，経済的環境を把握したうえで，栄養状態を的確に評価・判定したのち，心身の状態に見合った効果的な栄養補給（治療）を行い，さらに栄養食事教育を行う必要がある．患者自身がよりよい栄養状態を維持できるようなケアプランを作成しなければならない（図 1-3）．

| POS とは |

POS（problem oriented system：問題志向システム）とは，患者の問題を患者の立場に立って総合的に解決するための情報処理システムのことである．次の 3 段階からなる．

■**第 1 段階：POMR**（problem oriented medical record）**の記載**

POMR とは，問題志向型診療録のことで，医療従事者に共通する診療記録の記載方式である．

① 基礎データ：患者のプロフィール，主訴，既往歴，現病歴，臨床検査値，身体計測などの患者の基本情報

② 問題リスト：基礎データや問診などから明らかになった問題点を整理してリストアップしたもの

③ 初期計画：入院時，初診時の患者の栄養ケア計画を問題ごとに記載したも

の．診療計画や栄養治療計画，栄養教育計画が含まれる．

④ 経過記録：初期計画に沿って実施した診療や栄養ケアの内容の経過記録．栄養ケアではモニタリングにあたる．

経過記録の記載方式（カルテ記載方法）は，SOAPの4項目について5W1Hを意識して整理する．

[S] 主観的情報（subjective data）：病気を治療するための面接で，患者の希望や要望を聞いて感じたこと

[O] 客観的情報（objective data）：生化学的数値や食事摂取調査から得られた情報

[A] 評価（assessment）：SとOに基づいて評価した内容

[P] 計画（plan）：Aの結果に基づいた治療方針や指導・教育方法の計画

■**第2段階**：実施記録の監査

■**第3段階**：実施記録の修正

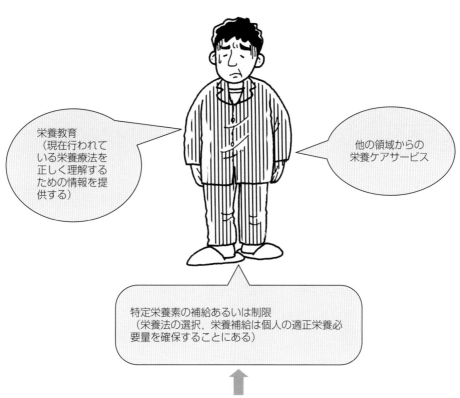

図1-3　ケアプラン作成の手順

表 1-5　食事箋例（その 1）

食 事 せ ん

登録番号 氏　名 生年月日 性　別 発行日 病棟名	加　算 □ 非加算 □	新　　　規 □ 再　　　開 □ 食事変更 □ 転棟後食事変更 □ 停　　　止 □	病名 （　　　　　　　　）

主治医

食事開始	年　　月　　日　朝・昼・夕　から
食事停止 （外泊は 停止伝票で提出）	年　　月　　日　朝・昼・夕　まで
	退院・糖食・変更（他の特別食へ・一般食へ・コメント関係）

コメント：　□ 変更　　□ 追加　　□ 削除

★　該当の食種・主食・副食を○で囲んでください

一般治療食

			コード
常菜 （米飯）	大L	（朝選択）パン・全粥	A 01
	大		A 02
	中		A 03
	小		A 04
全粥菜	大		A 05
	中		A 06
	小		A 07
全粥キザミ菜	大		A 08
	中		A 09
	小		A 10
誤えん予防食 主食：全粥 副菜：ペースト菜			A 12
五　分　菜			A 13
三　分　菜			A 14
流　動　菜			A 15

特別治療食

エネルギーコントロール食

糖尿 肥満 身長　cm 体重　kg BMI	1000	B 01
	1200	B 02
	1400	B 03
	1600	B 04
	1800	B 05
	2000	B 06

塩分・エネルギーコントロール食　塩分 7g

心臓病 高血圧 ネフローゼ 糖尿 肥満 身長　cm 体重　kg BMI	1000	C 01
	1200	C 02
	1400	C 03
	1600	C 04
	1800	C 05
	2000	C 06

脂質・エネルギーコントロール食

脂質 異常症	1	1400	L 01
	2	1600	L 02

T-Cho 　　　mg/dL
TG 　　　mg/dL

蛋白コントロール食

肝硬変・肝性脳症・肝不全	1	E 01
慢性肝炎	2	E 02

蛋白塩分コントロール食

腎　　炎	1	G 01
糖尿病性腎症	2	G 02
腎　不　全	3	G 03

塩分　7・5・3　g

脂質コントロール食

急性肝炎・胆石 膵　炎	1	常菜	H 01
	2	常菜	I 01
	2	全粥	I 02
	2	五分	I 03
	2	三分	I 04
	2	流動	I 05

貧　血　食

Hb 　　　g/dl　J 01

高繊維食　N 01

低残渣食　S 01

痛　風　食　P 01

妊産婦食

つわり食	（個別対応）
離乳食	前期
	中期
	後期
幼児食	1・2

妊娠中毒症食は塩分コントロール食に準ずる

潰　瘍　食

	常菜	Q 01
胃・十二指腸潰瘍	全粥	Q 01
	五分	Q 01
	三分	Q 01
	流動	Q 01

（　　　）食あがり

術　後　食

	全粥	R 01
消化管術後	五分	R 01
	三分	R 01
	流動	R 01

（　　　）食あがり

経管栄養　1日本数

1	ファイブレンYH	T 01
2	アイソカル	T 02
3	CZ-Hi	T 03
4	テルミール	T 04

経管　・　経口

単品食　V 01

※追加食品の場合は特別請求欄へ

※内容は特別請求欄へ

検　査　食

大腸検査食	U 01
ヨード禁食	U 02

　　月　　日
朝・昼・夕　から
　　月　　日
朝・昼・夕　まで

※検査終了後は元の食事に戻る

副　食

常　菜	01
軟　菜	02
五分菜	03
三分菜	04
流動菜	05

主　食

米　飯	01
全　粥	02
五分粥	03
三分粥	04
重　湯	05

（朝選択）：パン・全粥

副食加工

キザミ	21
粗キザミ	22
ペースト	23

主食形態

ペースト	01
パンきざみ	04
パン粥	05

特別請求

牛　乳	01
ヨーグルト	02
乳酸菌飲料	03
アイスクリーム	04
ジュース	05
ゼリー	06
プリン	07
水分ゼリー	08

その他

主食指定

米（パン麺禁）	01
米（パン禁）	02
米（麺禁）	03
粥（パン禁）	04
パン　昼・夕	05
麺　昼・夕	06

アレルギー　有

濃厚流動食

（種類　　　　　　　　　　　）

1日	朝（　）×（　）個
	昼（　）×（　）個
	夕（　）×（　）個

禁止食品

牛　乳	01
ヨーグルト	02
牛乳・ヨーグルト	03
乳製品（料理）	04
チーズ	05
納　豆	07
大豆製品	08
卵	09
魚	11
青　魚	13
サ　バ	14
エ　ビ	17
肉	22
鶏　肉	23
豚　肉	24
牛　肉	25
その他	

特　別　指　示　事　項

エネルギー	kcal	糖　質	g
たんぱく質	g	塩分(g)	3・5・7
脂　質	g	カリウム制限	有

摘要

FAX送信済

※食事基準にない食事は，栄養科までご相談ください．

〇〇病院　栄養科

表 1-6　食事箋例（その２：電子カルテ）

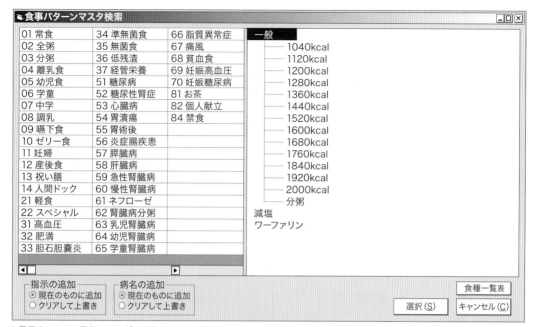

* 電子カルテは，医師のオーダー入力により，栄養部門で確認し，データベースで保管する．必要に応じて出力する．
* 従来の食事箋と同じであるが，PC にて処理できるため，食数を数えるときなど大変便利である．

3 栄養サポートチーム（NST）における栄養士の役割

NST の活動

　臨床栄養管理では個体差の重要性が注目され，「集団」から「個」への取り組みの必要性が求められている．患者を取り巻くコメディカルスタッフによるチーム医療が治療効果に大きく影響を及ぼすことが実証され，重要性が高まっている．とくに，経腸栄養法においてはきめ細かな栄養管理を必要とするため，従来の給食部門とは別に NST（Nutrition Support Team）の設立が求められるようになった（**図1-4**）．院内でケアにかかわるすべての領域がクリニカルパス（標準化されたケアプラン＝時間軸に沿ってまとめた治療計画）を作成するが，栄養管理関連の栄養パスを担うのが NST である．

　看護師によって SGA（主観的包括的栄養評価：Subjective Global Assessment）を用いた入院患者スクリーニングが行われ，低い評価の患者に対して NST の活動が開始される（p.204 栄養サポートチーム加算参照）．

　NST コメディカルスタッフを含めたチーム管理が考案されたのは 1970 年代初頭のアメリカとされる．医療チームの各パート（医師，栄養士，看護師，薬剤師など）の役割に専門性をもたせ，医療施設全体としてより高い栄養管理の確立をめざしており，リスクマネジメントの面からも効果が期待される．

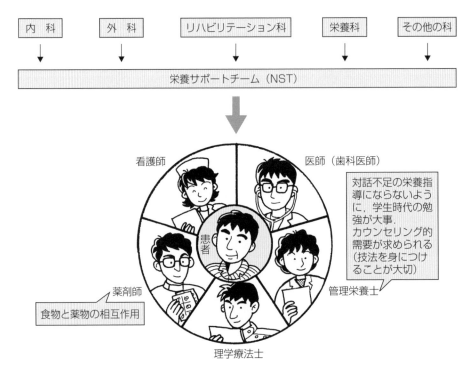

図1-4 NST の構成組織

4 臨床栄養管理のための検査値の読み方

患者プロフィール

52歳の男性，会社員（営業で外に出ることも多い）．ビールが好きで1日1〜2本程度飲む．

30歳代から肥満傾向，40歳のとき，会社での健康診断で尿たんぱくを指摘されたが放置．今回の健康診断では，尿糖，高血圧を指摘され来院する．

・家族歴：特記すべき事項なし．

アセスメントと検査値

身長169 cm，体重78 kg，血圧156/85 mmHg．胸部・腹部異常なし，浮腫なし．

検査値を**表1-7**に示す．

表1-7 検査値

検査値			
尿検査	・たんぱく（±）		・潜血（−）
	・糖（＋）		・ケトン（−）
血液検査	・Alb 4.7 g/dL		・HbA1c 7.1%
	・BUN 18 mg/dL		・AST 26 IU/L
	・Cr 0.6 mg/dL		・ALT 20 IU/L
	・BS（BG） 210 mg/dL（随時値）		・γ-GTP 40 IU/L

75g糖負荷試験（OGTT）	血中濃度 経過時間	血糖値（mg/dL）	血中インスリン値（IRI）（μU/mL）
	空腹時	160	8
	30分	270	12
	60分	340	20
	120分	300	18

検査値の読み方

・30歳代から肥満があり，40歳で尿たんぱくを指摘されているが，少量のたんぱく尿は運動時，ストレス，肥満の場合しばしばみられることがある．

・尿糖は，血糖値が170 mg/dL以上になると検出されるが，スクリーニングでは210 mg/dLと高い．

・HbA1cは6.5%以上であり，2型糖尿病と推測されたため，75 gOGTTを実施している．空腹時160 mg/dLと高く（基準110 mg/dL以下，126 mg/dL以上は糖尿病域），2時間値（120分値）も高い．

・血中インスリン値は正常値（空腹時5〜15 μU/mL）下限に近く，インスリン分泌能の低下が疑われる．インスリン分泌能を計算すると，IRI[*2]/BS

*2 IRI: Immunoreactive insulin 血中のインスリンの免疫学的測定.

表 1-8 肥満とやせの判定表

判 定	肥満度 (%)	チェック項目
やせすぎ	−20以下	アルブミンのチェック，貧血，コレステロール，低栄養に注意
や せ	−10〜−19	
普 通		
過体重	+10〜+19	
肥 満	+20以上	血糖値，コレステロール，中性脂肪，血圧のチェック

（30分）値は 0.04 であり，正常値（0.07）より低く，膵臓の β 細胞の機能低下が考えられる．

・アルコールを飲用していることも考慮すると，膵機能検査が必要となる．

・インスリン抵抗性（HOMA−IR 値[*3]）は，3.16 と 3 以上あり，2 型糖尿病と診断された．

ケアプランの考え方

・身長と体重から BMI を計算すると 27.3 となり，肥満（1 度）である．標準体重［計算式：身長 (m)^2×22］は 62.8 kg で，肥満度を計算しても＋20％以上の肥満である（表 1-8）．

・ケアプランの第一目標はエネルギー制限をして，標準体重に近づける肥満の是正であり，血糖値のコントロールを行うことである．

・BUN，Cr 値は正常に近く，腎の合併症は考えにくいが，糖尿病による腎不全への進行は比較的早く，また心不全をきたしやすい．

・アルコール量を控え，膵疾患，脂肪肝などの合併を予防するよう指導する．

・昼はほとんど外食で，とくに麺類が好きらしい．血圧は食塩 6 g/日以下により減少傾向がみられるので，汁を飲まないよう指導する．1 日の献立を作成して示し，栄養教育をすることが大切である．

高齢者の場合

　フレイルとは「frailty」の日本語訳で，従来，虚弱と定義されていたが，2014 年，日本老年医学会が「フレイル」とよぶことを提唱した．

　フレイルは，加齢によって予備能力が低下することにより，ストレスに対する回復力が弱まっている状態であり，身体の衰えとともに活動量や食事量の低下などの要因が加わり，体重の減少を招く．これがサルコペニア，ロコモティブシンドロームへと移行し，危険度が増す．しかし，フレイルは可逆性があるため，この時期に適切な介入をすることにより，健康状態を取り戻すことが可能である．

　そこで，高齢者における栄養指導の場合，

　　　　　意図しない体重減少　≧5%　　6か月以内
　　　　　　　　　　　　　　　≧10%　　6か月以上

*3HOMA-IR（Homeostasis model assessment insulin resistance index）値：ホーマ指数．
FBSmg/dL×IRI÷405（正常 1.6 以下）

低 BMI　＜18.5 kg/m² 　70 歳未満
　　　　＜20.0 kg/m² 　70 歳以上

がみられる場合は，適切なエネルギー量を確保し，筋肉量の低下を防ぐために筋たんぱくの合成を促進させる BCAA（分岐鎖アミノ酸＝分枝アミノ酸）の摂取をすすめる．

　このように，低栄養ややせはフレイルを助長するが，逆に肥満も生活活動機能の低下を招くため，適切なエネルギー摂取と運動が必要である．

　フレイルを伴う糖尿病患者は，年齢を考慮した目標体重と，身体活動レベルならびに病態に基づいたエネルギー係数により，摂取量を決定することが必要となる．

5　食物と医薬品の相互作用

薬剤の薬理効果

　内服用医薬品（薬剤）は，おおまかに内服薬，外用薬，注射薬に分類される．食物と同様に経口的に摂取されたのち食道 → 胃 → 小腸 → 肝臓 → 血管 → 全身へと移行し，おもに小腸粘膜から吸収される．大部分は門脈から肝臓へ運ばれ，そこで分解（代謝：化学構造が変化する）される．その後，全身循環系へ移行して標的器官（作用部位）へ到達し薬効を発揮する．消化管からの吸収が悪い薬や，肝臓を通過する際に薬効が著しく低下する薬は経口投与できない（p.56 参照）．

　一方，血中で循環している薬物は，薬物代謝酵素などの働きにより代謝されて効力を失ったり，あるいは代謝されずに尿や糞便中へ排泄されて，体内から消失していく．また，食事の内容によって薬の吸収力が増減したり，食品中に含まれる特定の成分が血中濃度に影響を与えることがある．

　したがって，薬物が良好な状態で治療効果を現すためには，その薬物の有効血中濃度が最適な範囲を維持することが必要である．

　薬理効果は，薬物が液剤，散剤，錠剤の順に吸収速度が速い．また，舌下投与では，口腔粘膜から直接吸収されて血中に移行するので，肝臓における代謝を受けにくい．

　したがって，薬物による副作用の一部には，食物との相互作用が関与している場合もあり得る．逆に，これらの相互作用を把握することによって，副作用を抑えながら，薬物治療をよりいっそう効率化させることも可能である（表 1-9）．

表 1-9 食物と薬物が相互に及ぼす影響

作用	薬 物	＋ 食 物	理 由
血中濃度を上昇させる	降圧薬（カルシウム拮抗薬；ニフェジピン）	＋グレープフルーツ（ジュースを含む）	グレープフルーツ（ジュースを含む）に含まれるフラボノイドが薬の分解を阻害するため，血中濃度が上昇して薬理作用が強くなる．
	抗ヒスタミン薬（フェキソフェナジン）	＋グレープフルーツ，オレンジ，リンゴなど（ジュースを含む）	
	精神安定薬，睡眠薬一般	＋アルコール	中枢神経系の働きに作用して，意識障害や呼吸困難などを招く場合がある．
	催眠鎮静薬（クアゼパム）	＋高脂肪食	高脂肪食によって溶解性が高まり，吸収が促進されて血中濃度が上昇する．
	抗高尿酸血症薬	＋低たんぱく質食	栄養不良者，たんぱく制限者などは，排泄減少により体内蓄積を生じる．
血中濃度を減弱する	抗HIV薬（サキナビル），抗凝固薬（ワルファリン），解熱鎮痛薬（パラセタモール）	＋粉末にんにく	薬物の血中濃度が50％に減少し，その状態が10日以上持続する．
	抗菌薬（ニューキノロン，テトラサイクリン）	＋牛乳，ヨーグルト	たんぱく質の代謝過程で作用が減弱する．
	抗凝固薬（ワルファリン）	＋ビタミンK含有食品（納豆＊，ブロッコリー，ほうれんそう，モロヘイヤ，クロレラなど）	ビタミンKがワルファリンの作用を解除して薬理効果を弱める．
	抗結核薬	＋チラミン高含有食品（チーズ，ビール，魚卵など）	吸収が低下するため，薬理作用が減弱する．
	抗骨粗鬆症薬（ビスフォスフォネート）	＋カルシウム高含有ミネラルウォーター	吸収が低下するため，薬理作用が減弱する．
	抗うつ薬，抗不整脈薬，抗てんかん薬	＋健康補助食品（セイヨウオトギリソウ＝セントジョーンズワート）	肝臓内で活性が誘導され，基質となるため効果が減弱する．
	臭化プロパンテリン，アロプリノール，セファランチン	＋カフェイン含有飲料（コーヒー，紅茶，緑茶，コーラ）	作用を減弱させる．
	エリスロマイシン，アンピシリン	＋クエン酸など酸を含む食品，飲料	酸に不安定であるため，ジュースで服用しない．

＊納豆は，禁止とせず摂取量に注意を促している医療機関もある．

薬剤の服用時間と方法

① 胃内停滞時間の長い食品を摂取したあとに服用すると，薬剤も同様に停滞し，小腸での吸収力が低下または遅延する．
② 急速な効果をもたらす薬剤は副作用が強いので，食後に服用する．非ステロイド系抗炎症薬は，空腹時に服用すると悪心など胃痛症状を起こすので，食後に服用する．
③ 経口血糖降下薬は，食後の急激な血糖上昇を抑制するもので，食前または食後を確認して服用する．
④ 薬剤を服用するときは，吸収率や副作用の軽減を考慮して，水または白湯が望ましい．

栄養補給法

Introduction 人間にとっての食物摂取過程の基本は，食物を口から取り入れ，咀嚼・嚥下し，消化管を使って消化・吸収することである．しかし，経口摂取，消化・吸収などの能力が低下，または失ったときは，各栄養素を体内に供給する栄養補給が必要となる．栄養補給法には，直接チューブで消化管に注入する経消化管栄養法と，静脈に注入する経静脈栄養法がある（図2-1）．これらは，身体の病態や栄養状態，消化・吸収能力などに応じて図2-2のフローチャートを用いて選択する．

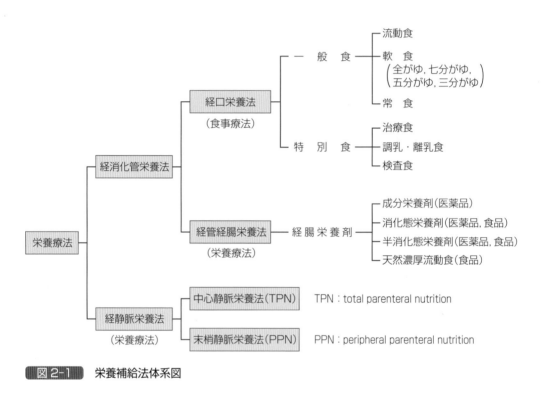

図 2-1 栄養補給法体系図

1 経消化管栄養法

1 経口栄養法（食事療法）oral nutrition (alimentotherapy)

種　類

食物を口から直接摂取する最も生理的，基本的な栄養法である．意識が覚醒していて（JCS[*1]：Japan Coma Scale），全身状態が安定しており，咀嚼・嚥下，消化・吸収などの各機能や栄養状態，食欲などに問題がなければ，最も自然であり望ましい栄養方法である（図2-1）．

詳細は「第3章　一般治療食」，「第4章　特別治療食」を参照．

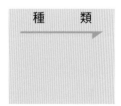

[*1]JCS：日本でおもに使用される昏睡尺度の一つ．意識レベルを①刺激しないでも覚醒している（1桁），②閉眼しているが刺激すると覚醒する（2桁），③刺激しても覚醒しない（3桁）の3つに分類している．

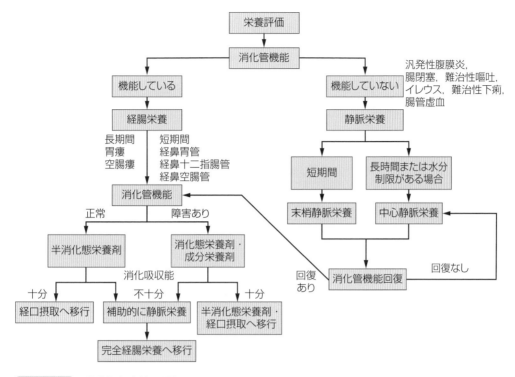

図2-2　栄養投与方法の選択

(ASPEN Board of Directors and the Clinical Guideline Task Force : Guidelines for the use of parenteral and enteral nutrition in adult and pediatric patients. JPEN J Parenter Enteral Nutr, 26 (1 Suppl) : 1SA-138SA, 2002 より)

| 特　　　徴 | ① 嗅覚，味覚，視覚など五感を生かすことができる． |

① 嗅覚，味覚，視覚など五感を生かすことができる．

② 各臓器の消化液の分泌を促し，食欲を満たすことができる．

③ 嗜好などの精神的満足感を得られる(QOL の向上への役割は大である)．

④ 食品や調理法も豊富に取り入れられ，量・質ともに満足感を得られる．

⑤ 口から食物を摂取することは，消化・吸収機能を促進することになり，栄養素の代謝促進の引き金ともなる．

　さらに，特別治療食については，患者の病状や嗜好の特性に合わせて栄養成分，量，調理法，形態などを調整し，栄養食事ケアにも柔軟性をもたせることができる．疾患によっては，保健機能食品（特定保健用食品，栄養機能食品）の併用もある．

※ NST を十分に活かした栄養管理が重要である．

2　経管経腸栄養法　enteral nutrition : EN

　おもに意識障害や摂食嚥下障害など，経口摂取が困難または不可能，摂取不足（低栄養状態）の患者に対して，流動態の食物を鼻腔や胃瘻，空腸瘻から消化管（胃，十二指腸，空腸上部）に直接チューブを通して投与する方法である(図2-3)．腸管の吸収機能が良好であることが条件となる．近年は，経皮内視鏡的胃瘻増設術（PEG：内視鏡を用いて経皮的に胃瘻を作成する方

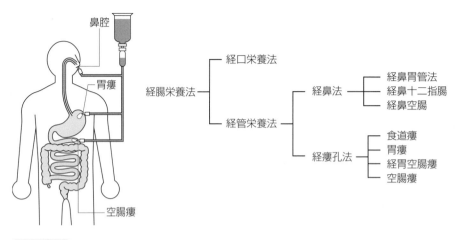

図2-3 経管経腸栄養法

(東口高志編：全科に必要な栄養管理Q&A 改訂版, p.103, 総合医学社, 2008より)

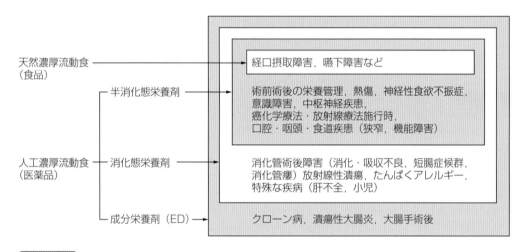

図2-4 各栄養製剤の適応疾患・病態

(岩佐幹恵ほか：経腸栄養剤の種類と特性, 日本臨床 **59** 巻増刊号5, p.282, 2001より)

法）も選択が可能とされている．

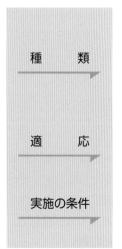

種　　類

　食品扱いと薬剤扱いがある．市販製品は，微量栄養素が調製された標準的な製品と，病態別に考慮された製品がある．患者の病態や投与方法，使用期間などを判断して，より効率的で適正な栄養剤の選択が必要である．

適　　応

　意識障害，高度の食欲不振，消化管の通過障害，拒食症，手術後（胃腸手術後），咀嚼・嚥下が不能または困難な場合などである（図2-4）．

実施の条件

　病態，使用期間，投与方法・量，成分内容などを十分検討し，患者に適応した処方をする．また，保険不適応の製品については，十分な説明をして理解を得る（患者本人とその関係者に対するインフォームドコンセント）．

表 2-1　経腸栄養剤の種類と特徴

	区　分	消化機能	残　渣	脂肪含有量	粘稠度	チューブ（外径）	商　品　名　（例）*
天然濃厚流動食	食　品	要	多量	多い	高い	3〜4 mm 以上	オクノス-A（ホリカフーズ）
半消化態栄養剤	医薬品	一部要	少々	多い	↑	2〜3 mm（8〜12 Fr 以上）	エンシュアリキッド（アボットジャパン），ラコール NF（大塚製薬工場），エネーボ（アボットジャパン）
	食　品						テルミールミニα（テルモ），サンエット-SA（ニュートリー），CZ-Hi（クリニコ）
消化態栄養剤	医薬品	一部要	少々	少ない		2〜3 mm（8〜12 Fr 以上）	ツインライン NF（大塚製薬工場）
	食　品						ペプチーノ（テルモ）
成分栄養剤 ED	医薬品	不要	なし	少ない	↓ 低い	1 mm（5 Fr）	エレンタール（EA ファーマ），エレンタール P（EA ファーマ）

＊随時，新製品の状況を把握し，適切な商品を選択すること．

（岩佐幹恵ほか：経腸栄養剤の種類と特性，日本臨床 **59** 巻増刊号 5，p.282，2001 を一部改変）

表 2-2　経管（鼻腔）栄養法に用いられる食品

種　類		食　　品
天然食品	糖質食品	砂糖，はちみつ，水あめ，おもゆ，ブドウ糖，滋養糖，乳児用穀粉
	たんぱく質食品	牛乳，粉乳，脱脂粉乳，無糖練乳，卵，低出生体重児用ミルク
	脂質食品	粉末油脂，オリーブ油，バター，生クリーム
	ビタミン・ミネラル食品	果汁，野菜汁，野菜スープ
人工食品	混合栄養剤	MCT（中鎖脂肪酸），注入食用総合栄養剤，アミノ酸粉末

■**使用条件**

① 消化管粘膜に刺激が少なく，消化・吸収がよい．

② 高エネルギーで，栄養素のバランスがよく，治療効果も期待できる．

③ 体液の pH や浸透圧を調整できる．

④ 下痢，胃膨満感，吐き気などの副作用が少ない．

⑤ チューブを通る流動体（均質）であり溶解性が高い．

⑥ 調製が容易である．

⑦ 安価である（長期間使用するため）．

⑧ 注入物の色，臭いに考慮する（吐き気などの原因にならないこと）．

⑨ 注入速度は 1 回に 2〜4 時間を要するが，速すぎると栄養剤が食道に流れる場合もある．

栄養剤の種類と特徴

経腸栄養剤の種類と特徴を**表 2-1** に示す．

■**天然濃厚流動食**（食品扱い）

自然食品を組み合わせて栄養成分を調製したものである．自然の食品を利

表2-3 天然食品と人工食品の比較

天然食品の特徴	人工食品の特徴
① 経口食に近く，材料の入手が容易である．	① 使用が容易である．
② 流動濃質の均一性に欠けやすい．	② 流動濃質が均一に調製されている．
③ 食品の組み合わせにより，分離状態を招きやすい．	③ 栄養のバランスがよく，高栄養の摂取の調製がしやすい（多種を組み合わせる）．
④ 冷たくなると固まりやすい（温度管理が重要）．	④ 副作用が起こる場合がある（下痢，吐き気，膨満感など）．
⑤ 高栄養の確保がむずかしい（特殊食品添加で補給できる）．	⑤ 高価である．
⑥ 腐敗しやすいので，そのつど調製し，適正な温度管理と保存時間を厳守する．	
⑦ 自宅で調製でき，安価である．	
⑧ 副作用が少ない．	

用しているため摂取しやすいが，衛生管理，チューブの太さ，水分量，調製に時間がかかるなどの問題もあり，人工濃厚流動食の利用が多くなっている．表2-2，3に経管栄養法に用いられる食品とその特徴を示す．

■人工濃厚流動食

① 半消化態栄養剤（低残渣食）

自然食品を人工的に処理したものであり，高たんぱく質，高エネルギーで栄養素が半消化された状態になっている．

構成成分のうち，たんぱく質は，大豆たんぱく質，乳たんぱく質（カゼイン）あるいはその加水分解物，糖質はデキストリンが主体で，多糖類，単糖類，脂質は大豆油，コーン油，ヤシ油などで，さらに中鎖脂肪酸*2が加えられている．下痢を防ぐため食物繊維やオリゴ糖が加えられているものもある．

以上のようにたんぱく質，糖質，脂質がバランスよく配合され，さらに電解質，ビタミン，微量元素も含有されている．

形態は液状のものが多く，1 kcal/mL が基本であるが，高エネルギー補給用として 1.5 kcal/mL～2 kcal/mL のものもある．投与条件は消化・吸収機能が保たれていることである．

② 消化態栄養剤

ほとんどの栄養素の構成成分は消化態であり，そのまま吸収される製剤であるが，一部最終消化が必要な場合もあるため，消化・吸収能力が著しく低下しているときは禁忌である．

構成成分の窒素源はアミノ酸，ジペプチド，トリペプチドであり，糖質は浸透圧を調製するためデキストリン，二糖類を用いている．脂質は少ないが大豆油，コーン油，米油，中鎖脂肪酸が使用されている．ビタミン，ミネラルはバランスよく配合されている．

③ 成分栄養剤（elemental diet：ED）

*2中鎖脂肪酸（medium chain triglyceride：MCT）：膵臓や肝臓（胆嚢）機能が低下している場合でも消化・吸収され，直接肝臓に運ばれ，容易に酸化分解されて，優れたエネルギー源となる（p.113参照）．

表 2-4　経管経腸栄養法の利点と欠点

利　　　点	欠　　　点
● 生理的経路であり，利用率が高い. ● 腸管機能や構造を維持できる（腸管粘膜の廃用性萎縮を防ぎ，粘膜増殖効果が期待できる）. ● 合併症（気胸，敗血症，肝機能障害など）が少ない. ● 管理の安全性が高く，家庭で施行できる. ● 経済的である（医療費の面から）.	● 腸管に直接投与するため下痢を起こすことがある. ● 臭いなどから悪心，嘔吐，鼻腔咽頭部痛や炎症を起こしやすい. ● 量・濃度など（消化能にもよる）により，胃部膨満感がある. ● 消化・吸収機能によって，必要栄養量の摂取不足を招き，病状悪化につながる（1 kcal/mL を基本）. ● 患者の体位置が制限される.

注）必要なエネルギーや栄養素が吸収できるだけの腸管面積が必要であるため，腸管大量切除後，下痢症などで消化・吸収能力が低下または不全の場合の使用は好ましくない．静脈栄養での補給が必要となる.

（山東勤弥：静脈・経腸栄養の基礎知識，臨床栄養 **98** 巻増刊号 7　p.763～764，2001 より）

　　窒素源には結晶アミノ酸が配合されている．また糖質，ビタミン，電解質も適量配合されている．水に溶解しやすく消化を必要としない構成成分であるため，上部消化管で容易に吸収され，消化機能が低下または不能であっても吸収機能があれば使用できる．しかし，脂質の含有はきわめて少ない（1%程度）ため，長期間（EDのみ1か月以上）使用する場合は，必須脂肪酸の欠乏を予防するため脂肪乳剤の静脈投与などの配慮が必要である．また，浸透圧濃度が半消化態栄養剤に比べ高いため，浸透圧性の下痢を引き起こす可能性があり，投与時に注意が必要である．

　　経管経腸栄養法の利点と欠点を**表2-4**に示す.

2　経静脈栄養法

　　経静脈栄養法は，栄養素を直接血液循環系に継続的に送りこむ方法である（**図2-5**）．投与経路には中心静脈栄養法と末梢静脈栄養法とがある.

　　消化・吸収機能不全や低下などの場合，確実に必要栄養素を注入確保するには有効であり優れた栄養法である．しかし，経腸栄養法に比べ投与・管理上などの問題点は少なくない.

種類と特徴

■**中心静脈栄養法**（TPN：total parenteral nutrition）

　　おもに内頸静脈または鎖骨下静脈などから，大静脈（中心静脈）までカテーテルを挿入（留置）して，必要な栄養素を含有する高栄養液を継続的に補給する方法である.

　　・おもな輸液内容：高エネルギーを基本液として，アミノ酸製剤，脂肪乳剤，総合ビタミン剤，微量元素製剤などが高栄養配分されていて治療上

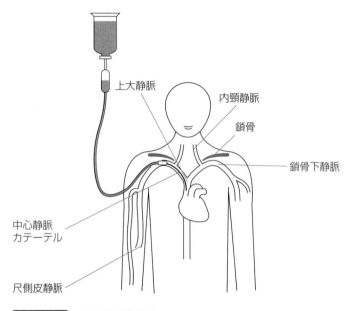

上大静脈

内頸静脈

鎖骨

鎖骨下静脈

中心静脈
カテーテル

尺側皮静脈

図2-5 中心静脈栄養法

　の栄養管理に優れている.

■**末梢静脈栄養法**（PPN：peripheral parenteral nutrition）

　四肢の静脈から栄養補給する方法であり，経口摂取不能期間が2週間以内のPN（静脈栄養）に適応する．末梢の静脈からの点滴であるため，濃度の高い栄養輸液は血管痛や静脈炎などを起こす可能性が高く，必要栄養量を十分に補給することはむずかしい．したがって，短期の栄養管理に使用することが望ましい.

　　・おもな輸液内容：糖液，アミノ酸製剤，糖アミノ酸電解質液，脂肪乳剤を組み合わせて調製されている.

　2週間以上PPNが続く場合は，TPNが適応となる.

問 題 点

① カテーテルの長期間留置によるさまざまな合併症が起こりやすい.

② 経静脈栄養では，血管内に直接栄養素や水分を投与するため，高血糖，低血糖，電解質異常，酸塩基平衡異常，高窒素血症，肝機能障害などを併発することがある．とくに，高度の栄養不良の状態にある患者などに対して，急速に栄養補給を行うと，リフィーディングシンドローム（Refeeding Syndrome）が生じる可能性があるため，ごく少量の栄養投与から開始して，慎重に増量する必要がある.

③ 全身的な栄養不全や免疫機能低下，肝機能低下や腸粘膜萎縮などがみられる．これは，絶食などによって腸管が使用されないため，腸管内細菌が粘膜バリアを通過して体内に移行する，バクテリアルトランスロケーション（Bacterial Translocation）によるものである．全身性炎症反応症候群を含む場合もある.

一般治療食

Introduction　一般治療食とは，特別な栄養成分の制限または強化のない入院患者に提供する特別治療食以外の食事をいう．栄養補給量については，原則は患者個々に策定された医師の食事箋による栄養補給量または栄養管理計画に基づくものであるが，日本人の食事摂取基準の推定エネルギー必要量および栄養素の数値を適正に用い，患者の体位，病状，身体活動レベル，さらに体重の増減などを十分に考慮して，当該施設の状況に即して設定している．さらに，栄養素や実際の量に過不足なく調整され，QOL の満足が得られる食事であり，入院患者の体力の回復，維持・増進につながることが必要である．

1　一般治療食の概要

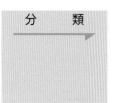

一般治療食は，食形態により常食，軟食（全がゆ，七分がゆ，五分がゆ，三分がゆ，一分がゆ），流動食に分けられる（表3-1）.

食事の形態は，入院患者の身体状況（疾病，咀嚼・嚥下，消化・吸収などの状況）や，その経過により選択される．主食形態と副食形態は相応したものとする．

表3-1　おもゆ（流動），軟食（分がゆ），常食（米飯）の米と水の割合

区分	重量比 米 (g)	重量比 水 (g)	容量比 米 (mL)	容量比 水 (mL)	でき上がり重量 (倍)	重量比[1] 全がゆ：おもゆ
おもゆ	1	20	1	16	15	0：10
三分がゆ	1	16.3	1	13	13	3：7
五分がゆ	1	12.5	1	10	10[2]	5：5
全がゆ	1	6.25	1	5	5[3]	10：0
軟　飯	1	2.25	1	1.8	3	0：0
米　飯	1	1.5	1	1.2	2.2～2.3	0：0

1）大量調理における，かゆから取る場合
2）五分がゆ：米からのでき上がり重量が10倍になる（10倍がゆ）
3）全がゆ：米からのでき上がり重量が5倍になる（5倍がゆ）

調理上の注意　料理は食材料の選択，調理方法のいかんに大きくかかわり，さらに盛りつけにより生かされる．一般治療食は特別な制限がなくても入院食であるので，次のことに注意し，調理・調製が必要である．
① 治療食の適正化の確保
　・食品，調味料は正確に計量する（調理前後）.
② 調味料の使い方
　・素材の特徴（味，香り，感触，調理による変化など）を生かした味つけとする．だし汁を上手に使う．新鮮な食材を選択する．

③ 調理手順計画（マニュアル化）

・適温確保のため，患者の喫食時間を逆算して調理の時間と手順を効率よく設定し，進行する．

④ 調理方法の配慮

・食形態に合わせた消化・吸収のよい調理方法とする．調理科学を十分理解し，栄養素の損失を最小限度にとどめる調理方法とする．

⑤ 食品衛生安全の確保，食中毒防止

・食材料，調理済み料理などの取り扱いは衛生面に十分注意する．とくに，調理が済んで盛りつけ，配膳までの保管方法には注意する．

⑥ 食品衛生安全の確保，患者や関係者との信頼感

・料理に異物が混入しないように，食器に付着物がないように注意する．

⑦ 効果的な喫食，QOL の向上

・盛りつけは，清潔に洗浄・消毒された食器を用いて，食欲を高めるように工夫する．さらに料理に合わせた食器の選択も重要である．

2　一般治療食の種類

1　流　動　食

流動食は，残渣や繊維が少なく，咀嚼しなくても飲み込めるように，見かけは固体であっても口腔内ですみやかに流動体となる食物で，刺激が少なく消化しやすく調製されたものである．

種　　類

疾病の状態や経過など治療上の使用目的によって次のように大別される．

■**普通流動食**

おもに水分の補給として使用される．栄養補給としては期待できず，短期間の使用となる．

■**濃厚流動食**

栄養素，微量元素，食物繊維などの強化，消化・吸収などを考慮した流動食である．長期間の栄養補給に使用される．衛生面や，取り扱いの簡便さなどから広く使用されている．基本エネルギーは 1 kcal/mL であるが，1.5〜2.0 kcal/mL の製品もある．食品扱いのものと医薬品扱いのものがある．

【おもゆのつくり方】

① 米を洗い，厚手の深鍋で 1 時間以上水に浸漬する．急ぐ場合でも 30 分以上漬ける．

② 火にかけ，沸騰するまでは強火，沸騰後は吹きこぼれない程度の弱火にして 60 分加熱する．

③ こして，でき上がり量の 0.5％の塩で調味する．

【おもゆのバリエーション】

・昆布だし，かつお節だし，椎茸だしなどのうまみを利用してつくる．

・でき上がったおもゆに，梅干し，トマトの裏ごし，卵黄，じゃがいもの裏ごしなどを加える．

適応疾患

① 口腔内，咽頭，食道に障害があり，固形物をかめない，飲み込めない，粘膜に刺激（しみるなど）があるとき．
② 消化器系の機能が低下しているとき．
　・急性潰瘍や膵炎など消化器原発と手術後（とくに外科的術後），高熱，火傷，栄養失調などにおける二次的全身衰弱時で消化吸収能力が衰退しているとき．
③ その他各種疾患の急性期の場合．
　これら流動食の形態は治療食のみでなく，離乳食や高齢者食にも有効に活用される．

栄養基準・献立例

流動食の栄養基準と献立例を**表3-2**，**3**に示す．
流動食・軟食に適する食品と調理方法の留意事項，料理例については**表3-4**，**5**参照．

表3-2　栄養基準・食品構成例

		普通流動食	濃厚流動食
栄養基準量	エネルギー　（kcal）	850〜950	1,200
	たんぱく質　（g）	30〜35	45
	脂　質　（g）	22〜25	32
	炭水化物　（g）	130〜150	190
	食　塩　（g）	3〜4	5
食品構成（g）	おもゆ	450	450
	でんぷん	10	10
	い　も		50
	砂　糖	25	30
	バター	2	5
	み　そ	8	8
	豆　腐	豆乳 100	60
	白身魚		50
	卵　黄	20	30
	牛　乳	400	300
	ヨーグルト	脱脂乳 20	100
	野菜類	100〜200	300
	果　汁	200	200
	その他（半消化態栄養剤）		200

表3-3 献立例

区分	普通流動食 献立名	材料名	数量(g)	備考	濃厚流動食 献立名	材料名	数量(g)
朝食	おもゆ[1]	米	10	1) おもゆ 150 g	おもゆ[1]	米	15
		水	200		(卵黄入り)	水	200
	みそ汁	だし汁	70			卵黄	20
		豆乳	80		みそ汁	だし汁	150
		みそ	8			絹ごし豆腐	50
	野菜うらごし	キャベツ	30			みそ	8
		にんじん	10	2) 生卵使用の際は，鮮度や調理後の保存法，喫食時間等に注意する．レトルト食品（セルティスープ100cc）などの活用もよい	野菜うらごし	キャベツ	30
		だし汁	50			にんじん	10
		塩	0.3			スープ	50
	ミルクセーキ[2]	牛乳	160			塩	0.3
		卵黄	10		ミルクセーキ[2]	牛乳	160
		砂糖	10			卵黄	10
		バニラエッセンス	少々			砂糖	10
						バニラエッセンス	少々
昼食	グリーンくず湯	でんぷん	8		グリーンくず湯	でんぷん	10
		ほうれんそう[3]	10	3) 葉裏ごし		ほうれんそう[3]	20
		水	200			水	220
		砂糖	10			砂糖	10
	ポタージュ[4]	かぼちゃ	50	4) かぼちゃは皮をむいて切り，たまねぎとともにバターで炒めて水を加え，やわらかくなるまで煮る．裏ごしして牛乳を加え，塩で調味する	ポタージュ[4]	かぼちゃ	80
		たまねぎ	10			たまねぎ	20
		バター	5			バター	5
		水	100			水	120
		牛乳	100			牛乳	100
		塩	0.5			塩	0.5
	ミックス生ジュース	りんご	100		白身魚すり流し	たら	50
		オレンジ	30			だいこん	30
		はちみつ	5			(すりおろし)	
		水	30			スープ	50
						塩	少々
					ミックス生ジュース	りんご	100
						オレンジ	30
						はちみつ	5
						水	30
間食	フルーツヨーグルトあえ	ヨーグルト	100		半消化態濃厚流動		200
		もも缶[5]	50	5) 刻む場合は，白桃を使用する			
		(きざみうらごし)					
夕食	おもゆ[6]	米	15	6) おもゆ 225 g	おもゆ[5]	米	15
		水	300			水	300
		ねり梅[7]	3	7) のり佃煮可		ねり梅[6]	3
	野菜スープ	たまねぎ	30		野菜スープ	たまねぎ	30
		にんじん	30			にんじん	30
		カリフラワー	30			じゃがいも	50
		スープ[8]	200	8) 仕上がり150〜170		カリフラワー	30
		塩[9]	0.5			スープ[7]	200
	クリーム	牛乳	140	9) 0.4%		塩[8]	0.5
		卵黄	10		クリーム	牛乳	140
		砂糖	5			卵黄	10
		コーンスターチ	3			砂糖	5
						コーンスターチ	3

	流　動　食	三分〜五分がゆ食	七分〜全がゆ食
適応	・咀嚼力が不十分なとき ・嚥下作用が低下したとき ・術後や，消化・吸収能力が低下したとき ・極度な食欲不振のとき	・流動食に続いて，固形食への移行期 ・急性胃腸疾患の場合 ・一時的な食欲不振時，ストレスなどの多いとき	・五分がゆ食から常食への移行期 ・発熱・手術後などの消化・吸収能力の低下および食欲不振のとき ・歯・口腔内の異常で咀嚼困難なとき ・高齢者で咀嚼力が低下しているとき
食品の選択と使用可能食品	・胃腸に負担の少ない食品を選ぶ （胃内停滞時間は糖質食品が一番短い） 果汁，おもゆ，くず湯，水あめ，はちみつ湯 ・たんぱく質源としては牛乳，卵黄などを選ぶ ポタージュ，ミルクセーキ*，卵黄入り野菜スープ，おもゆなど ・脂肪は乳化されたもの アイスクリーム ・その他 ゼリーはゼラチン使用 （寒天は不可）	・残渣が少なく，胃内停滞時間の短い食品を選ぶ ・たんぱく質の給源として新鮮で消化のよい白身の魚，卵，豆腐，鶏ささ身など ・ビタミン・ミネラル源として，繊維の少ない，軟らかい野菜のきざみ，あるいは裏ごし ・エネルギー源として，うどん，そうめん，ひやむぎ，マカロニなど．きんとき豆，いんげんなどの皮なし，裏ごし（大豆は禁止）．いも類，かぼちゃ類など	・日常食とほとんど同じ食品を用いる 繊維の多いごぼう，たけのこ（穂先は可）などの食品を除いたほとんどの野菜．脂肪の少ない軟らかい部位の肉．魚類は脂肪の少ないもの．塩蔵，干もの類，いか，たこなどを除く．そのほか，ほとんど使用可能 ・栄養のバランスを考慮し，微量栄養素の不足に注意する ・食欲不振，咀嚼力低下，高齢者などに対しては，嗜好，食習慣について配慮し，季節感を生かしたものとする ※七分がゆ……ほぼ全がゆに準じる．消化のよい食品調理法の工夫が必要
献立・調理	・初期はおもゆ，くず湯，繊維の少ない果汁などとし，あまり濃くしない ・1回量は100 mL前後とし，病状に応じて増量する．回数は6〜8回 ・流動食が長期にわたる場合は，良質のたんぱく質（牛乳，卵など）を利用する ・野菜，いも類は加熱して，ミキサーにかけ，裏ごしにして繊維をとり除く ・あくのある野菜を除く	・みじん切りにし，軟らかく煮込むなど，口腔内刺激をより軽減するように調理方法の工夫が大切である ・魚は，白身魚を中心に，蒸す，煮る，つぶす，ほぐすなどしてソフト感をもたせる ・野菜は，季節のものを中心に，新鮮で繊維の少ない，軟らかいものを加熱調理する ・食事回数は4〜5回前後とする	・調理法の工夫…摂取状況により切り方，加熱程度，量などを考慮する ・咀嚼可能であれば，生野菜の使用も可（ときには細かく切る配慮も必要） ・多量の揚げもの，油っこい料理は控えめにする ・献立が単調にならないように水分量，色どり，香り，切り方などで変化をつける ・食事の回数は，1回の摂取量をみて3〜5回程度とし，量にも多少の変化をつける
目標栄養量	・短期の場合は，栄養量よりも水分，電解質を管理する ・長期間を要する場合は，濃厚流動食あるいは半消化態，消化態栄養剤の併用が必要となるため，医師と相談することが大切である	・全がゆ食と同じ目標量とする．しかし，調理・献立作成上困難であるため，1日1,200〜1,500 kcalを摂取できるように努める ・たんぱく質は，良質のものを50〜60 gとする ・脂肪は20〜40 gとする	・エネルギー量は，一般食（健康時）の7〜8割程度を目安とする（ただし，体重のチェックに基づいたものとする） ・たんぱく質，ビタミン，ミネラルは健康時と同じ摂取量とする ・カリウム，その他，微量栄養素が不足しないように配慮する

＊生卵使用の際は，アレルギーや衛生面に十分注意する．

表 3-5　流動食・軟食に適する食品と料理例

区　分	流動食	三分がゆ食[1]	五分がゆ食[1]	全がゆ食[1]
穀　類	おもゆ，くず湯，コーンスターチ	でんぷん，コーンスターチ，オートミール，コーンフレーク，パンがゆ，フレンチトースト，煮込みうどん	ホットケーキ，パン，うどん，白玉粉，もち	煮込みうどん，煮込みそば
いも類	じゃがいも，かぼちゃのポタージュ	じゃがいも，さつまいも，さといもなど軟らか煮つぶし，ポタージュ，クリーム煮	食品は左記と同じ　軟らか煮	煮物，粉ふきいも，焼きいも
砂糖類	砂糖，粉あめ，はちみつ，あめ湯	左記に同じ	左記に同じ	左記に同じ
油脂類	バター，生クリーム	植物油，マーガリン	マヨネーズ	ピーナッツバター
豆　類	みそ，絹ごし豆腐　みそスープ，すり流し汁	みそ汁，湯豆腐，豆腐煮，豆類のポタージュ，ゆずみそ	ゆば，炒り豆腐，高野豆腐煮，田楽，その他豆腐料理	生揚げ，納豆，煮豆（うずら，金時豆），その他豆腐料理
魚介類	スープ，白身魚すり流し汁，ゼラチンゼリー	白身魚のおろし煮，蒸しほぐしはんぺん煮，白身魚つみれ　※煮る，蒸すなどしてあんかけ，おろし煮などがよい	煮魚，蒸し魚，ムニエル，しらす干し，軟らかく脂肪の少ない魚を利用	焼き魚など，揚げ物以外は，ほぼすべてよい
肉　類	スープ	ゼラチン，鶏ささ身ひき肉裏ごし，レバーペースト	鶏ささ身，牛豚赤身，ひき肉，あんかけ風調理など軟らかく仕上げる	脂肪の少ない部位の牛，豚，鶏の各肉類を煮る，焼く，炒める，煮込む
卵　類	卵黄，ミルクセーキ[2]，茶碗蒸し，プリン，卵黄入りくず湯	泡立てオムレツ（ふわふわ），半熟卵，卵豆腐（野菜葉入りなど），かぶら蒸し，かき卵汁，ポーチドエッグ	スクランブルエッグ，卵とじ，炒り卵，だし巻，全卵オムレツ，フーヨーハイ	ゆで卵，目玉焼き，ひき肉入りオムレツ，厚焼き卵，その他卵料理　揚げ料理以外はよい
乳　類	牛乳，ミルクセーキ，ヨーグルト，クリーム，牛乳ゼリー，プリン，牛乳スープ，アイスクリーム	ブラマンジェ，ミルクブレンド	チーズ　乳製品はほとんどよい	すべてよい
野菜類	スープ，野菜裏ごし，裏ごし野菜入りおもゆ	ほとんどの野菜裏ごし（繊維の少ない軟らかい野菜，あく抜きなど考慮），葉の煮浸し（きざみ）	繊維の少ない野菜を軟らかく煮る　皮むきトマト，大根おろしなど	ボイルサラダ，軟らかお浸し，和え物　レタスなど軟らかい野菜は生でもよい．生しいたけなどもよい
果実類	各種ジュース類，煮りんご裏ごし，果汁くず湯，シャーベット，ゼリー	缶詰，すりおろし（りんご）コンポート	繊維の少ない，軟らかい果物は生でよい　バナナ，もも　ぶどう，みかん	煮りんご
種実類			ごま（すり）	左記に同じ
海藻類		のり佃煮	のり佃煮，あおのり	
菓子類	ボーロ，ウエハース	ビスケット，ゼリー，プリン	カステラ，クラッカー　クッキー	
その他	全体にうす味	塩，しょうゆ	ケチャップ　ウスターソース	

1）段階に応じて食品，調理方法を増やす．
2）生卵使用の際は，アレルギーや衛生面に十分注意する．

2 軟 食

主食の形態をかゆとして，流動食から常食へ移行する過程の食事であり，かゆ食ともいわれる．副食も食品選択，調理方法，味つけなどに注意し，主食形態に相応する軟菜食とする．

分　　類

全がゆ，七分がゆ，五分がゆ，三分がゆ，一分がゆ（おまじり）に分類される（米と水の割合は p.28 表 3-1 参照）．これらを総称して軟食（またはかゆ食）という（パン，うどんがゆもある）．

【分がゆのつくり方】

① 米を水洗いし，厚手の深鍋で 40〜50 分浸漬する（十分に吸水させる）．

② 火にかけ沸騰するまで強火，沸騰後弱火で 40〜60 分間加熱する（途中で蓋を開けたり，混ぜたりしない）．大量調理では，蒸気釜や立型三重炊飯機が使用される．

③ かゆの温度は患者が食べるまで60〜70℃に保たれていることが望ましい．

適応疾患

歯の治療中，顎下骨折，口腔内・食道炎症など，消化器系疾患，術後の回復期に向かっての段階食，乳幼児の離乳食，高齢者食，食欲不振者，高熱時などに適応する．いずれにしても回復状況に従って，段階的に活用する．

基本条件

入院患者であるため，健常時と異なり，生活活動量が少なく，心身の機能低下を伴う場合があるので，病状（内科系，外科系）や嗜好を十分配慮する必要がある．

① 基本的には，入院患者の嗜好，喫食状況，年齢などの状況把握が大切である．

② 栄養のバランスがとれた内容であり，食品の組み合わせ，調理方法など質と量の適正化をはかる（できるだけ多くの食品を使用する）．

③ 計画的に季節感を取り入れたり，行事食を盛り込むなど，献立に変化をつける．また，選択メニュー，複数食などの導入や個々の料理，盛りつけの色彩，清潔感なども食欲にかかわる大きな要素となる．

④ 新鮮で消化のよい食品を使用する（旬，繊維の軟らかい，脂質の少ない良質の食品）．

⑤ 素材を生かした調理法で，食べやすい形態，味つけなどに配慮した調理の工夫をする．

⑥ 料理や身体状況に合った食器を選択する（複数食器を設置し，料理に合わせて計画的に変化を加える）．とくに主菜皿は，2 食続けて使用しないように配慮が必要である．

⑦ 適時・適温の確保（温かいものは温かく，冷たいものは冷たく供食する）．

⑧ 食事時の雰囲気づくりに配慮する（病棟と協力する）．病棟食堂の設置，テーブルと椅子の形や色彩，配置，音楽を流すなど工夫する．

以上を実践するためには，医師，看護職および関係職員とのコミュニケーション，ならびに栄養士の積極的な入院患者の情報把握と迅速かつ適切な分析が必要である（チーム医療活動：p.14 参照）.

副食調製の注意

① 消化のよい食物を選択する.
 ・繊維が少なく軟らかい食品を選択する（山菜類，ごぼう，れんこん，セロリーなど繊維の硬いものはさける）.
 ・脂肪の少ない食品を選択する．脂肪を使用する場合は乳化状のものを用いる.
 ・胃内停滞時間の短い食品を選択する（肉類，貝類や，いか，たこなどはさける）.
② 刺激の強い食物をさける.
 ・香辛料（辛み，苦み，酸味などの強いもの），とうがらし，こしょう，カレー粉，わさび，洋がらしはさける.
 ・刺激臭の強い食品（にんにく，しょうが，にら，ピーマン，せり，その他香草など）は調理方法の工夫をするか使用量を控える.
③ 温度の激変をさける.
 ・極端に冷たいものや熱いものはさける.
④ あくの多い野菜類（青菜類）は，下処理をしてから使用する.
⑤ 使用食品や調理方法に制限があるので，栄養のバランスと必要栄養量の確保に十分注意する.

栄養基準・献立例

軟食の栄養基準と献立例を**表 3-6, 7** に示す.

表 3-6 栄養基準・食品構成例

食品名		三分がゆ食	五分がゆ食	全がゆ食
栄養基準量	エネルギー（kcal）	1,000～1,200	1,200～1,400	1,500～1,700
	たんぱく質　　（g）	40～45	50～60	60～65
	脂　質　　　　（g）	20～30	30～40	40～45
	炭水化物　　　（g）	120～180	180～200	200～220
食品構成（g）	穀　類　　米	75	90	180
	かゆ	(900)	(900)	(900)
	いも類　　じゃがいも			
	さつまいも	30	60	60
	その他			
	砂　糖　　砂糖	20	15	15
	菓子類			
	油脂類　　バター	5	10	10
	植物油			
	豆類みそ　みそ	8	8	8
	豆類・大豆製品　豆腐	30	50	60
	魚介類			
	生　物　　白身魚	40	70	70
	塩蔵・缶詰			
	水産練り製品　はんぺんなど			20
	肉　類			
	生　物　　鶏ひき肉	15	40	60
	その他加工品		（ささ身可）	（牛・豚赤身）
	卵　類　　鶏卵	30	50	50
	乳　類　　牛乳	200	300	200
	その他乳類	ヨーグルト100 アイス90	ヨーグルト100	
	野菜類　　緑黄色野菜	50	100	100
	漬物	ねり梅3	ねり梅3	ねり梅3
	その他野菜類	100	150	200
	果実類　　生		50	150
	缶詰	30	100	
	果汁	150		
	種実類　　すりごま			1
	海藻類　　のり佃煮		3	3
	調味料類　塩・しょうゆ	少々	少々	少々
	調理加工食品			

表3-7 献立例（軟　食）

区分	三分がゆ食 献立名	材料名	数量(g)	五分がゆ食 献立名	材料名	数量(g)	全がゆ食 献立名	材料名	数量(g)
朝食	かゆ	米	25	かゆ	米	30	かゆ	米	60
	みそ汁	ふ	2	みそ汁	ふ	2	みそ汁	絹ごし豆腐	60
		みそ	8		青菜葉	10		青菜葉	20
		だし汁	150		みそ	8		みそ	8
	軟らか煮	絹ごし豆腐	30		だし汁	150		だし汁	150
		にんじん	20	ふわふわ	卵	50	半熟卵	卵	50
		だし汁	30	オムレツ	牛乳	15	お浸し	ほうれんそう	50
		砂糖	2		植物油	1		すりごま	1
		しょうゆ	3	煮浸し	はくさい	50		しょうゆ	3
	煮つぶし	カリフラワー	30		ほうれんそう	30	ねり梅		5
		だし汁	30		（葉先）		果物	りんご	80
		砂糖	2		砂糖	1	牛乳		100
		しょうゆ	2		しょうゆ	3			
	ねり梅		3		だし汁	100			
	ヨーグルト		100	ねり梅		3			
				ヨーグルト	（または牛乳）	100			
昼食	みどりがゆ	米	25	かゆ	米	30	かゆ	米	60
		ほうれんそう	10	のり佃煮	のり佃煮	3	クリーム	じゃがいも	30
		（葉先裏ごし）		グリーン	ほうれんそう	30	シチュー	たまねぎ	30
		しょうゆ	5	ポタージュ	バター	8		にんじん	20
	卵豆腐	卵	40		小麦粉	8		グリーンピース	5
		だし汁	60		スープ	50		バター	8
		白しょうゆ	6		牛乳	150		小麦粉	8
	野菜入り	じゃがいも	30		塩	0.5		スープ	100
	マッシュ	にんじん	10		生クリーム	10		牛乳	100
		スープ	100	白身魚	かれい	70		塩	1
		牛乳	60	おろし煮	砂糖	3		こしょう	少々
		塩	0.2		しょうゆ	5		生クリーム	10
	ゼリー	ゼラチン	1.5		酒	3		白ぶどう酒	5
		オレンジ	60		だし汁	60	焼き魚	ひらめ	70
		ジュース			大根おろし	50		しょうゆ	3
		砂糖	5	付合せ	にんじん	20	おろし	大根	50
				（軟らか煮）	塩	0.3	付合せ	レタス	20
								皮むきトマト	50
間食	アイスクリーム		90	煮りんご（三分がゆ夕食に同じ）			ソフトビスケット		10
夕食	かゆ	米	25	豆腐入り	米	30	かゆ	米	60
	白身クリー	ひらめ	60	がゆ	豆腐	20	焼き	はんぺん	40
	ム煮	たまねぎ	20		白しょうゆ	5	はんぺん	あおのり	少々
		バター	3	そぼろ煮	鶏ひき肉	40		しょうゆ	3
		小麦粉	6		皮むきかぼちゃ	50	付合せ	ブロッコリー	30
		牛乳	120		砂糖	5	そぼろ煮	かぼちゃ（軟煮）	50
		チーズ	2.5		しょうゆ	5		鶏ひき肉	40
	野菜	ブロッコリー（花部）	40		だし汁	50	そぼろ	砂糖	5
	軟らか煮	煮汁	30~50		かたくり粉	1	あん用	しょうゆ	5
		しょうゆ	3	サラダ	皮むきトマト	30		だし汁	50
		砂糖	2		茹でブロッコリー	30		かたくり粉	1
	煮りんご	りんご	100		マヨネーズ	5	果物	季節の果物	100
		砂糖	8	ホットミルク	牛乳	150			
		バター	2						
		レモン汁	10						

注）主食の形態に応じて，使用食品の質・部位，量，調理方法，形態が変化する．

3 常　食

適応疾患

常食は基本食であり，特別な栄養成分の調製を必要としない食事である．しかし入院しているため，日常とは異なる心身の変容や行動の規制があるので，食品や調理法などに配慮が必要である．消化のよいバランスのとれた食事を提供し，疾病に対する抵抗力を強め，心身の回復に寄与する．

消化能力に問題がなく，症状が比較的安定した回復期にある患者に適応される．咀嚼（口腔内の炎症や歯の治療など）や嚥下などの機能が低下している場合，調理形態への配慮が必要である．

留 意 点

食事時間や料理法など平常時との差をできるだけ少なくし，食環境を整え喫食率を高めるために，患者の嗜好や食習慣，分量などにも配慮する．献立は季節感や行事，祝祭日を考慮して変化をもたせ，さらに適温の確保や使用食器の工夫に留意する．

栄養基準

患者の栄養基準量は，性，年齢，体位，身体活動レベル，症状などにより一人ひとりの適正量を算定する．あるいは患者の年齢，性などから病院の荷重平均食事摂取基準を算出し，診療内容などを考慮して栄養基準量を決定する．これによらない場合は「日本人の食事摂取基準」の推定エネルギー必要量および栄養素の数値を適切に使用する．栄養基準を表3-8に示す．

表3-8 栄養基準・食品構成例

栄養基準量	エネルギー　（kcal）		1,800
	たんぱく質　　（g）		70
	脂　質　　　　（g）		45
	炭水化物　　　（g）		280
	食　塩　　　　（g）		7 以下
食品構成（g）	穀　類	米　飯	600
		その他	10
	いも類		60
	砂糖（菓子類含む）		15
	油脂類		15
	豆　類	み　そ	8
		大豆製品	50
	魚介類	生鮮魚	80
		練り製品	10
	肉　類		60
	卵　類		40
	乳　類		200
	野菜類	緑黄色野菜	150
		その他野菜	200
	果実類		100
	海藻類		2

3 献立の展開

病院における献立は，一般治療食と特別食とに区分されるが，食種が栄養成分，形態，量など多岐にわたり，繁雑さをきわめている．

そこで，正確かつ迅速に治療食の調理・調製を図るため，病院の基本食（多くは一般治療食・常食）を決め，各食種へと展開する．献立を作成する展開に当たっては次の点に留意する．

展開食の注意点

一般には，施設の荷重平均食事摂取基準により，基準食となる一般治療食・常食を基準とし，→ 全がゆ食 → 五分がゆ食 → 三分がゆ食 → 流動食あるいは治療疾患別へと展開される．近年はエネルギー調整食を基準として展開することがある．献立の作成に当たっては，形態，消化・吸収を考慮し，食品の選択，調理方法の展開を行う．

① 展開する治療疾患名と栄養基準量を決める．
② 食品の使用の有無，調味料の使用範囲と分量など類似グループに区分する．
③ 調理形態別配列とする．
④ できるだけ同じ食品群のなかで，同じ食品を使い調理方法を変化させる．
  ・主食は精白米，食パン，うどんなどがよい．
  ・主菜は魚や豆腐，卵などが展開しやすいが，肉類の部位や形態・調理法などを工夫することにより使用可．
  【魚の場合】
    常食（フライ）→ 全がゆ食（焼き）→ 五分がゆ食（煮る，蒸す）→ 三分がゆ食（煮るまたは蒸しほぐし）→ 流動食（すり流し）
  ・副菜は，じゃがいも，にんじん，カリフラワー，ブロッコリー，ほうれんそう，トマトなど各種の野菜を使用し，主菜の形態に合わせる．使用部位や調理方法の工夫が大切である．
  ・軟らか煮，ほぐし，きざみ（粗きざみ，みじん），おろし，すりつぶし，裏ごし，ミキサー，さらに，とろみつけやムース状など，消化力や咀嚼・嚥下能力により適正に展開する．
  ・脂質については，次のように展開する．
    常食（動植物油）→ 全がゆ食（植物油）→ 五分がゆ食（バター，マーガリン，植物油）→ 三分がゆ食（バター）→ 流動食（バター少々）
    ※五分がゆ食以下は乳化された油脂を使用する．
⑤ 使用食品の種類，調理方法，分量，調味料，形態などについて効率的に展開できるように配列する．

一般治療食の展開例を**表3-9〜11**に示す．

表 3-9　献立展開例（1日分，一般食・常食から流動食まで）

常食

区分	献立名	材料名	数量(g)
朝食	ごはん	精白米	80
	みそ汁	絹ごし豆腐	30
		こまつな	20
		みそ	8
		だし汁	150
	目玉焼き	卵	50
		サラダ油	3
		塩	1
	煮物1)	ひじき（干）	1
		にんじん	20
		鶏もも肉	20
		砂糖	2
		しょうゆ	6
		酒	6
		植物油	3
		だし汁	40
	浅漬け	はくさい	50
		塩	1
	果物	りんご	100
昼食	焼きうどん	ゆでうどん	240
		キャベツ	40
		にんじん	15
		いか	20
		むきえび	15
		豚もも肉	30
		パセリ	少々
		ごま油	8
		しょうゆ	12
		酒	5
		だし汁	50
	サラダ	レタス	40
		きゅうり	30
		トマト	50
		マヨネーズ	4
		酢	3
	甘煮かぼちゃ	かぼちゃ	80
		砂糖	5
		煮汁	適量
	牛乳	牛乳	200
夕食	ごはん	精白米	80
	魚フライ	生たら	80
		しょうが	3
		塩	1
		こしょう	少々
		小麦粉	8
		パン粉	6
		卵（溶き卵）	5
		植物油	8
	付合せ	キャベツ	60
		パセリ	1
		レモン	10
		マヨネーズ	6
		トマト	30
	フライドポテト	じゃがいも	50
		植物油	5
	野菜スープ	たまねぎ	20
		植物油	3
		にんじん	10
		ほうれんそう3)	20
		卵	30
		スープ4)	150
		塩	1
		こしょう	少々
	果物	バナナ	100

全がゆ食

献立名	材料名	数量(g)
全がゆ	精白米	60
みそ汁	絹ごし豆腐	30
	こまつな	20
	みそ	8
	だし汁	150
フワフワオムレツ	卵	50
	牛乳	10
	砂糖	3
	塩	0.5
煮物1)	ひじき（干）	1
	にんじん	20
	鶏もも肉	20
	砂糖	2
	しょうゆ	6
	酒	6
	植物油	3
	だし汁	50
お浸し	はくさい	50
	しょうゆ	3
果物	りんご	100
煮込みうどん	ゆでうどん	200
	キャベツ	40
	にんじん	15
	卵	15
	むきえび	15
	豚もも肉	30
	パセリ	少々
	しょうゆ	12
	酒	5
	だし汁	150
サラダ	レタス	40
	きゅうり	30
	皮むきトマト	50
	マヨネーズ	4
	酢	3
甘煮かぼちゃ	かぼちゃ	50
	砂糖	3
	煮汁	適量
牛乳	牛乳	200
全がゆ	精白米	60
ムニエル	生たら	80
	しょうが	3
	塩	1
	こしょう	少々
	小麦粉	8
	植物油	8
付合せ	ゆでキャベツ	60
	パセリ	1
	レモン	10
	マヨネーズ	6
	皮むきトマト	30
粉ふきいも	じゃがいも	50
	塩	0.3
野菜スープ	たまねぎ	20
	にんじん	10
	ほうれんそう3)	20
	卵	30
	スープ4)	150
	塩	1
	こしょう	少々
	植物油	3
果物	バナナ	100

五分がゆ食

区分	献立名	材料名	数量(g)
朝食	五分がゆ	精白米	30
	みそ汁	絹ごし豆腐	30
		こまつな葉先	20
		みそ	8
		だし汁	150
	卵豆腐風	卵	50
		牛乳	50
		だし汁	20
		塩	0.5
	煮物1)	だいこん	50
		にんじん	20
		鶏ささ身ひき肉	20
		かたくり粉	1
		砂糖	2
		しょうゆ	4
		酒	6
		だし汁	100
	※野菜はうす切りか粗みじんにする.		
	煮りんご	りんご	100
		砂糖	9
間食	ヨーグルト	ヨーグルト	100
昼食	煮込みうどん	ゆでうどん	120
		キャベツ	20
		にんじん	10
		ふ	1
		卵	25
		しょうゆ	10
		酒	5
		だし汁	150
	※キャベツ，にんじんは細いせん切りか粗みじんにし軟らかく煮る.		
	サラダ	レタス	40
		皮むきトマト	50
		マヨネーズ	4
	甘煮かぼちゃ	かぼちゃ（皮なし）	50
		砂糖	3
		煮汁	適量
間食	牛乳	牛乳	200
		バナナ	100
夕食	五分がゆ	精白米	30
		梅肉練り	5
	煮魚	生たら（皮なし）	60
		しょうが	3
		しょうゆ	8
		砂糖	4
		酒	5
		だし汁	50
	付合せ	ブロッコリー（ゆで）	30
		皮むきトマト	20
	粉ふきいも	じゃがいも	50
		塩	0.3
	野菜スープ	たまねぎ	20
		にんじん	10
		ほうれんそう（葉先）3)	20
		卵	20
		スープ4)	150
		塩	1
		こしょう	少々
	※野菜はせん切りにする.		

三分がゆ食

区分	献立名	材料名	数量(g)
朝食	三分がゆ	精白米	25
	みそ汁	絹ごし豆腐	30
		こまつな葉先	10
		みそ	8
		だし汁	130
	卵豆腐風	卵	30
		牛乳	30
		だし汁	10
		塩	0.3
	煮物1)	だいこん	30
		にんじん	10
		砂糖	2
		しょうゆ	2
		酒	3
		だし汁	100
		かたくり粉	1
		※軟らか煮つぶし	
	煮りんご（コンポート）	りんご	80
		砂糖	5
間食	ヨーグルト	ヨーグルト	100
昼食	煮込みうどん	ゆでうどん	60
		キャベツ（軟らかい）	10
		にんじん	10
		ふ	1
		卵	15
		しょうゆ	8
		酒	3
		だし汁	150
	※左記に同じ		
	サラダ	皮むきトマト	30
		マヨネーズ	4
	甘煮かぼちゃマッシュ	かぼちゃ（皮なし）	30
		牛乳	20
		砂糖	3
		煮汁	適量
間食	牛乳	牛乳	200
		バナナ	50
夕食	三分がゆ	精白米	25
		梅肉練り	5
	煮魚すり身	生たら（皮なし）	40
		しょうゆ	3
		砂糖	2
		酒	2
		だし汁	50
	付合せ	ブロッコリー	20
		皮むきトマト	20
	マッシュポテト	じゃがいも	50
		塩	0.4
		だし汁	50
	野菜スープ	たまねぎ	10
		にんじん	10
		ほうれんそう（葉先）3)	15
		卵	10
		スープ4)	150
		塩	1
	※野菜は細かく切り軟らか煮		

流　動　食

献立名	材料名	数量(g)
おもゆ	精白米	20
みそ汁	絹ごし豆腐（裏ごし）2)	30
	みそ	8
	だし汁	130
卵豆腐	卵	30
	牛乳	30
	だし汁	10
	塩	0.3
煮物1)	だいこん	20
	にんじん	10
	砂糖	2
	しょうゆ	2
	酒	3
	だし汁	100
	かたくり粉	1.5
※野菜裏ごし：種類別に裏ごし		
煮りんご裏ごし	りんご	80
	砂糖	5
ヨーグルト	ヨーグルト	100
煮込みうどん（裏ごし）2)ミキサー	ゆでうどん	30
	キャベツ	10
	にんじん	10
	ふ	1
	卵	10
	しょうゆ	4
	酒	2
	だし汁	150
裏ごしトマト	皮むきトマト	30
甘煮かぼちゃマッシュ	かぼちゃ（皮なし）	20
	牛乳	50
	砂糖	3
	煮汁	適量
バナナミルク	牛乳	100
	バナナ	50
おもゆ	精白米	20
煮魚裏ごし	生たら	30
	しょうゆ	2
	砂糖	1
	酒	1
	だし汁	100
付合せ（裏ごし）2)マッシュポテト	ブロッコリー	20
	皮むきトマト	20
	じゃがいも	50
	塩	0.4
	だし汁	50
野菜スープ	たまねぎ	10
	にんじん	10
	ほうれんそう（葉先）3)	15
	スープ4)	100
	塩	0.5

1) 実習のときは量が少ないので，火かげんに注意する.

2) 大量調理の場合の裏ごしは，ミキサーなどの専用調理機器を活用する.

3) ほうれんそうは別にゆでておき，盛りつけ時にちらす.

4) かつお節，こんぶなどでとっただしを活用.

41

表3-10 献立の展開例（調理法）

	常　食	全がゆ食	五分がゆ食	三分がゆ食		流動食
主　菜	揚げる 焼く 干物	焼く ムニエル	煮る 蒸す	煮る　ほぐし 蒸す　つぶし 　　　すりおろし		裏ごし すり流し
副　菜 （おもに野菜類）	酢の物 生野菜 海藻サラダ 山菜・漬物	お浸し（軟らか） 温野菜サラダ	葉先軟らか浸し 野菜煮浸し	おろし煮 野菜軟らか煮 野菜スープ		野菜煮裏ごし スープ
例：にんじん	せん切り	グラッセ	甘煮	煮くずし （粗みじん煮）		軟らか煮裏ごし

表3-11 献立例（1食分）

	常　食		全がゆ食		五分がゆ食		三分がゆ食		流動食	
主食	ごはん 米	80	全がゆ 米	60	五分がゆ 米	30	三分がゆ 米	25	おもゆ 米	20
主菜	魚フライ 　あじ 　しょうが 　塩，こしょう 　小麦粉 　パン粉 　植物油	80 少々 8 5 8	ムニエル 　あじ 　塩 　小麦粉 　マーガリン 　植物油	70 少々 5 3 2	煮魚 　白身魚 　しょうゆ 　砂糖 　酒	60 8 4 5	蒸し魚（ほぐし） 　白身魚 　大根おろし 　砂糖 　しょうゆ	40 30 2 3	蒸し魚（裏ごし） 　白身魚 　砂糖 　酒 　塩 　スープ	20 1 2 0.5 40
副菜	生キャベツ パセリ レモン 　マヨネーズ トマト	60 1 1/6 5 30	ゆでキャベツ パセリ 　しょうゆ （マヨネーズも可） 皮むきトマト	50 0.5 3 30	ゆで野菜 ブロッコリー （軟らか） しょうゆ 皮むきトマト	30 2 20	ゆで野菜 ブロッコリー （軟らかゆできざみ） しょうゆ 皮むきトマト （きざみ）	30 2 20	ゆで野菜（裏ごし） ブロッコリー だし汁 塩 皮むきトマト （裏ごし）	30 15 0.3 20
	ポテトフライ じゃがいも 植物油	50 5	粉ふきいも じゃがいも 塩，こしょう少々	30	マッシュポテト じゃがいも バター 牛乳	30 2 30	マッシュポテト じゃがいも バター 牛乳	20 1 30	ポタージュ じゃがいも にんじん 牛乳	20 10 50
スープ	野菜スープ 　たまねぎ 　にんじん 　ほうれんそう 　豆腐 　スープ 　塩，こしょう 　植物油	20 10 20 30 150 3	野菜スープ 左記に同じ		野菜とろみスープ 　たまねぎ 　にんじん 　ほうれんそう 　（葉先） 　豆腐 　スープ 　塩 　かたくり粉 　水 （野菜は5mm角切り）	10 10 10 20 120 少々 1.5 5	野菜とろみスープ 左記に同じ		野菜裏ごしスープ 左記に同じ	
果物	柿（季節の果物）		りんごコンポート 　りんご 　砂糖	100 9	りんごコンポート 　りんご 　砂糖 ヨーグルト	80 8 50	りんごコンポート 　りんご 　砂糖 きざみ煮汁をつける ヨーグルト	50 5 30	りんごコンポート （裏ごし） 　りんご 　砂糖 ヨーグルト	 50 5 20

［献立作成演習］

●対象者設定　　性：　　　年齢：　　　身体活動レベル：　　　身長：　　　　　体重：　　　　　BMI：
　　　　　　　　その他（疾病による栄養素・量の制限，調理法など）＿＿＿＿＿＿＿＿＿＿＿＿＿＿＿＿＿＿＿＿＿

●食事摂取量　　エネルギー必要量：　　　　　kcal　　　　たんぱく質必要量：　　　　　　g
　　　　　　　　その他必要事項（栄養素，食塩など）＿＿＿＿＿＿＿＿＿＿＿＿＿＿＿＿＿＿＿＿＿

●食品構成

区　分	穀　類	いも類	砂糖類	油脂類	豆　類	魚介類	肉　類	卵　類	乳　類
食品名 分量(g)									

区　分	野菜類		果物類	海藻類
食品名 分量(g)				

●献立表（1人当たり）

区分	献　立　名	食　品　名	純使用量 (g)	廃棄率 (%)	購入量 (発注量) (g)	栄　養　量				
						エネルギー (kcal)	たんぱく質 (g)	脂質 (g)	炭水化物 (g)	食塩 (g)
朝食										
昼食										
夕食										

穀類エネルギー比　　　　　%　　　炭水化物エネルギー比　　　　　%　　脂質エネルギー比　　　　　　%
たんぱく質エネルギー比　　　　　%　　動物性たんぱく質比　　　　　%

特別治療食

特別治療食とは，治療の一環として直接治療にかかわる食事であり，患者個々の病状などに応じた医師の発行する食事箋に基づき，栄養成分，量，形態，使用食品などを調節して提供される．
- 特別治療食は加算と非加算に区分される．
- 器官別疾患区分は，以下のとおりである．

A 栄養障害 ……………… 肥満症
B 代謝疾患 ……………… 糖尿病
　　　　　　　　　　　　　脂質異常症
　　　　　　　　　　　　　高尿酸血症
C 消化器疾患 …………… 胃疾患
　　　　　　　　　　　　　腸疾患
　　　　　　　　　　　　　肝疾患
　　　　　　　　　　　　　胆道疾患
　　　　　　　　　　　　　膵疾患
D 循環器疾患 …………… 高血圧症
　　　　　　　　　　　　　動脈硬化症
　　　　　　　　　　　　　心疾患
E 腎疾患 ………………… 腎炎症候群
F 血液系疾患 …………… 貧　血
G 筋骨格疾患 …………… 骨粗鬆症
　　　　　　　　　　　　　くる病・骨軟化症
H 免疫・アレルギー疾患 …… アレルギー症
I 呼吸器疾患 …………… 慢性閉塞性肺疾患

肥満症 *obesity*

Introduction 　肥満とは，体脂肪が正常の範囲を超えて増加した状態で，単に体重が標準より重い"過体重 over weight"とは区別される．肥満は，糖尿病，脂質異常症，高血圧，痛風，心疾患など，多くの生活習慣病の誘因となる．以前は，肥満とはあまり関係がないとされていた悪性新生物（がん）の合併も認められ，とくに，子宮がん，乳がん，大腸がん，胆道がんなどは，肥満者に有意に合併することが指摘されている．しかも，高度肥満者ほどこれら疾病に対する罹患率が高く，死亡率も高い．したがって，肥満は，生活習慣病対策問題として重要視されている．

肥満の判定

　正常な成人における体脂肪量（率）は，男子で体重の15〜18%，女子では20〜25%といわれる．この値が，男子で25%以上，女子で30%以上に増加すると，肥満と判定される．このため肥満の判定には体脂肪量（率）の測定が最も理想的である．

　体脂肪の測定方法には，水中体重法，エックス線で測定するDEXA法，空気密度法，CTスキャンと簡便な皮下脂肪厚測定，生体インピーダンス法などがある．

■皮下脂肪厚測定

　体脂肪が過剰な蓄積であるときは最も合理的な測定方法である．計測部位は，上腕三頭筋部皮下脂肪厚（triceps skinfold：TSF），肩甲骨下端部皮下脂肪厚（subscapular skinfold：SSF）が一般的で，キャリパー（皮脂厚計）で皮膚と皮下脂肪の厚さを測定する．測定の誤差が大きく，測定者のスキルが求められる（表4-A-1）．

表4-A-1 皮下脂肪厚による肥満の判定基準（長嶺）
（皮脂厚＝上腕背側部＋肩甲骨下部）

性	年齢階級 （歳）	軽度肥満 （mm）	中等度肥満 （mm）	高度肥満 （mm）
男	6〜8	20〜	30〜	40〜
	9〜11	23〜	32〜	40〜
	12〜14	25〜	35〜	45〜
	15〜18	30〜	40〜	50〜
	19以上成人	35〜	45〜	55〜
女	6〜8	25〜	35〜	45〜
	9〜11	30〜	37〜	45〜
	12〜14	35〜	40〜	50〜
	15〜18	40〜	50〜	55〜
	19以上成人	45〜	55〜	60〜

第4章 特別治療食
A 栄養障害
B 代謝疾患
C 消化器疾患
D 循環器疾患
E 腎疾患
F 血液系疾患
G 筋骨格疾患
H 免疫・アレルギー疾患
I 呼吸器疾患

■ **生体インピーダンス法**（bioelectrical impedance analysis：BIA）測定

簡便な電気抵抗を測る測定機器が市販されているが，体水分量，食事などにより変動を受けやすいので誤差に注意する．

〈測定の留意事項〉

- ・前日の多量の水分摂取により低い値が出ることがある．
- ・脱水状態のときは精密な計測ができないことがある．
- ・足の裏の湿り気（汗をかいている場合は低い）．
- ・足に角質層が形成されている場合は測定できないことがある．
- ・浮腫のある人，妊婦，人工透析治療中の患者，6歳以下，70歳以上は低く測定される．
- ・ペースメーカーの人はさける．

しかし，体脂肪量の測定は，いずれの方法も現時点では問題が多く，実際には簡単で実用的な，身長と体重から判定する方法が広く用いられている．

■ **標準体重法**

身長別の標準体重に対する過剰体重の割合を肥満度といい，一般に，肥満度±10％以内を正常体重，＋10〜20％を太りぎみ，＋20％以上を肥満と判定する（p.9 **表1-4** 参照）．肥満度の計算式は次のように表される．

表4-A-2 標準体重，体格指数の算出法

標準体重	① 日本肥満学会：身長 (m)^2×22	
	② ブローカ法 ：身長 (cm)−100	
	ブローカ変法：[身長 (cm)−100]×0.9	
	③ 厚生労働省：肥満とやせの判定表	
	④ 松木：日本人の男女別身長別標準体重表	
	⑤ 箕輪：日本人の成人身長別標準体重	
体格指数	① BMI（body mass index） $$\frac{体重 (kg)}{身長 (m)^2}$$	成人に適用 やせ（低体重）：<18.5　肥満1度：25≦〜<30 正常：18.5≦〜<25　肥満2度：30≦〜<35 　　　　　　　　　　　肥満3度：35≦〜<40 　　　　　　　　　　　肥満4度：40≦
	② カウプ指数 $$\frac{体重 (g)}{身長 (cm)^2}×10$$	乳幼児に適用 乳児20以上，幼児18以上　　肥満
	③ ローレル指数 $$\frac{体重 (g)}{身長 (cm)^3}×10^4$$	
	④ ブローカ指数 $$\frac{体重 (kg)}{身長 (cm)−100}×100$$	成人に適用 長身の肥満を見逃し，短身者を肥満と判定する恐れがある
	※ブローカ変法（桂の変法） $$\frac{体重 (kg)}{[身長 (cm)−100]×0.9}×100$$	※桂の変法は日本人により適合する

$$肥満度（％）＝\frac{実測体重−標準体重}{標準体重}×100$$

日本肥満学会は，BMI 22 を基準に，標準体重（kg）＝身長（m）^{2}×22 を提唱しており，この方法による肥満判定が一般的となっている．

また，このほかに体格指数[*1]で計算する方法がある（表4-A-2）．

1　分類とその概要

肥満の分類にはさまざまな方法があるが，臨床的には成因に基づくものが一般的であり，肥満のみが認められる原発性（単純性）肥満と，すでに基礎疾患があって肥満をもたらす二次性（症候性）肥満に大別される．そのほかの分類としては，肥満の発症年齢，脂肪細胞の解剖学的特性，脂肪組織の体内分布による分類がある（表4-A-3）．

成因に基づく分類

■**原発性肥満**（単純性肥満）

単純性あるいは一次性肥満ともよばれ，肥満の大部分（90％以上）が該当する．一般に肥満といえば，単純性肥満のことをいう．成因は，過食，摂食パターンの誤り（早食い，まとめ食い，間食，夜食など）と，運動不足によるエネルギーの蓄積にあるが，その背景に体質や環境的および精神的因子が複雑にからんでいる．

■**二次性肥満**（症候性肥満）

症候性あるいは随伴性肥満ともよばれ，さまざまな疾患が肥満の原因となる．原則的には，基礎疾患が改善されると肥満も治る．

脂肪細胞の特性による分類

■**脂肪細胞増殖性肥満**

細胞の大きさは正常であるが，その数が増加するタイプの肥満で，幼児期や小児期に発症しやすい．治療により体重減少が得られると，脂肪細胞の大きさは小さくなるが，いったん増加した脂肪細胞の数を減らすのはなかなか困難で，治療がむずかしく，再発の可能性が高い．小学校高学年以後の肥満は，脂肪細胞の数が増えた状態のまま成長し，成人の肥満へ移行しやすい．さらに，その後さまざまな要因により脂肪細胞が大きくなってくると，連合性肥満とよばれ，きわめて高度な肥満に移行しやすい．このタイプの肥満は最も治療困難である．

■**脂肪細胞肥大性肥満**

成人期や妊娠を契機として発症する肥満にみられる．1つひとつの脂肪細胞に脂質が充満して細胞肥大をきたすものであり，脂肪細胞のサイズが大き

[*1]体格指数は，いずれも体型を表すもので，体構成成分を評価するものではない．

表4-A-3 肥満の分類

```
1. 成因に基づく分類
  1）原発性（単純性）肥満
  2）二次性（症候性）肥満
    a．遺伝性肥満：Bardet-Biedl 症候群，Prader-Willi 症候群，Alström 症候群など
    b．内分泌性肥満：甲状腺機能低下症，Cushing 症候群，
                    インスリノーマ（β細胞腫），性腺機能低下症
    c．中枢性肥満：視床下部性肥満；視床下部の腫瘍，炎症など，Fröhlich 症候群
                  前頭葉性肥満　：ロボトミー，腫瘍
    d．薬剤性肥満：フェノチアジン，経口避妊薬，ステロイド剤など
2. 肥満の発症年齢による分類
  1）小児期発症肥満
  2）成人期発症肥満
3. 脂肪細胞の特性による分類
  1）脂肪細胞増殖性肥満
  2）脂肪細胞肥大性肥満
4. 脂肪組織の体内分布による分類
  1）上半身肥満（リンゴ型）と下半身肥満（洋ナシ型）
  2）内臓脂肪型肥満と皮下脂肪型肥満
```

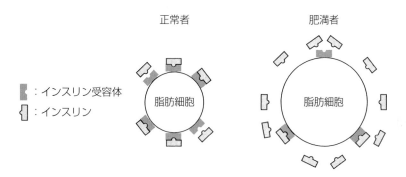

図4-A-1 肥満者におけるインスリン抵抗性
インスリンと受容体（レセプター）との関係
（大野　誠：目でみる臨床栄養学．医歯薬出版，1995 より）

くなるとインスリン受容体の数が減り（図4-A-1），その結果インスリン抵抗性が増強する．これにより糖尿病，脂質異常症，高血圧，冠動脈疾患などの合併症を伴う頻度が高くなる．

脂肪組織の体内分布による分類 →

　上半身肥満は男性に多く，腹部周囲に著しい脂肪蓄積がみられる．いわゆる"リンゴ型"の体型を呈する．一方，下半身肥満は女性に多く，臀部や大腿部への脂肪蓄積が顕著で"洋ナシ型"の体型をとることが多い．上半身肥満では糖尿病や高血圧症，また，動脈硬化症，脂質異常症などを生じやすい．

第4章　特別治療食

A　栄養障害
B　代謝疾患
C　消化器疾患
D　循環器疾患
E　腎疾患
F　血液系疾患
G　筋骨格疾患
H　免疫・アレルギー疾患
I　呼吸器疾患

これらは，ウエストとヒップの周径比率（W/H比）から判定される．男性ではW/H比1.0，女性では0.9を超えると，上半身肥満と判定される．また，腹部CT検査により，腹部の脂肪量を観察し，脂肪蓄積の部位によって内臓脂肪型肥満と皮下脂肪型肥満に分類する方法がある．

$$V/S比 = \frac{腹腔内脂肪面積}{皮下脂肪面積}$$

（0.4以上：内臓脂肪型肥満，0.4未満：皮下脂肪型肥満）

さらに，ウエスト周囲径（臍周囲径）が男性85cm以上，女性90cm以上であれば，腹部CT検査を施行し，内臓脂肪面積（VFA）が100cm^{2}以上を内臓脂肪型肥満と診断する方法もある．内臓脂肪型肥満では糖・脂質代謝異常，高血圧，心疾患が多いことが指摘されており，生活習慣病とのかかわりが大きい．

肥満に伴う合併症

糖尿病，脂質異常症，高血圧症，動脈硬化症，脳血管障害，心疾患，胆石症，脂肪肝，痛風，不妊症，月経異常，変形性関節炎，呼吸器疾患（ピックウィック症候群，睡眠時無呼吸症候群），がん（子宮がん，乳がん，大腸がん）など．

2　栄養食事アセスメント

身体計測・生化学検査値の評価

① 身体計測をし，肥満の程度，体脂肪の分布などを把握する．
② 体位の判定は身長，座高，体重，胸囲などの測定の組み合わせにより，さまざまな指数を算出し判定する．この場合，性，年齢別により異なるので，それぞれの対象に応じて最も適したパラメータを使用する．
③ 体重減少の経過に合わせ，皮下脂肪厚，上腕筋囲（AMC）などの変化に注意し，各種生化学検査値の変化を経時的に観察する．
④ 骨格筋（筋肉量）の減少は貯蔵たんぱく質の減少であり，身体各機能の低下につながる．骨格筋の周囲長や骨格筋面積を推定し，身体機能の評価を行う．

　　上腕筋囲（AMC：midupper arm muscle circumference）（cm）
　　　＝上腕囲（cm）－π×TSF
　　上腕筋面積（AMA：midupper arm muscle area）（m^2）
　　　＝AMC（cm）×AMC（cm）÷4π

上腕三頭筋部皮下脂肪厚とBMI，上腕囲とBMIは強い正の相関を示す．身長，体重の計測がむずかしい場合は，相関図からBMIを推定できる．
⑤ TC（総コレステロール），LDL-C（低比重リポたんぱく）が高い場合は脂肪組織からの遊離脂肪酸が動員され，肝臓での脂肪合成が亢進しているので，脂肪肝に注意する．

A　栄養障害

B　代謝疾患

C　消化器疾患

D　循環器疾患

E　腎疾患

F　血液系疾患

G　筋骨格疾患

H　免疫・アレルギー疾患

I　呼吸器疾患

栄養状態・食事内容の評価

食事内容や食行動（食事時刻や回数，時間，間食，まとめ食いなど）を把握し，摂取エネルギー量，各栄養素のバランス，食習慣などを評価する．日常生活での活動量や運動量の変化を併せて調査する．

3　栄養食事ケアプラン

単純性肥満の最も大きな成因は，消費エネルギー量に対する摂取エネルギー量の過剰によるものと考えられる．したがって，標準体重になるまで減量し，その体重を維持することが必要である．食事療法を中心に運動療法，行動（修正）療法を併用して，食事や運動など望ましいライフスタイルを継続させることが，肥満の治療および予防の基本となる．

肥満者は咀嚼回数が少なく，早食い，間食，欠食，夜食をする傾向にある．このような行動を認識，反省させ，食習慣を改善させるのが行動（修正）療法である．

基　　本

肥満治療の原則は，エネルギー出納のバランスを負の状態に保ち，体脂肪の分解が亢進する状態をつくることにある．その際，体脂肪のみを効果的に減少させ，除脂肪組織（LBM）*2 は減少させないこと，生体に栄養障害を起こさせないこと，さらにリバウンドを起こさせないことが重要である．1か月で体重を1 kg 減少させるためには，約 7,000 kcal/月 の負のエネルギー出納を必要とするので，1日の必要エネルギー量を計算して，バランスのよい食事をすることである．

食事療法の原則は，低エネルギー，低脂肪食で，十分なたんぱく質，ビタミン，ミネラルを摂取することである．

栄養基準

① エネルギー量は，肥満の程度，性，年齢，身体活動レベル，合併症の有無により 800～1,800 kcal/日程度に制限する．標準体重まで減量することを目標にするが，急激な減量は健康障害を招くので，月に 1～2 kg の減量を目標とする．また，1,000 kcal 以下に制限する場合は，入院し，医師の監視のもとで行う必要がある．

② エネルギーを制限すると，たんぱく質の利用効率が低下することを考慮し，たんぱく質はやや多め（1.0～1.2 g/kg）とする．肉類は脂肪を伴うので，魚肉を上手に使用する．

③ 炭水化物（とくに単糖類）の過剰摂取は，肥満の原因となるため制限する．ただし，ケトーシスを予防するために，100 g/日を下回らないようにする．炭水化物エネルギー比で 50～60％程度とする．

④ 脂質は，肥満だけでなく動脈硬化症などの合併症を予防するために制限

*2LBM（lean body mass）：体重から体脂肪量（体脂肪率から算出）を差し引いたものが除脂肪体重（LBM）である．

するが，あまり厳しい制限は空腹感を増し，脂溶性ビタミンの吸収を悪くする．エネルギー比率は 20〜25％ までとし，合併症予防のために，多価不飽和脂肪酸の多い植物油あるいは魚油を使用する．

⑤ 食事量が減ると，ビタミン，ミネラルが不足しやすいので，食事摂取基準を下回らないように注意する．糖質，脂肪を燃焼するためには，とくに，ビタミン B₁，B₂ は不可欠である．

⑥ 食物繊維は，低エネルギーであると同時に満腹感をもたらすのに有効である．また，コレステロールの吸収を抑制して，動脈硬化症などの予防に役立つので積極的に摂取する．ただし，過剰摂取は，ミネラルの吸収を悪くするので注意する．

⑦ 塩分は，食欲亢進を防ぐ意味でも制限し，うす味にする（成人男性 7.5 g/日以下，成人女性 6.5 g/日以下が望ましい）．

⑧ アルコール飲料は，アルコール自体が高エネルギーであることに加え，食欲を亢進させる作用がある．さらに，減食しようとする意志の力を弱めることなどから，原則として禁止する．

食品の選択と調理上の注意

① 低エネルギー食品，無エネルギー食品を利用して，見た目にも満足感を与えるようにする．海藻類，きのこ類，こんにゃくなどの利用は，空腹感を満たすのに効果的である．

② 砂糖を多く使用した菓子類，ジュース類は，原則として禁止する．

③ 砂糖の使用を控え，砂糖なしの調理法を工夫する（人工甘味料の使用）．

④ 肉，魚などは，脂質の多いものの使用は控える．

⑤ 乳製品の生クリーム，チーズは控える．

⑥ 生野菜は，見た目にもボリューム感があり，よくかんで食べると満足感が出る．

⑦ 糖質の多い果実類，いも類の使用は控える．

⑧ 油を使用しない調理法を工夫する．

⑨ 汁もの，鍋もの，雑炊などは，満腹感を得やすい．

⑩ 味はうす味にし，食欲亢進作用のある香辛料はさける．

⑪ 量的に多く見せるために，皿数を増やしたり，盛りつけを工夫する．

糖 尿 病 *diabetes mellitus*

第4章　特別治療食

A 栄養障害

B 代謝疾患

C 消化器疾患

D 循環器疾患

E 腎疾患

F 血液系疾患

G 筋骨格疾患

H 免疫・アレルギー疾患

I 呼吸器疾患

Introduction　糖尿病は，膵臓のランゲルハンス島に分布する β 細胞から分泌される血糖抑制ホルモン，すなわちインスリンの産生または作用不足によって起こる代謝性疾患である．主として，糖質の代謝障害による高血糖と尿糖を生じるが，糖質だけでなく脂質，たんぱく質の代謝障害も引き起こす．さらに，進行すると全身の血管，神経などにも障害を生じ，腎症，網膜症，動脈硬化症など，さまざまな合併症をきたす．

　令和元年の国民健康・栄養調査（厚生労働省，令和2年，3年は新型コロナウイルス感染症の影響により調査中止）では，「糖尿病が強く疑われる者」の割合は男性19.7％，女性10.8％である．この10年間でみると，男女とも有意な増減はみられない．年齢階級別にみると，年齢が高い層でその割合が高いことがわかっており，いっそうの対策強化が求められている．

1　分類とその概要

　糖尿病は，成因と病態の両面から分類される．ここでは成因分類について述べる（表4-B-1）．

表 4-B-1　糖尿病と糖代謝異常[1] の成因分類[2]

I	1 型	膵 β 細胞の破壊，通常は絶対的インスリン欠乏に至る A．自己免疫性 B．特発性
II	2 型	インスリン分泌低下を主体とするものと，インスリン抵抗性が主体で，それにインスリンの相対的不足を伴うものなどがある
III	その他の特定の機序，疾患によるもの	A．遺伝因子として遺伝子異常が同定されたもの 　（1）膵 β 細胞機能にかかわる遺伝子異常 　（2）インスリン作用の伝達機構にかかわる遺伝子異常 B．他の疾患，条件に伴うもの 　（1）膵外分泌疾患 　（2）内分泌疾患 　（3）肝疾患 　（4）薬剤や化学物質によるもの 　（5）感染症 　（6）免疫機序によるまれな病態 　（7）その他の遺伝的症候群で糖尿病を伴うことの多いもの
IV	妊娠糖尿病	表 4-B-2 参照

1）一部には，糖尿病特有の合併症をきたすかどうかが確認されていないものも含まれる．
2）現時点ではいずれにも分類できないものは，分類不能とする．
　〔日本糖尿病学会糖尿病診断基準に関する調査検討委員会：糖尿病の分類と診断基準に関する委員会報告（国際標準化対応版）．糖尿病 **55**：(7) 490，2012 より引用および日本糖尿病学会編・著：糖尿病治療ガイド 2022-2023，p.18，文光堂，2022 より〕

病態（病期）では，インスリン分泌あるいは作用不足によって起こる高血糖の程度に応じて，正常領域，境界領域，糖尿病領域に分けられる．糖尿病領域は，①インスリン不要，②高血糖是正にインスリン必要，③生存のためにインスリン必要，に区分される．①，②はインスリン非依存状態，③はインスリン依存状態とよぶ．

**1型糖尿病
type 1
diabetes
mellitus**

膵臓のβ細胞の破壊によりインスリンが欠乏して発病する．この型の糖尿病ではβ細胞の破壊が進展して，インスリンの絶対的欠乏に陥ることが多い．

**2型糖尿病
type 2
diabetes
mellitus**

インスリン分泌低下やインスリン抵抗性をきたす素因を含む複数の遺伝因子に過食（とくに高脂肪食），運動不足，肥満，ストレスなどの環境因子および加齢が加わり発病する．

多くは中年以降に発病するが，若年者にもこの型の糖尿病が起こることがある．肥満があるか，過去に肥満歴を有するものが多い．

特定の原因によるその他の型の糖尿病

遺伝因子として遺伝子異常が認められた糖尿病と，ほかの疾患や病態に伴う種々の糖尿病とに大別する．

**妊娠糖尿病
gestational
diabetes
mellitus：
GDM**

妊娠中にはじめて発見または発症した，糖尿病に至っていない糖代謝異常をいう．妊娠中の明らかな糖尿病および糖尿病合併妊娠は含めない．「糖尿病型」ともいえない軽い高血糖状況でも，巨大児分娩となることが多く，また，出産後の母親にも，糖尿病がそのまま持続して進行しやすいため，特別な配慮が必要とされている．妊娠糖尿病の診断基準を**表4-B-2**に示す．

糖尿病患者の代謝異常は，軽度であればほとんど自覚症状を認めないため，長期間放置されることがある．血糖値が上昇するに従い，糖尿病の一般症状といわれる口渇，多飲，多食，多尿，体重減少などが徐々に現れるようになる．このような自覚症状に伴って合併症がみられる場合もあり，自覚症状のない初期の軽症のうちに積極的に診断を受け，合併症の併発を予防することが必要である．

表 4-B-2 妊娠糖尿病の診断基準

75 g OGTT において次の基準の 1 点以上を満たした場合に診断する
① 空腹時血糖値≧92 mg/dL（5.1 mmol/L）
② 1 時間値　　≧180 mg/dL（10.0 mmol/L）
③ 2 時間値　　≧153 mg/dL（8.5 mmol/L）

（日本糖尿病・妊娠学会と日本糖尿病学会との合同委員会：妊娠中の糖代謝異常と診断基準の統一化について，糖尿病 **58**：802，2015 より引用および日本糖尿病学会編・著：糖尿病治療ガイド 2022-2023，p.105，文光堂，2022 より一部引用）

糖尿病の合併症は，腎症，網膜症，神経障害の頻度が高く，これらを糖尿病の3大合併症とよんでいる．そのほかに動脈硬化症，下肢の壊疽，感染症なども起こりやすくなる．

臨床診断

表4-B-3および図4-B-1に日本糖尿病学会による判定基準と糖尿病臨床診断のフローチャートを示す．

① 早朝空腹時血糖値126 mg/dL 以上．

② 75 g OGTT で2時間値200 mg/dL 以上．

③ 随時血糖値200 mg/dL 以上．

④ HbA1c[*1]が6.5％以上．

①～④のいずれかが確認された場合は「糖尿病型」と判定される．糖尿病の診断は図4-B-1のフローチャートによって行われる．

⑤ 早朝空腹時血糖値110 mg/dL 未満．

⑥ 75 g OGTT で2時間値140 mg/dL 未満．

⑤および⑥の血糖値が確認された場合は「正常型」と判定され，「糖尿病型」・「正常型」いずれにも属さない場合は「境界型」と判定される．

⑦ 1型糖尿病の場合

GAD[*2]が高頻度の場合は，膵β細胞が破壊された自己免疫反応と考えられる．

表 4-B-3 空腹時血糖値[1)]および75 g OGTT による判定区分と判定基準

血糖値	血糖測定時間			判定区分
	空腹時		負荷後2時間	
血糖値 （静脈血漿値）	126 mg/dL 以上	または	200 mg/dL 以上	糖尿病型
	糖尿病型にも正常型にも属さないもの			境界型
	110 mg/dL 未満	および	140 mg/dL 未満	正常型[2)]

1) 血糖値はとくに記載のない場合には静脈血漿値を示す．
2) 正常型であっても1時間値が180 mg/dL 以上の場合は180 mg/dL 未満のものに比べて糖尿病に悪化する危険が高いので，境界型に準じた取り扱い（経過観察など）が必要である．また，空腹時血糖値が100～109 mg/dL は正常域ではあるが，「正常高値」とする．この集団は糖尿病への移行やOGTT 時の耐糖能障害の程度からみて多様な集団であるため，OGTT を行うことが勧められる．
〔日本糖尿病学会糖尿病診断基準に関する調査検討委員会：糖尿病の分類と診断基準に関する委員会報告（国際標準化対応版）．糖尿病 55：492，2012 より一部改変および日本糖尿病学会編・著：糖尿病治療ガイド2022-2023，p.24，文光堂，2022 より〕

foot note

*1 グリコヘモグロビン（糖化ヘモグロビン）：血液の赤血球に含まれるヘモグロビンA とブドウ糖が結合したものをいう．血液中の糖分が多くなるほどこの割合が増えるため，過去1～2か月の平均的な血糖値レベルが推測できる．糖尿病患者の血糖値コントロールの指標としても重要である．
*2 GAD（抗GAD 抗体）：抗グルタミン酸デカルボキシラーゼ

第4章 特別治療食

A 栄養障害
B 代謝疾患
C 消化器疾患
D 循環器疾患
E 腎疾患
F 血液系疾患
G 筋骨格疾患
H 免疫・アレルギー疾患
I 呼吸器疾患

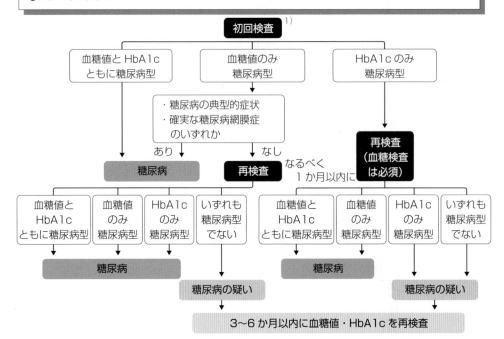

図 4-B-1　糖尿病の臨床診断のフローチャート

1）糖尿病が疑われる場合は，血糖値と同時に HbA1c を測定する．同日に血糖値と HbA1c が糖尿病型を示した場合には，初回検査だけで糖尿病と診断する．

〔日本糖尿病学会糖尿病診断基準に関する調査検討委員会：糖尿病の分類と診断基準に関する委員会報告（国際標準化対応版），糖尿病 **55**：494，2012 より一部改変および日本糖尿病学会編・著：糖尿病治療ガイド2022-2023，p.26，文光堂，2022 より）

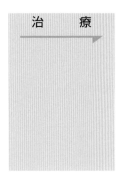

　糖尿病は，いったん発病すると終生根治することは難しいと考えられている．しかし，適正な治療（血糖値をよいコントロール下におく）を続けることによって，合併症の発症や進展を防ぎ，健康人と変わりない生活をすることができる．血糖値を良好に保つためには，食事療法と運動療法が基本となる．インスリン依存状態の場合はインスリン注射[*3] が必須であるが，インスリン非依存状態の場合であっても十分なコントロールが得られないときは経口血糖降下剤やインスリンを用いた薬物療法[*4] を併用する．

　また，高齢者の糖尿病については，フレイル，サルコペニア，低栄養など

[*3]インスリンは，アミノ酸5個からなるポリペプチドである．経口投与すると胃液（ペプシン）や膵液（トリプシンなど）のたんぱく質分解酵素により効力を失ってしまうので，注射により投与する．
[*4] 薬物療法：経口血糖降下剤…インスリン分泌の促進，解糖の促進．
　　　　　　　α-グルコシダーゼ阻害剤…二糖類水解酵素阻害作用をもち，糖類の吸収を遅延．
　　　　　　　インスリン抵抗改善剤…インスリンの作用を向上．

の老年症候群をきたしやすく，治療上とくに注意を要する．そのため，患者の年齢，罹病期間，低血糖の危険性，サポート体制などを考慮して血糖コントロールの目標が設定されている．詳しい治療については「糖尿病診療ガイドライン2019（高齢者の糖尿病）」を参照する．

2 栄養食事アセスメント

生化学検査の評価

① 血糖（BG：blood glucose, BS：blood sugar, PG：plasma glucose, 空腹時，食後2時間），HbA1c，フルクトサミン（FRA），総コレステロール，HDL-コレステロール，アルブミン，尿素窒素などは栄養摂取と代謝の状態を判定するパラメータとなるが，病状や体液量の異常によるみかけ上の変動など慎重に考慮する必要がある．

② 血漿グルコース濃度の減少（通常45 mg/dL以下）の場合は低血糖を疑う．

③ C-ペプチド（血中・尿中）：インスリンの構成成分であり，この値が低いとインスリンの合成量が低下していることになる．

④ 糖尿病は糖代謝異常を主とするが，カルシウム，リン，マグネシウムなどのミネラルの代謝異常も合併するとの報告もあり，骨代謝にも注意が必要である．

⑤ 膵臓β細胞には，ビタミンD受容体（レセプター）やビタミンDに特異的に結合するたんぱく質が存在するため，ビタミンD欠乏状態ではインスリン分泌低下を伴う．

尿検査の評価

■尿　糖
血糖が170 mg/dL以上になると検出される．

■微量アルブミン
糖尿病腎症の早期発見ができる．

■ケトン体
血糖コントロールの著明な悪化，絶食の飢餓反応の程度を知ることができる．

体重変動のチェック

　体重変動は血糖に影響を及ぼすと同時に，摂取エネルギーと消費エネルギーのバランスを判定するためのよいパラメータとなる．体重が増加した場合は，摂取エネルギー量を確認し，適正量に摂取量を制限する．摂取エネルギー量が減少したにもかかわらず体重が増加した場合は，食事療法による排泄尿量の減少や浮腫などを考える．一方，体重減少やるいそうは，糖尿病の代謝状況の増悪を示す場合がある．また，糖尿病筋萎縮症，糖尿病昏睡時の脱水により急激に体重が減少する場合がある．経口血糖降下剤あるいはα-グルコシダーゼ阻害剤使用時は，低血糖に注意する．

3 栄養食事ケアプラン

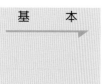
　糖尿病食は，いわゆる健康食といわれ，この食事を毎日規則正しく食べることにより，糖尿病を良好にコントロールすることにつながる．長期にわたる食事療法のため，次の2点を心がけた食事をすることが原則である．
① 適正なエネルギー量の食事．
② 栄養バランスがよい食事．

表 4-B-4　摂取エネルギー量の決め方

1．標準体重 1 kg 当たりのエネルギー量を選ぶ
1）成　　人〔軽労作（デスクワークが多い職業など）〕　……25〜30 kcal/標準体重（kg）
〔ふつうの労作（立ち仕事が多い職業など）〕　……30〜35 kcal/標準体重（kg）
〔重い労作（力仕事が多い職業など）〕　　　　　……35〜　　 kcal/標準体重（kg）
（ただし，高齢者や肥満者では低い値を，若年者ややせた人では高い値を用いる）
2）妊 娠 期……妊娠前のエネルギーに 350 kcal を加える．または 30 kcal/標準体重（kg）
授 乳 期……妊娠前のエネルギーに 350 kcal を加える．または 30 kcal/標準体重（kg）
3）発 育 期（ 1 歳未満）　……100 kcal/標準体重（kg）
（ 1 〜 5 歳）　…… 70 kcal/標準体重（kg）
（ 6 〜10 歳）　…… 60 kcal/標準体重（kg）
（11〜15 歳）　…… 50 kcal/標準体重（kg）
2．摂取エネルギー（kcal）＝標準体重（kg）×体重 1 kg 当たりのエネルギー量

注）標準体重 1 kg 当たりの摂取エネルギー量については，医師の指示による．
　　出産後は，非妊娠期の糖尿病の診断基準に基づき再評価することが必要．
　　発育期は，健全な発育を妨げないように注意し，過剰摂取を防ぐ．

栄養基準と食品の選択

① 摂取エネルギー量は，身長から計算した標準体重［身長（m）^{2}×22］をもとに決定する．これを基準として，性，年齢，身体活動レベル，肥満度，合併症の有無によって決められる（表 4-B-4）．

② 3 大栄養素である炭水化物，たんぱく質，脂質のバランスをとる．成人の場合，エネルギー比は次のとおりとする．

■炭水化物エネルギー比…50〜60%
　・炭水化物の極端な制限は体によくない．膵臓内分泌機能と TCA 回路の代謝を保持するために 100〜150 g/日以上は必要である．最高 300 g/日までの範囲で，症状により調節する．砂糖，果糖，ブドウ糖などは吸収が速く，インスリンの需要が増加するため，使用量は 6 g/日以内とし，大部分は多糖類であるでんぷんや米からとるようにする．

■たんぱく質エネルギー比…15〜20%
　・たんぱく質は腎症の合併症を考慮し，過剰摂取をさける．

■脂肪エネルギー比…20〜25%
　・脂質異常症を予防する目的からエネルギー比率の25%以内とし，飽和脂

肪酸，コレステロールを多く含む食品を減らし，多価不飽和脂肪酸の摂取に努める．合併症のあるときは，その種類と程度を考慮する．

【糖尿病患者の栄養基準量算出方法の参考例】（合併症のみられない場合）

身長 160 cm　　軽労作

標準体重　　　　1.6 (m)^2×22＝56.32 kg

摂取エネルギー　25 kcal×56.3≒1,408 kcal→17.6 単位

たんぱく質　　　1,408 kcal×0.15＝211.2 kcal

　　　　　　　　211.2÷4＝52.8 g

脂　　質　　　　1,408 kcal×0.23≒323.8 kcal

　　　　　　　　323.8÷9≒36.0 g

炭 水 化 物　　　（1,408−211.2−323.8）÷4≒218.3 g

③ 糖尿病食では，全体的に食事量が少なくなるため，ビタミン (A, B$_1$, B$_2$, C, D)，ミネラル (鉄，カルシウムなど) が不足しないように注意する．1 日に牛乳 1 本と野菜類 300 g (うち 1/3 以上は緑黄色野菜) をとるようにする．

④ 食物繊維には，腸管からの糖質や脂質の吸収を遅らせ，インスリン需要量の急増加を防ぎ，血糖値や血清コレステロール値を低下させる働きがあるので，20〜25 g/日程度の摂取が望ましい．とくに，水溶性の食物繊維がよい．また，満腹感を得られるので食欲の抑制にも効果がある．

⑤ 亜鉛はインスリンの構成成分として，あるいは糖代謝 (細胞に作用して糖を取り込む) 時に必要とされる．亜鉛を多く含む魚介類を摂取する．

⑥ 食塩は，高血圧の予防・治療の観点から，6 g/日以下とする．

⑦ アルコール飲料は，糖尿病の治療や合併症の予防など，いろいろな面で悪影響を及ぼすので，禁止する．飲酒は，必ず主治医の指示を仰ぐ．

⑧ 1981 年，カナダの研究者が，glycemic index (GI：各糖質食品の食後血糖上昇率を指数化したもの) の低指数の食品を選んで摂取すると，食後血糖の抑制に有効であるという考え方を提唱したが，この考え方が具体化されるには，まだ検討の余地がある (p.66 参照).

糖尿病食品交換表の利用

　実際の食事療法は日本糖尿病学会により考案された「糖尿病食事療法のための食品交換表」を用いて行われる場合が多い (**表 4-B-5**) が，医療機関によっては食品構成表で行われているところもある．食品交換表では，食品を栄養的な特徴から大きく 4 群に分類している．さらに，それを 6 表に分類し，80 kcal を 1 単位として，その食品重量を示している．

　これに基づいて，1 日の指示エネルギー量を指示単位に換算する．

指示単位＝指示エネルギー量÷80 kcal

　1 日の指示単位を表 1 から表 6 と調味料へ栄養素のバランスを保つように配分し，さらに朝食，昼食，夕食に均等割して，献立を作成する．果物 (1 単位以内) や牛乳はなるべく間食にまわし，食後の血糖値の上昇を抑えるために，1 回の食事が量的にも偏らないようにする．表 1，2，4 の食品，調味

表 4-B-5 食品分類表

食品の分類		食品交換表	食品の種類	1単位（80 kcal）当たりの栄養素の平均含有量 炭水化物 (g)	たんぱく質 (g)	脂肪 (g)
Ⅰ群	炭水化物を多く含む食品	表1	穀物，いも，炭水化物の多い野菜と種実，豆（大豆を除く）	18	2	0
		表2	くだもの	19	1	0
Ⅱ群	たんぱく質を多く含む食品	表3	魚介，肉，卵，チーズ，大豆とその製品	1	8	5
		表4	牛乳と乳製品（チーズを除く）	7	4	4
Ⅲ群	脂質を多く含む食品	表5	油脂，脂質の多い種実，多脂性食品	0	0	9
Ⅳ群	ビタミン，ミネラルを多く含む食品	表6	野菜（炭水化物の多い一部の野菜を除く）海藻，きのこ，こんにゃく	14	4	1
調 味 料			みそ，みりん，さとうなど	12	3	2

（日本糖尿病学会編・著：糖尿病食事療法のための食品交換表 第7版，p.13，日本糖尿病協会/文光堂，2021 より）

表 4-B-6 炭水化物60%：1日の指示単位（指示エネルギー量）の配分例

食品交換表		表1	表2	表3	表4	表5	表6	調味料
食品の種類		穀物，いも，豆など（単位）	くだもの（単位）	魚介，大豆卵，チーズ，肉（単位）	牛乳など（単位）	油脂，多脂性食品など（単位）	野菜，海藻きのこ，こんにゃく（単位）	みそ，みりん，さとうなど（単位）
各表の1日指示単位	15単位の場合（1,200 kcal）	7	1	2.5	1.5	1	1.2	0.8
	18単位の場合（1,440 kcal）	9	1	3.5	1.5	1	1.2	0.8
	20単位の場合（1,600 kcal）	10	1	4.5	1.5	1	1.2	0.8
	23単位の場合（1,840 kcal）	12	1	5	1.5	1.5	1.2	0.8

（日本糖尿病学会編・著：糖尿病食事療法のための食品交換表 第7版，p.28，29，日本糖尿病協会/文光堂，2021 より）

料の炭水化物と糖質，食物繊維含有量が示されている．1日の単位配分例を表4-B-6に示す．また，糖尿病（15単位）の献立例を表4-B-7に示す．

表 4-B-7　献立例〔糖尿病（15単位・炭水化物60％）〕

区分	献立名	材料名	数量(g)	備考
朝食	ごはん	米飯	100	
	みそ汁	なす	30	
		えのきだけ	10	
		みそ（淡辛）	10	
		だし汁	150	
	ポーチドエッグ	卵	50	
		だし汁	15	
		うすくちしょうゆ	1	
		ミニトマト	20	
	ごまよごし	きゅうり	30	
		もやし	40	
		白ごま	7	
		しょうゆ	3	
		砂糖	3	
		酢	5	
	フルーツ	グレープフルーツ	100	
昼食	五目あんかけ焼きそば[1]	中華めん（蒸）	80	1）中華めんは湯通しして器に盛りつけておく．だし汁の中で各材料を加熱・調味し，水溶きかたくり粉でとろみをつける．油を使用しないで調理する．酢は，好みで，食べるときにかける
		あさり（むき身）	20	
		豚肉（もも脂なし）	20	
		にんじん	20	
		たまねぎ	30	
		たけのこ（ゆで）	20	
		チンゲンサイ	20	
		もやし	20	
		きくらげ	2	
		しょうが	5	
		しょうゆ	7	
		だし汁	100	
		かたくり粉	6	
		酢	5	
	かぼちゃサラダ	かぼちゃ	60	
		ボンレスハム	5	
		サラダ菜	5	
		マヨネーズ	5	
		パセリ	1	
	果物	キウイフルーツ	75	

区分	献立名	材料名	数量(g)	備考
間食	牛乳[2]	牛乳	180	2）低脂肪牛乳が望ましい
夕食	ごはん	米飯	100	
	幽庵焼き[3]	生さけ（切身）	60	3）だいこんおろしは前盛りにし，酢じょうゆをかける
		しょうゆ	5	
		みりん	10	
		ゆず	5	
		だいこん	20	
		しょうゆ	2	
		酢	2	
	煮浸し	こまつな	50	
		しめじ	20	
		しょうゆ	3	
		だし汁	10	
	即席漬け[4]	キャベツ	50	4）千切りにしたキャベツと大葉を適量の塩でもんだ後，塩を洗い流して水気をしぼり，分量分の塩で味をつける
		大葉	1	
		塩	1	

第4章　特別治療食

A　栄養障害
B　代謝疾患
C　消化器疾患
D　循環器疾患
E　腎疾患
F　血液系疾患
G　筋骨格疾患
H　免疫・アレルギー疾患
I　呼吸器疾患

脂質異常症 *hyperlipemia*

Introduction　　2007年4月の動脈硬化性疾患予防ガイドラインの改訂で，従来の「高脂血症」は「脂質異常症」という名称に変更された．高LDLコレステロールや高トリグリセリド（中性脂肪），または低HDLコレステロールを総称して「脂質異常症」とよぶことになった．これは，高脂血症という表現では重要な脂質異常である低HDLコレステロール（HDL-C）血症を含む表現として適切でないこと，および諸外国の記載と統一するために変更されたものである．ただし，「高コレステロール血症」と「高トリグリセリド血症」をあわせて「高脂血症」と称することは問題ないとされている．

　　血漿中の脂質（トリグリセリド，コレステロール，リン脂質，遊離脂肪酸など）は，遊離脂肪酸を除いて，疎水性であるため血液中ではたんぱく質（アポたんぱく）と結合して，さまざまなリポたんぱくの複合体を形成し，血液中に運搬される．リポたんぱくの名称と組成を図4-B-2に示した．脂肪は比重が軽く，これに付着するたんぱく質の量に応じて，その重さが変わる．つまり，比較的多くのたんぱく質が付着したものほど重くなり，遠心沈澱を行うと，それだけ下へ沈むことになる．カイロミクロンとVLDLにはトリグリセリドが多く含まれており，その増加により高トリグリセリド血症を呈する．また，LDLにはコレステロールが多く含まれており，その増加により高LDLコレステロール血症（高LDL-C血症）を呈する．LDLが血液中に増加すると動脈硬化が進むため，通称，"悪玉コレステロール"とよばれている．一方，HDLは，リン脂質を豊富に含み，末梢組織やマクロファージから過剰なコレステロールを除去し，肝臓へ転送（コレステロールの逆転送）する働きをする．したがって，HDLは，動脈硬化の進行を阻止するリポたんぱくとして，"善玉コレステロール"とよばれている．いずれも体にとっては必要であるが，LDLの増大，HDLの減少などによりバランスがくずれると，脂質異常症を招くことになる．

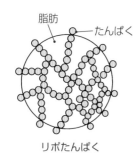

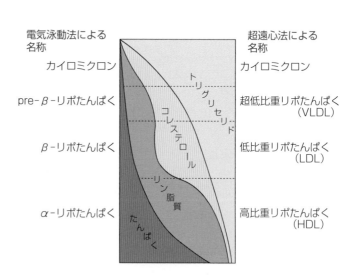

図 4-B-2　リポたんぱくの名称と組成

（阿部正和ほか：新病気と食事の事典，医歯薬出版，1983より）

1 分類とその概要

第4章 特別治療食

A 栄養障害

B 代謝疾患

C 消化器疾患

D 循環器疾患

E 腎疾患

F 血液系疾患

G 筋骨格疾患

H 免疫・アレルギー疾患

I 呼吸器疾患

成　因

　脂質異常症にはいろいろなタイプがある．そのおもな成因として，動物性脂肪，とくに，コレステロールやエネルギーの過剰摂取，および体内での異化作用の低下があげられる．

■ リポたんぱくの代謝

　食事由来（外因性）のコレステロールは，トリグリセリドとともに小腸を経てカイロミクロンになり，リンパ管から血液中に運搬される．脂肪組織や筋肉の血管内を流れるあいだに，リポたんぱくリパーゼ（LPL）の作用でトリグリセリドの一部が抜き取られて，これが脂肪組織に移行する．残りはカイロミクロンレムナント[*1]となり，肝臓に取り込まれて代謝される．

　他方，肝臓で生合成されたコレステロールは，外因性コレステロールとともに，ここで VLDL に再合成されて血液中に放出される．VLDL は，カイロミクロンと同様に LPL によって水解され，IDL（中間型リポたんぱく）となる．IDL は，さらに代謝を受け，LDL となる．LDL は，主として肝臓や肝臓外組織の LDL レセプターと結合して，細胞内に取り込まれる．つまり，LDL はコレステロール運搬体である．取り込まれた LDL は，リソームの作用を受けて分解され，生じた遊離コレステロールは，細胞膜の構成やステロイドホルモンなどの関連物質の生合成に携わる．

　しかし，血中のコレステロールが多くなると，血管内膜に LDL が沈着する．その沈着した LDL が酸化されて酸化 LDL となり，それをマクロファー

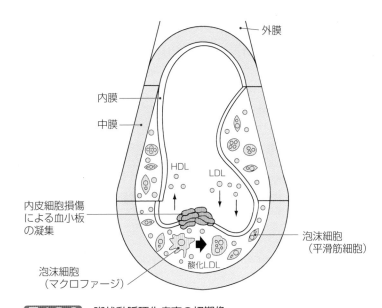

図 4-B-3 粥状動脈硬化病変の初期像

foot note

[*1]カイロミクロンレムナント：カイロミクロンのトリアシルグリセロールが一部加水分解された中間代謝産物．動脈硬化を促進させる．

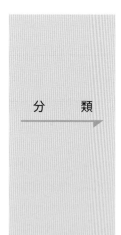

ジが取り込み，内膜あるいは中膜にコレステロールを大量に蓄積し，泡沫細胞となる．こうして部分的に内部が厚くなると，血管の内腔が狭くなり，粥状動脈硬化病変の初期像となる（図4-B-3）．

分　類

脂質異常症のなかで高脂血症とよばれる病態は，リポたんぱくの増加状態により分類される（表4-B-8）．I型高脂血症はカイロミクロン，IIa型高脂血症はLDL，IIb型高脂血症はLDLとVLDL，III型高脂血症はレムナント，IV型高脂血症はVLDL，V型高脂血症はカイロミクロンとVLDLが増加した病態である．

また，日本動脈硬化学会では「脂質異常症診断基準」を表4-B-9のように示し，分類した．これは動脈硬化性疾患の予防と，発症リスクの高い対象を集団からスクリーニングするためのものであって，薬物治療の開始基準ではない．

表 4-B-8　高脂血症を示す脂質異常症の表現型分類

表現型	I	IIa	IIb	III	IV	V
増加する リポたんぱく分画	カイロミクロン	LDL	LDL VLDL	レムナント	VLDL	カイロミクロン VLDL
コレステロール	→	↑～↑↑↑	↑～↑↑	↑↑	→または↑	↑
トリグリセリド	↑↑↑	→	↑↑	↑↑	↑↑	↑↑↑

（日本動脈硬化学会：動脈硬化性疾患予防のための脂質異常症診療ガイド2018年版，p. 29，日本動脈硬化学会，2018より）

表 4-B-9　脂質異常症診断基準（空腹時採血）[注1]

LDLコレステロール	140 mg/dL 以上	高LDLコレステロール血症
	120～139 mg/dL	境界域高LDLコレステロール血症[注2]
HDLコレステロール	40 mg/dL 未満	低HDLコレステロール血症
トリグリセリド	150 mg/dL 以上	高トリグリセリド血症
non-HDLコレステロール	170 mg/dL 以上	高non-HDLコレステロール血症
	150～169 mg/dL	境界域高non-HDLコレステロール血症[注2]

注1）10時間以上の絶食を「空腹時」とする．ただし水やお茶などカロリーのない水分の摂取は可とする．
注2）スクリーニングで境界域高LDL-C血症，境界域高non-HDL-C血症を示した場合は，高リスク病態がないか検討し，治療の必要性を考慮する．
・LDL-CはFriedewald式（TC－HDL-C－TG/5）または直接法で求める．
・TGが400 mg/dL以上や食後採血の場合はnon-HDL-C（TC－HDL-C）かLDL-C直接法を使用する．ただしスクリーニング時に高TG血症を伴わない場合はLDL-Cとの差が+30 mg/dLより小さくなる可能性を念頭においてリスクを評価する．

（日本動脈硬化学会：動脈硬化性疾患予防のための脂質異常症診療ガイド2018年版，p.25，日本動脈硬化学会，2018より）

臨 床 検 査

脂質異常と診断された患者に対しての管理基準として，動脈硬化の危険度に従ったリスク区分別目標値（表4-B-10）が設定された．
一次予防では，原則として一定期間，生活習慣改善に努力して，その効果

第4章　特別治療食

A 栄養障害

B 代謝疾患

C 消化器疾患

D 循環器疾患

E 腎疾患

F 血液系疾患

G 筋骨格疾患

H 免疫・アレルギー疾患

I 呼吸器疾患

表 4-B-10 リスク区分別脂質管理目標値

治療方針の原則	管理区分	脂質管理目標			
		LDL-C	Non-HDL-C	TG	HDL-C
• 一次予防 まず生活習慣の改善を行った後，薬物療法の適用を考慮する	低リスク	<160	<190	<150	≧40
	中リスク	<140	<170		
	高リスク	<120	<150		
• 二次予防 生活習慣の是正とともに薬物療法を考慮する	冠動脈疾患の既往	<100 (<70)*	<130 (<100)*		

＊家族性高コレステロール血症，急性冠症候群のときに考慮する．糖尿病でも他の高リスク病態〔非心原性脳梗塞，末梢動脈疾患（PAD），慢性腎臓病（CKD），メタボリックシンドローム，主要危険因子の重複，喫煙〕を合併するときはこれに準ずる.

・一次予防における管理目標達成の手段は非薬物療法が基本であるが，低リスクにおいても LDL-C が 180 mg/dL 以上の場合は薬物治療を考慮するとともに，家族性高コレステロール血症の可能性を念頭においておくこと（日本動脈硬化学会：動脈硬化性疾患予防のための脂質異常症診療ガイド 2018 年版参照）.

・まず LDL-C の管理目標値を達成し，その後 non-HDL-C の管理目標値の達成を目指す.

・これらの値はあくまでも到達努力目標値であり，一次予防（低・中リスク）においては LDL-C 低下率 20～30%，二次予防においては LDL-C 低下率 50% 以上も目標値となり得る.

・高齢者（75 歳以上）については日本動脈硬化学会：動脈硬化性疾患予防のための脂質異常症診療ガイド 2018 年版を参照.

（日本動脈硬化学会：動脈硬化性疾患予防のための脂質異常症診療ガイド 2018 年版，p.37，日本動脈硬化学会，2018 より）

を評価したあとに，薬物療法の適応を検討すべきである.

　二次予防においては，LDL コレステロール（LDL-C）の管理目標値もより低く設定され（LDL-C 値：100 mg/dL 未満），生活習慣の改善と同時に早急な薬物療法が必要と考えられる.

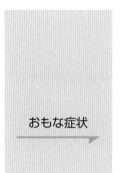
おもな症状

　自覚症状はなくても脂質異常症の状態が長いあいだ続くと，粥状動脈硬化症が進行して心筋梗塞，脳梗塞，末梢動脈硬化症，大動脈瘤などをきたす. また，トリグリセリドが著しく増加すると，急性膵炎の原因となる. さらに，黄色腫，アキレス腱肥厚などが出現することもある.

2　栄養食事アセスメント

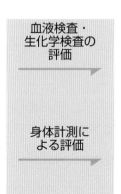
血液検査・生化学検査の評価

　総コレステロール（TC），HDL-C，VLDL-C，TG，LDL-C，カイロミクロンなどの血清脂質やアポたんぱく，γ-GTP，AST（GOT），ALT（GPT），血清アルブミン（Al），ヘモグロビン（Hb），ヘマトクリット（Ht），血清鉄，鉄結合能やフェリチンなど.

身体計測による評価

　BMI，%UBW，体脂肪率，皮下脂肪厚，上腕筋囲（AMC），W/H 比など. 脂質異常症では肥満の影響が大きいため，肥満に対するアセスメントを行う. とくに，上半身肥満（内臓脂肪蓄積型肥満）は脂質異常症との相関が高い.

　上記の結果を食生活調査と併せて評価する.

3 栄養食事ケアプラン

栄養基準

　脂質異常症の食事療法の目的は，血清脂質の是正だけでなく動脈硬化性疾患の発症・進展を予防することにある．脂質異常症の病型に対応した食事基準に従って，脂質代謝の管理と体重管理が基本であり，低エネルギー，低脂肪，低塩，高食物繊維を基本とする（表4-B-11）．

表 4-B-11　脂質異常症の食事療法のポイント

- 日本食パターンの食事（The Japan Diet）は動脈硬化性疾患の予防に有効である
- 過食を抑え，適正体重を維持する
- 肉の脂身，動物脂（牛脂，ラード，バター），乳製品の摂取を抑え，魚，大豆の摂取を増やす
- 野菜，海藻，きのこの摂取を増やす．果物を適度に摂取する
- 精白された穀類を減らし，未精製穀類や麦などを増やす
- 食塩を多く含む食品の摂取を控える
- アルコールの過剰摂取を控える
- 食習慣・食行動を修正する
- 食品と薬物の相互作用に注意する

（日本動脈硬化学会：動脈硬化性疾患予防のための脂質異常症診療ガイド2018年版，p.50，日本動脈硬化学会，2018より）

基本となる食事療法

① 適正体重の維持と栄養素配分のバランス
- 標準体重と日常生活活動量を基に，総摂取エネルギー量を適正化する．
- 肥満を解消するためには，

  エネルギー摂取量（kcal/日）

  　＝標準体重〔（身長 m）^{2}×22〕（kg）×身体活動量*

  　　　　*軽い労作で25〜30，ふつうの労作で30〜35，重い労作で35〜kcal

  をめざし，まずは現状から250 kcal/日程度を減じることからはじめる．
- エネルギー配分は，脂質20〜25％，炭水化物を50〜60％とする．

② 脂質の選択
- 飽和脂肪酸の多い食品を摂りすぎない（エネルギー比率として4.5％以上7％未満）．
- n-3系多価不飽和脂肪酸の摂取を増やす．
- 工業由来のトランス脂肪酸の摂取を控える．

③ 炭水化物の選択
- グリセミックインデックス（GI*^{2}）の低い食事が望ましく，グリセミックロード（GL*^{3}）を低く保つ工夫がよいとされる．食物繊維はできるだ

*^{2}GI：炭水化物50gを含む食品を摂取したときの，血糖値の上昇の度合いを示す数値で，55以下の食品を低GI食品，70以上の食品を高GI食品としている．

*^{3}GL：ある食品を1食分食べたときに，どの程度血糖値が上昇するかを示す数値．GI値に，標準的な摂取量あたりに含まれる炭水化物のグラム数を掛け，100で割って求める．

け多くとる（25g 以上/日を目安とする）．

・ショ糖（砂糖），ブドウ糖，果糖の過剰摂取に注意する．

④ 大豆・大豆製品，野菜，糖質含有量の少ない果物を十分に摂る．

⑤ 食塩摂取を 6 g/日未満にする

⑥ アルコール摂取を 25 g/日以下に抑える

基本の食事に加え，危険因子に対して以下の点を強化する．

■高 LDL-C 血症

① 飽和脂肪酸を多く含む肉の脂身，内臓，皮，乳製品，およびトランス脂肪酸を含む菓子類，加工食品の摂取を抑える．コレステロール摂取量の目安として 1 日 200 mg 未満をめざす．

② 食物繊維と植物ステロールを含む未精製穀類，大豆製品，海藻，きのこ，野菜類の摂取を増やす．

■高 TG 血症

① 炭水化物エネルギー比率を低めにするために，糖質を多く含む菓子類，糖含有飲料，穀類，糖質含有量の多い果物の摂取を減らす．

② アルコールの摂取を控える．

③ n-3 系多価不飽和脂肪酸を多く含む魚類の摂取を増やす．

■高カイロミクロン血症

① 脂質の摂取を 20g 以下あるいは総エネルギーの 15％以下に制限する．

② 中鎖脂肪酸を利用する．

■低 HDL-C 血症

① 炭水化物エネルギー比率を低くする．

② トランス脂肪酸の摂取を控える．

③ n-6 系多価不飽和脂肪酸の過剰を避けるために，植物油の過剰摂取を控える．

■メタボリックシンドローム

① 炭水化物エネルギー比率を低めとし，GI が低い食材を選び，GL を上げない工夫をする．

■高血圧

① 食塩の摂取を控える．

② カリウムを多く含む野菜を増やす．果物を適度に摂取する．ただし，腎機能障害患者でカリウム制限が必要な場合は野菜，果物の制限や調理方法を工夫する．

③ アルコールの過剰摂取を控える．

■糖尿病

① 糖質の多い菓子類，甘味類，糖含有飲料の摂取を控え，未精製穀類，大豆製品，海藻，野菜類を摂取する．

② 飽和脂肪酸を多く含む肉の脂身，内臓，皮，乳製品の摂取を減らす．

第 4 章　特別治療食

A 栄養障害

B 代謝疾患

C 消化器疾患

D 循環器疾患

E 腎疾患

F 血液系疾患

G 筋骨格疾患

H 免疫・アレルギー疾患

I 呼吸器疾患

食習慣, 食行動	① 朝食，昼食，夕食を規則的にとる．
	② 腹八分目とする．
	③ 就寝前2時間は摂食しない．
	④ よく噛んで食べる．
	⑤ まとめ食い，ながら食いを避ける．
	⑥ うす味にする．
	⑦ 外食・中食はできるだけ控える．
薬物服用の 際の注意点	① 薬物代謝酵素チトクローム P450（CYP）3A4 で代謝される薬剤を投与されている際には，大量のグレープフルーツジュースの摂取を控える．
	② 陰イオン交換樹脂（レジン）を投与している場合は，併用する薬物の吸収減少や脂溶性ビタミンの欠乏に留意する．
	③ ワルファリンを投与されている場合には，ビタミン K を多く含む納豆，クロレラ，青汁，海藻類の摂取を控える．
食品の選択	① 穀類では，白米よりも麦飯，玄米，七分づき米（胚芽精米），雑穀類，また白パンよりも全粒穀パンなどのほうが，食物繊維が多く含まれるために推奨される．
	② 肉類，卵類，牛乳・乳製品を選ぶときは，飽和脂肪酸とコレステロール含有量の少ない食品を選ぶ．とくにレバーなどの臓物，バラ肉，焼肉，鶏皮の摂取に注意する．
	③ 魚介類を選ぶときは，n-3 系多価不飽和脂肪酸が多く，コレステロールが少ない食品を選ぶ．魚卵，子持ち魚はコレステロールが多いので，摂り過ぎないように注意する．
	④ 低脂肪乳は，厳格な飽和脂肪酸とコレステロール制限には推奨される．
	⑤ バター，ラード，ココナッツ油は飽和脂肪酸が多いため，これらを用いた加工食品を含めて摂取に注意する．
	⑥ トランス脂肪酸はマーガリン，ショートニングやファストスプレッドを用いた菓子や揚げ物などの加工食品に多く含まれるため，これらの摂取を控える．
	⑦ 市販食品のエネルギーと脂質，食塩相当量は，栄養表示を参考にする．
	⑧ 食塩相当量はナトリウム量の表示から計算して求める． 　　　食塩相当量（g）＝ナトリウム量（mg）×2.54/1,000
効果的な 食事療法	① 体重や血清脂質などの目標値を示し，定期的に測定評価して食事内容を修正する．
	② 体重の変化を記録して自分で評価する．
	③ 減量中は筋肉量を減らさないために運動療法を併用する．

第4章 特別治療食

A 栄養障害

B 代謝疾患

C 消化器疾患

D 循環器疾患

E 腎疾患

F 血液系疾患

G 筋骨格疾患

H 免疫・アレルギー疾患

I 呼吸器疾患

献 立 例　　高 LDL コレステロール血症の献立例を表4-B-12に，高トリグリセリド血症の献立例を表4-B-13に示す．

表4-B-12　献立例〔高 LDL コレステロール血症〕

区分	献立名	材料名	数量(g)	備考
朝食	ごはん	米飯	130	
	みそ汁[1]	じゃがいも	50	1) ミックスみその比率は淡辛50%，赤辛みそ50%
		えのきたけ	20	
		みつば	5	
		だし汁	150	
		みそ（ミックス）	8	
	焼き魚[2]	いわし	40	2) 内臓は除く
		レモン	10	
	昆布豆[3]	だいず	15	3) だいずの戻し汁をひたひたにし，軟らかく，味がしみこむまで煮る
		こんぶ	2	
		砂糖	3	
		しょうゆ	3	
	ブロッコリーのおかかあえ	ブロッコリー	50	
		削りかつお節	1	
		減塩しょうゆ	3	
昼食	ごはん	米飯	160	
	ちり蒸し[4]	かじき	70	4) 器に，こんぶを敷き，材料を入れ，蒸し器で約10分蒸す
		木綿豆腐	80	
		はくさい	80	
		ほうれんそう	20	
		ねぎ	30	
		しめじ	20	
		こんぶ	1	
	たれ	しょうゆ	5	
		レモン汁	10	
		だし汁	10	
		あさつき	5	
	えのきたけのおろしあえ	だいこん	40	
		えのきたけ（味つけ瓶詰）	20	
		みつば	5	
	果物	マンゴー	100	

区分	献立名	材料名	数量(g)	備考
夕食	ごはん	米飯	160	
	かきたま汁	卵	25	
		こまつな	20	
		うすくちしょうゆ	2	
		塩	0.8	
		かたくり粉	2	
		だし汁	150	
	うま煮	鶏肉（もも皮なし）	40	
		ごぼう	70	
		たけのこ	30	
		にんじん	20	
		いんげん	10	
		乾しいたけ	3	
		だし汁	80	
		減塩しょうゆ	12	
		みりん	5	
	和風サラダ	糸寒天	2	
		もやし	20	
		きゅうり	20	
		レタス	20	
		ミニトマト	20	
	ドレッシング	ごま	2	
		しょうゆ	2	
		ごま油	6	
		酢	3	

表 4-B-13 献立例〔高トリグリセリド血症〕

区分	献立名	材料名	数量(g)	備考
朝食	ごはん[1]	玄米米飯（玄米 45g）	100	1) 圧力鍋を使用するとよい ※電気圧力鍋使用の炊飯例 玄米を洗米後，1.4倍（重量比）の水を入れ浸水し，「玄米モード」で炊飯する．圧力表示ピンが下がるまで蒸らす ＊電気，ガスなど機種により炊飯方法は異なるのでそれぞれの説明書に従う 2) ミックスみその比率は淡辛50%，赤辛みそ50%
	みそ汁[2]	わかめ（干）	1	
		はくさい	30	
		だし汁	150	
		みそ（ミックス）	8	
	炒り豆腐	木綿豆腐	140	
		にんじん	10	
		しめじ	30	
		さやいんげん	5	
		植物油	3	
		減塩しょうゆ	3	
	焼きなす	なす	60	
		しょうが	3	
		減塩しょうゆ	5	
	牛乳	牛乳	100	
昼食	ごはん	玄米米飯	100	
	焼き魚	あじ	80	
		だいこん	30	
		レモン	10	
		しょうゆ	5	
	野菜の炊き合せ	たけのこ	50	
		さといも	30	
		にんじん	20	
		ごぼう	30	
		こんにゃく	20	
		十六ささげ	10	
		だし汁	90	
		砂糖	3	
		しょうゆ	6	
	お浸し	こまつな	70	
		減塩しょうゆ	5	
		ごま	2	

区分	献立名	材料名	数量(g)	備考
夕食	中華飯	玄米米飯	100	
		鶏肉（ささみ）	50	
		たまねぎ	30	
		赤ピーマン	20	
		チンゲンサイ	40	
		きくらげ（乾）	2	
		卵（うずら）	20	
		ごま油	5	
		だし汁	50	
		塩	1	
		しょうゆ	3	
		かたくり粉	2	
	サラダ	トマト	100	
		たまねぎ	10	
		ボンレスハム	10	
		アボカド	30	
	ドレッシング	パセリ	1	
		ポン酢風ドレッシング	10	
	フルーツヨーグルト	オレンジ	30	
		ヨーグルト（含脂無糖）	100	

高尿酸血症（痛風）　*hyperuricemia*

第4章　特別治療食

A 栄養障害

B 代謝疾患

C 消化器疾患

D 循環器疾患

E 腎疾患

F 血液系疾患

G 筋骨格疾患

H 免疫・アレルギー疾患

I 呼吸器疾患

Ⅰntroduction　高尿酸血症（痛風）は血液中に尿酸が増えすぎた状態をいい，日本では昭和30年代から患者が増えはじめ，約9割以上が男性である．中高年で発症する場合が多いが，最近は20〜30歳代にも多くみられ，子どものころからの食生活や運動不足などの生活習慣が深くかかわっていると考えられる．血液中の尿酸（塩）が多い状態が長期間持続すると尿酸の結晶が関節などにたまり，痛風発作の原因となる．

痛風発作は足の親指の関節に最も起こりやすく，次いでひじ，ひざ，かかとなどにも起こる．腫れて熱をもつため，"風が吹くだけでも痛い"といわれるほどの激しい痛みが数日間続く．

1　概要と合併症

成　因

性・年齢を問わず，血清中の尿酸値が 7.0 mg/dL を超えた場合を高尿酸血症と定義している．尿酸は細胞の核などに含まれるプリン体から代謝されてつくられる．プリン体の多くは生体内で合成されるが，食品にも多く含まれている．体内に入ったプリン体は肝臓に集められて，分解・代謝（新陳代謝やエネルギー代謝）の過程で尿酸に合成され，通常は老廃物として尿や便とともに排泄される．

ところが，体内での産生と排泄のバランスがくずれると体内の尿酸が増加し高尿酸血症になる．尿酸は水に溶けにくく，結晶化しやすい性質をもっているため，高尿酸血症の持続によって体組織に尿酸が沈着し，痛風結節（痛風関節炎），尿路結石[*1]や腎機能障害（痛風腎）[*2]を起こす．

また，新たに腸管からの排泄低下による高尿酸血症も明らかになっている（腎外排泄低下型高尿酸血症）．

尿酸産生量と排泄量

成人男性の場合，血液中の尿酸（量）は約 1,200 mg に維持されている．そこへ毎日 600〜800 mg の尿酸が生合成・排泄されて，つねに一定に保たれている（表 4-B-14）．

尿酸が過剰になる理由

① 生体内でのプリン生合成と分解の亢進．
　・急激なエネルギー消費（激しい運動など）によるプリン体の過剰．
　・アルコールの過飲などによりサルベージ（回収）経路にある HPRT[*3] の

foot note

*1 尿路結石：高尿酸値が持続すると，尿が酸性に傾きやすいため，尿中のミネラル類が溶けにくくなり結石の原因となる．また，尿酸が結晶化して腎臓から尿道までの尿路に結石をつくることがある（p.141表 4-E-7 参照）．
*2 痛風腎：高尿酸値が持続すると，尿酸の結晶が腎ネフロンに沈着して腎臓の機能が低下する．
*3 HPRT：ヒポキサンチングアニンホスホリボシルトランスフェラーゼ．

表 4-B-14 1日の尿酸産生量と排泄量（成人男子）

産生量 (mg)		排泄量 (mg)	
生体内のプリン生合成	500～600	尿中排泄　500～600	
生体内のプリン体分解など		糞便中排泄　200	
生体外（食事など）のプリン体由来	100～200		

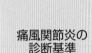

欠損によるプリンヌクレオチドの合成亢進.

② 生体外（食事など）からのプリン体過剰摂取.

③ 合成された尿酸排泄の低下.

・尿酸は，腎（糸球体）から尿中に排泄される．腎の（遺伝的）尿酸排泄の低下に環境因子[*4]が加わると高尿酸血症をきたす.

① 尿酸塩結晶が関節液中に存在すること.

② 痛風結節の証明.

③ 以下の項目のうち6項目以上を満たすこと.

・2回以上の急性関節炎の既往がある.

・24時間以内に炎症がピークに達する.

・単関節炎である.

・関節の発赤がある.

・第一中足趾節関節の疼痛または腫脹がある.

・片側の第一足趾節関節の病変である.

・片側の足関節の病変である.

・痛風結節（確診または疑診）がある.

・血清尿酸値の上昇がある.

・エックス線上の非対称性腫脹がある.

・発作の完全な寛解がある.

2　栄養食事アセスメント

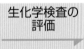

■血液検査

・尿酸値の基準を 7.0 mg/dL とし，尿酸値が 8.0 mg/dL 以上で，合併症がなければ毎日の生活習慣を見直すが，合併症があれば生活習慣の改善とともに薬物療法を行う．尿酸値が 9.0 mg/dL 以上であれば合併症の有無に関わらず生活習慣の改善とともに薬物療法を行う．痛風発作や痛風結節がみ

*4環境因子：① 肥満…腎での尿酸排泄を低下させる.
② 水分不足…尿酸の約80％が腎から排泄されるため，尿量が減少すると尿酸排泄が低下する.
③ アルコール…代謝過程でできる乳酸が腎からの尿酸排泄を低下させる.

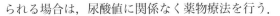

られる場合は，尿酸値に関係なく薬物療法を行う．

■ 尿検査

・尿中の尿酸排泄量をみる．尿たんぱく質あるいは潜血反応で腎臓や尿路の合併症の有無をしらべる．

■ その他

・激しい運動後や，サウナで汗をかいた後などは，尿酸値が高くなりやすいので，日常の生活を含めてアセスメントする．

・高尿酸血症の多くは過食傾向にあるため，飲酒量も含めて1日の摂取エネルギー量を計算し，肥満を予防・是正する．

・尿の酸性度が高いと尿酸が尿に溶けにくくなるため，尿のアルカリ化を図る．

3 栄養食事ケアプラン

肥満傾向の場合は，摂取エネルギー量を適正にする．摂取エネルギー量（食事の総量）が多いと，体内で合成されるプリン体も増加する．

標準体重（kg）=（身長）^{2}×22

適切な摂取エネルギー量＝標準体重（kg）×25〜30（kcal）

食品の選択

① 1日のプリン体量は400 mg以下が推奨されているため，プリン体を多く含む食品を控え，プリン体の含まれていない食品，あるいは50 mg以下の食品を組み合わせて全体のバランスをとる（表4-B-15）．プリン体は細胞の核などに含まれており，食品の種類に関係なく，1つの食品に含まれる細胞の数が多いほどプリン体の総量は多くなる[*5]．プリン体は魚卵，内臓，干物，肉汁などの動物性たんぱく質食品に多く含まれるため，主菜にはプリン体の少ないたんぱく質食品を選択し，副菜にはたんぱく質を除いた野菜や海藻類などで献立を作成するとよい．

② 脂質を制限し，糖質を若干多めに摂取する．糖質の摂取量が少ないと脂質がエネルギー源となるため，ケトン体が増えて腎臓から尿酸の排泄を悪くし，結晶化しやすくなる．砂糖，果糖は控える．

③ 焼く，揚げるよりも煮る，ゆでる方がよい．煮汁，ゆで汁の中にはプリン体が溶けている可能性もあるため，捨てる．

④ 獣鳥肉類や骨付き魚のスープにはプリン体が溶け出ているため，控える．

⑤ 飲酒は炎症が増強されて痛みが強くなるため，禁酒が望ましい．すべての

foot note

[*5]細胞の数が多いほど，プリン体の量も多い．鶏卵1個も，数の子1粒も，細胞数は1個なので，プリン体の量はほぼ同じである．50 g当たりのプリン体の量を比べると，鶏卵1個は0 mgに近く，いくらは約2 mg，たらこは約60 mgである．また，レバーは，重量当たりの細胞数の多い臓器で，鶏レバー50 gのプリン体は約150 mgである．しかし，プリン体の少ない鶏卵は尿を酸性化させ，プリン体の多い干しいたけは尿をアルカリ化させる．従って，特定の食品に偏りすぎることなくバランスよく摂取することが必要となる．

第4章 特別治療食

A 栄養障害
B 代謝疾患
C 消化器疾患
D 循環器疾患
E 腎疾患
F 血液系疾患
G 筋骨格疾患
H 免疫・アレルギー疾患
I 呼吸器疾患

アルコールは 7 kcal/g なのでエネルギー過剰となり，尿酸の生合成を促進し，尿からの排泄を抑制する（**表 4-B-16**）．とくにビールは，アルコールだけでなく，ビールに含まれるプリン体も血清尿酸値の上昇に関与している．プリン体のなかでも，ビールに比較的多く含まれるグアノシンは吸収が早いため尿酸への交換も早い．

⑥ 尿をアルカリ化する食品を選択する（ひじき，わかめ，昆布，だいず，ほうれんそう，ごぼう，さつまいも，にんじん，バナナ，さといもなど）．

⑦ 体内の水分量が減ると，血液中の尿酸濃度が高くなるので，十分な水分を摂取する．1 日の尿量は 2,000 mL 以上が望ましい．

⑧ 激しい無酸素運動は尿酸値を上げるので，適度な有酸素運動を行う（運動時には，水分不足に注意する）．

⑨ 痛風発作中は，患部を冷やして心臓の位置より高くする．患部への血流が抑えられて痛みをやわらげることができる．

表 4-B-15 食品中のプリン体含量（食品 100 g あたり）

含 量	食品名
きわめて多い （300 mg〜）	鶏レバー，干物（まいわし），白子（いさき，ふぐ，たら），あんこう肝（酒蒸し），たちうお，健康食品（DNA/RNA，ビール酵母，クロレラ，スピルリナ，ローヤルゼリー）など
多い （200〜300 mg）	豚レバー，牛レバー，かつお，まいわし，大正えび，おきあみ，干物（まあじ，さんま）など
中程度 （100〜200 mg）	肉類（豚，牛，鶏）の多くの部位，魚類など ほうれんそう（芽），ブロッコリースプラウト
少ない （20〜100 mg）	肉類（豚，牛，鶏）の一部，魚類の一部，加工肉類など ほうれんそう（葉），カリフラワー
きわめて少ない （〜50 mg）	野菜類全般，米などの穀類，卵（鶏，うずら），乳製品（牛乳，ヨーグルト），豆類，きのこ類，豆腐，加工食品など

・肉類，魚類は「中程度」に属するものが多い
・野菜類は「きわめて少ない」に属するものが大多数，「少ない」に一部属する．ほうれんそうやブロッコリースプラウトなど一部でプリン体を「中程度」に含むものがある
・干物は，水分が蒸発してプリン体が濃縮されているため高くなっている
・一部の健康食品に，プリン体の多いものがある

（金子希代子ほか：臨床栄養 Vol.135，No.2，p.179，医歯薬出版，2019 を一部改変）

表 4-B-16 おもなアルコールのプリン体（100 g 当たり）

種 類	含有量（mg）
ビール	5.12
ウイスキー	0.12
焼酎	0.03
日本酒	1.21
ワイン	0.39

表4-B-17 献立例〔高尿酸血症〕

区分	献立名	材料名	数量(g)	備　考
朝食	ごはん	米飯	200	
	みそ汁	わかめ（乾燥）	1	
		えのきたけ	15	
		ねぎ	5	
		だし汁	150	
		みそ	8	
	卵入りチーズ焼き[1]	うずら卵	1個	1) キャベツはゆでて千切り.耐熱皿にキャベツを入れ調味して,チーズ,卵をのせ,オーブン（トースター）で焼く
		チーズ	15	
		キャベツ	80	
		塩	0.5	
		こしょう	適量	
	煮浸し	こまつな	50	
		にんじん	10	
		だし汁	10	
		しょうゆ	5	
		かつお節	0.5	
	季節の果物		100	
昼食	五色ビビンバ[2]	ごはん	200	2) ①ごま油でにんにくを炒め,大豆を炒めてしょうゆで味をつける.好みで一味唐辛子を用いる
		大豆（水煮）＊	30	
		ごま油	4	
		にんにく	4	
		しょうゆ	3	
		もやし＊	30	②その他の材料はゆでて各調味料であえておく
		しょうゆ	3	
		ごま油	2	
		赤ピーマン＊	30	③器にごはんを盛り,各材料を形よくのせる
		しょうゆ	3	
		ごま油	3	
		エリンギ＊	20	④コチュジャンを添えてもよい
		しょうゆ	3	＊各材料にからめる調味料は半分程度を食べたと考える
		ごま油	3	
		ほうれんそう＊	30	
		しょうゆ	3	
		ごま油	2	
	スープ[3]	レタス	20	3) スープの素を使用する場合は,塩の量を控えながら調味するとよい
		ひじき（乾燥）	5	
		鶏ささ身	10	
		スープ	170	
		塩	0.5	
		こしょう	少々	
	果物	バナナ	100	
	お茶		適量	

区分	献立名	材料名	数量(g)	備　考
夕食	ごはん	胚芽米飯	200	
	焼き魚[4]	めかじき	60	4) みょうがは半分に切ってからゆで,甘酢（砂糖5g,酢5g,塩1g）に漬けてもよい
		青しそ	1枚	
		みょうが	1個	
		レモン（汁）	5	
	煮物[5]	だいこん	50	5) 煮汁が少なくなるまで煮含めるとよい
		にんじん	20	
		こんにゃく	20	
		さやいんげん	10	
		だし汁	50	
		砂糖	5	
		しょうゆ	6	
	サラダ[6]	ゴーヤ	30	6) ゴーヤ,たまねぎをゆでてマヨネーズとヨーグルトであえる.たまねぎは湯通しする程度にさっとゆでることによって,辛味が失せて食べやすくなる
		たまねぎ	20	
		ツナ缶	15	
		マヨネーズ	8	
		ヨーグルト	8	
		こしょう	少々	
	お茶		適量	

第4章　特別治療食

A 栄養障害
B 代謝疾患
C 消化器疾患
D 循環器疾患
E 腎疾患
F 血液系疾患
G 筋骨格疾患
H 免疫・アレルギー疾患
I 呼吸器疾患

胃　疾　患　*peptic ulcer*

Introduction　胃は食道に続く器官で，内面はヒダ状の粘膜に覆われている（図4-C-1）．胃に送られた食物は，一時貯留されるとともに，胃液の分泌（1.5〜2.5 L/日）と胃の蠕動運動により，かゆ状になり，少量ずつ十二指腸へ運搬されていく．また，その量は小腸から分泌されるホルモンにより調節される．

　胃底部などにある主細胞からは，ペプシノーゲンが分泌され，壁細胞から分泌される強酸性の胃酸（塩酸 pH1.0〜2.0）により活性化されてペプシンに変えられる（図4-C-2）．たんぱく質は，この活性ペプシンにより分解される．また，炭水化物はアミラーゼ，中性脂肪はリパーゼ(膵リパーゼと比較して役割は低いが，乳幼児には有用)により分解される．

　主として乳幼児の胃底部から分泌されるレンニンは，乳汁中のカゼインを分解し，カルシウムと結合して胃での消化を促す．

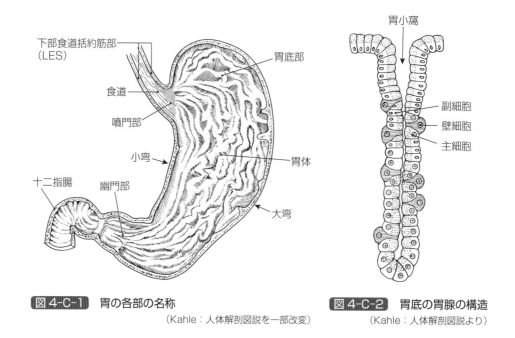

図4-C-1　胃の各部の名称
（Kahle：人体解剖図説を一部改変）

図4-C-2　胃底の胃腺の構造
（Kahle：人体解剖図説より）

1　分類とその概要

胃疾患の分類　→
- ■**急性胃炎**　acute gastritis
- ■**慢性胃炎**　chronic gastritis
- ■**消化性潰瘍**　peptic ulcer
- ■**胃食道逆流症**　gastro-esophageal reflux disease
- ■**胃切除後遺症**　postgastrectomy syndrome

1　急性胃炎　acute gastritis

胃の粘膜が，過食，アルコール飲料の過飲，薬物（アスピリン，ステロイド剤など），細菌，寄生虫などにより働きが低下，損傷し，急激に炎症を起こした状態をいう．最近は，ストレスによるものが増加している．

急性胃炎は，比較的短期間（1日〜数日）で症状が消失，治癒しやすいが，再発により慢性胃炎に移行することも多いので，注意が必要である．

おもな症状

上腹部痛，食欲不振，嘔吐，腹部膨満感など（重症の場合は吐血）．

臨床検査

① 自覚症状と胃部圧痛．
② 胃液検査（急性期は酸度の低下など）．
③ 胃エックス線検査．

2　慢性胃炎　chronic gastritis

日本人に多くみられる疾病で，加齢のほか，マイナス環境因子（暴飲暴食，過熱過冷な食事，不規則な生活，ストレス，喫煙の反復など）によるものが多い．急性胃炎のような急激な症状はないものの，長期の治療を要するため，胃の保護に努めることが大切である．

慢性胃炎は，胃液酸度により過酸性胃炎，低（無）酸性胃炎に大別される．

■過酸性胃炎

胃粘膜の炎症で，過酸状態（胃酸過多）の場合．

■低（無）酸性胃炎

萎縮性胃炎の進行により胃酸が出にくく（出なく）なる場合．

おもな症状

長期にわたる上腹部不快感，疼痛，食欲不振，悪心など．

臨床検査

① 内視鏡検査（胃潰瘍，胃がんの有無確認）．
② 胃生検．
③ 培養，ウレアーゼテスト（ヘリコバクター・ピロリ菌の確認）．

3　消化性潰瘍　peptic ulcer

胃底腺から分泌された塩酸，あるいは活性化されたペプシンにより，欠損（きず）が粘膜にとどまるものをびらん，粘膜下層下まで組織欠損が達した状態を潰瘍という．粘膜を保護する防御因子と障害する攻撃因子のバランスのくずれや，ヘリコバクター・ピロリ菌感染による粘膜の欠損などのために発生すると考えられている．原因として，暴飲暴食などの不規則な生活，精神的ストレスなどがあげられる．出現場所により胃潰瘍と十二指腸潰瘍に分けられるが，総称して消化性潰瘍とよばれる（図4-C-3）．

第4章　特別治療食

A　栄養障害
B　代謝疾患
C　消化器疾患
D　循環器疾患
E　腎疾患
F　血液系疾患
G　筋骨格疾患
H　免疫・アレルギー疾患
I　呼吸器疾患

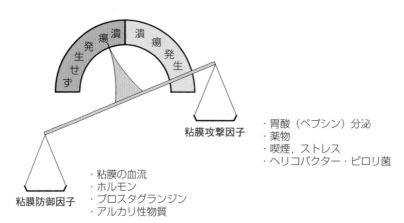

・胃酸（ペプシン）分泌
・薬物
・喫煙，ストレス
・ヘリコバクター・ピロリ菌

粘膜攻撃因子

・粘膜の血流
・ホルモン
・プロスタグランジン
・アルカリ性物質

粘膜防御因子

図 4-C-3 消化性潰瘍発生要因のバランス説（Shay & Sun より一部改変）
健康であれば，この平衡が破られずバランスを保てる

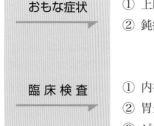

おもな症状

① 上腹部痛，嘔吐，胸やけ，食欲不振，吐血など.
② 鈍痛──┬胃潰瘍：食後に起こる.
　　　　└十二指腸潰瘍：空腹時，夜間，早朝時に多い.

臨床検査

① 内視鏡検査.
② 胃生検.
③ ピロリ菌感染の検査，培養法，迅速ウレアーゼ試験，尿素呼気試験.

4　胃食道逆流症　gastro-esophageal reflux disease；GERD

胃食道逆流症は胃内容物が食道へ逆流し，食道粘膜に炎症（発赤，びらん，潰瘍）を起こす疾患である．逆流の原因は，下部食道括約筋（LES）の一過性の弛緩（緩み），食道蠕動運動の低下，胃内圧の上昇などである．

おもな症状

胸やけ，胸痛，嚥下困難，咳，嗄声，出血（吐血，下血）.

臨床検査

① 内視鏡検査.
② 食道エックス線造影.
③ pH モニタリング検査.
④ たんぱく質，アルブミン等の一般血液検査.

5　胃切除後遺症　postgastrectomy syndrome

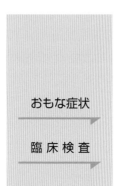

潰瘍，がんによる胃切除後遺症として出現することがあり，悪心，嘔吐などの消化器症状と，動悸，発汗などの循環失調症を伴う一連の症状をいう．

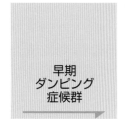

早期
ダンピング
症候群

手術により，胃の食物貯留機能が低下したことから，食物が直接小腸に大量に移行した際に嘔吐，悪心，めまい，発汗，脱力感，腹痛，下痢などの自律神経系の症状を起こす．食事中あるいは食後 30 分以内に起こる．

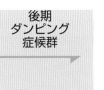

後期ダンピング症候群

食物の急速な小腸移行により炭水化物（糖質）が急激に吸収され，一時的に過血糖が起こる．これを抑えるためにインスリンの分泌が促進される結果（高インスリン血症），食後2〜3時間後に，低血糖発作が出現する．同時にインスリンの分泌は，血中のカリウムを細胞へ移動させる作用があるため，血清カリウム値が低下し，倦怠感を誘発することがある．

2　栄養食事アセスメント

栄養状態の評価

① 急性期にみられる嘔吐による胃液喪失時期には，水分，カリウム，カルシウムの低下および重炭酸イオン濃度の上昇がみられるので，輸液による栄養補給を実施する．

② 栄養輸液補給や薬物療法（攻撃因子抑制剤），除菌療法（主因がヘリコバクター・ピロリ菌の場合）による止血を主体とする治療を行う．

③ 持続的動脈性出血がみられず，症状が安定しても，出血による鉄欠乏性貧血を発現する場合もあるため，状態の観察をつづける．

④ 術後は胃が小さく（なく）なり，ダンピング症候群を恐れ食事量を控えて栄養障害が起こることが多い．とくに，鉄吸収不全による鉄欠乏性貧血や，胃内因子の欠落によるビタミンB₁₂吸収不全から起こる悪性貧血などに注意する必要がある（p.149貧血の項を参照）．

⑤ 食欲不振による栄養摂取量の低下の有無は，体重の変化，上腕三頭筋部皮下脂肪厚などの身体計測，血清アルブミン，食事摂取状況などによるたんぱく質の栄養状態から把握する．

3　栄養食事ケアプラン

栄養状態の評価

① 胃の庇護のため，1〜2日の絶食後，症状の回復に伴い，消化がよく，刺激の少ない炭水化物主体の流動食，軟食から開始し，常食へ移行する．

② 脂質は，乳化された食品を少量使用する．

③ 胃内停滞時間が長い食品（表4-C-1），繊維が多い食品，香辛料などの刺激物（表4-C-2）の使用は控える．

④ 味つけはうす味とし，極端に熱いものや冷たいものはさけ，アルコール飲料，喫煙は禁止する．

⑤ 吐血，下血がみられる場合は，消化性潰瘍に準じる．

過酸性胃炎

胃に負担をかけず，胃液の分泌を抑え，胃粘膜を保護することを目的とする．牛乳は胃液の酸性度を抑える働きもあり，一時的に痛みをやわらげるが，大量に飲むと胃酸の分泌を促進させるので注意する．炭酸飲料は胃液の分泌を促進する．また，炭酸飲料や冷たい飲み物は，砂糖が多くても甘みを感じにくいため，飲みすぎる傾向にある．体内に入った砂糖は浸透圧が高く，胃に負担をかける（表4-C-3）．

第4章　特別治療食

A　栄養障害
B　代謝疾患
C　消化器疾患
D　循環器疾患
E　腎疾患
F　血液系疾患
G　筋骨格疾患
H　免疫・アレルギー疾患
I　呼吸器疾患

表 4-C-1 食品の胃内停滞時間

分類	食品名	重量(g)	停滞時間
穀類	米飯	50	1°45'
	〃	100	2°15'
	〃	200	3°15'
	白がゆ	100	1°45'
	麦飯	50	2°
	もち	100	2°30'
	〃	200	3°15'
	蒸しパン	200	2°
	白パン	100	2°45'
	〃	150	3°30'
	そうめん	100	2°15'
	そば	100	2°30'
	うどん	100	2°45'
いも類	じゃがいも	100	2°30'
	とろろいも	100	2°30'
	さつまいも（焼）	100	3°
	こんにゃく	100	3°
豆類	えんどう煮（古）	100	2°30'
	えんどう煮（新）	100	3°
	凍り豆腐	100	2°45'
肉・魚介類	かれい，ひらめ（刺し身）	100	2°30'
	（煮付）	100	2°45'
	（塩焼き）	100	3°
	たい（刺し身）	100	2°45'
	さわら，たい（煮）	100	3°
	たい（塩焼き）	100	3°15'
	あじ（煮付）	100	3°15'
	（塩焼き）	100	3°15'
	あわび（刺し身）	100	3°15'
	かまぼこ	100	3°15'
	たい（味噌漬け）	100	3°30'
	にしん煮	100	3°45'
	はまぐり，えび	100	3°45'
	えび天ぷら	100	4°
	かずのこ	100	4°15'
	うなぎ	100	4°15'
	牛すき焼き	100	2°45'
	〃	200	5°45'
	豚すき焼き	100	4°15'
	ビーフステーキ	100	4°15'
	豚みそ焼き	100	4°30'
卵類	半熟卵	100	1°45'
	生卵	100	2°30'
	生卵（卵黄）	100	2°45'
	卵焼き	100	3°
	ゆで卵	100	3°15'

分類	食品名	重量(g)	停滞時間
海藻類	わかめ	100	1°45'
野菜類	だいこん，かぶ	100	2°
	ほうれんそう	100	2°
	なす，せり	100	2°
	とうがん	100	2°
	れんこん	100	2°15'
	ふき，ぜんまい	100	2°15'
	にんじん	100	2°15'
	ごぼう	100	2°15'
	たまねぎ	100	2°15'
	きゅうり	100	2°15'
	ねぎ，かぼちゃ，ゆりね	100	2°45'
	干しだいこん	100	2°45'
	くわい，たけのこ	100	3°15'
果実類	ぶどう，りんご	100	1°45'
	みかん（袋除く）	100	1°45'
	みかん，あんず	100	2°15'
	なし，もも	100	2°
	かき，びわ，すいか	100	2°30'
飲みもの・嗜好品・嗜好飲料	水	100	1°15'
	〃，煎茶	200	1°30'
	麦茶	200	1°45'
	砂糖水	200	1°45'
	砂糖，キャンデー	100	2°05'
	くず湯	200	2°
	コーヒー	200	2°15'
	ビール	200	1°15'
	日本酒	300	2°
	赤ワイン	200	2°15'
	白酒	200	2°45'
	卵酒	100	3°30'
	せんべい	100	2°15'
	ようかん	100	2°30'
	栗おこし	100	2°30'
	カステラ	100	2°45'
	ビスケット	100	3°
乳製品	牛乳	200	2°
	コンデンスミルク	200	2°45'
	アイスクリーム	100	3°15'
	バター	50	12°
その他	かつお節煮出し汁	200	1°45'
	鶏肉スープ	200	2°
	味噌汁	200	2°30'

表 4-C-2 消化器粘膜に刺激を与える食事性因子

	因 子	食 品 名 な ど
化学的刺激	香辛料	とうがらし，カレー粉，こしょうなど
	アルコール	日本酒，ウィスキー，ブランデーなど
	カフェイン	コーヒー，濃い紅茶，濃い緑茶など
	エキス分	魚肉類のエキスなど
	ニコチン	たばこ
物理的刺激	調味料によるもの	濃い塩味，甘味などは浸透圧の関係で粘膜を刺激する
	温度によるもの	冷たすぎたり，熱すぎたりする飲食物は刺激を与える
機械的刺激	組織によるもの	繊維の多い食品，硬いものは粘膜を刺激する
	ガスによるもの	炭酸飲料

表 4-C-3 過酸性胃炎，低（無）酸性胃炎に好ましい食品，さけたい食品

	過酸性胃炎（消化性潰瘍も準じる）	低（無）酸性胃炎
好ましい食品	• 軟飯，軟らかいパン，煮うどん • 白身魚（ひらめ，たら，かれいなど） • 豆腐，凍り豆腐，きな粉 • 卵（半熟にすると最も消化がよい），牛乳 • いも，野菜（かぶ，だいこん，にんじん，カリフラワー，キャベツなど）の軟らか煮，うらごし（大根おろしは食欲増進に利用：低酸性胃炎にのみ有効） • ゼリー（ゼラチン）：胃酸の分泌をおさえ，腸内腐敗しにくい．	
	• 鶏ささ身，鶏ひき肉（肉スープは厳禁） • 乳化された油（バター，マーガリン，生クリーム，マヨネーズ） • 牛乳 • もも，メロンなど完熟または加熱したもの（フルーツシロップ漬，缶詰） • ココア	• 鶏ささ身，鶏ひき肉，スープ煮（エキス分の多いスープは食欲増進に利用する） • 乳化された油（過酸性胃炎よりもやや量を制限） • 牛乳，ヨーグルト • 野菜，果物は固いもの以外なら生でもよい • 緑茶，紅茶，コーヒー 　（状況により量を考慮しながら使用）
さけたい食品	• 魚，肉などのエキス分 • 芳香性の強い，未熟な果物（レモン，夏みかんなど） • 酸味の強い食品（梅干し，酢，未熟な果物など） • 香辛料（からし，わさび，とうがらし，カレー粉など）	状況により量を考慮しながら使用
	• 消化の悪い食品（たこ，いか，貝類など） • 脂肪の多い料理（天ぷら，フライなど） • 脂肪の多い加工食品（ハム，ソーセージ，ベーコンなど） • 香りの強い野菜（せり，みょうが，うど），繊維の多い野菜や果物（ごぼう，れんこん，ふき，干し柿など） • 塩辛い食品（佃煮，漬物，干物など） • 甘味の強い食品（まんじゅう，ようかんなど） • 嗜好飲料（コーヒー，濃い茶など） • 炭酸飲料（サイダーなど） • アルコール飲料	

第4章 特別治療食

A 栄養障害
B 代謝疾患
C 消化器疾患
D 循環器疾患
E 腎疾患
F 血液系疾患
G 筋骨格疾患
H 免疫・アレルギー疾患
I 呼吸器疾患

低（無）酸性胃炎	胃液の分泌の低下により，胃内殺菌力が弱い．ペプシンによるたんぱく質の消化が低下しているため，胃内停滞時間が短く，消化のよい食品を選ぶ（表4-C-3）．また，胃液の分泌を適度に刺激し，食欲を増す食品を選ぶ．
消化性潰瘍	① 出血がみられる場合は絶食とし，輸液による補給を行う． ② 症状の回復に伴い，流動食から軟食へ移行する． ③ 過酸性胃炎同様，胃液の分泌を抑え，酸度を中和することを基本とする． ④ 少量頻回食にして，痛みを和らげる． ⑤ ストレスは身体を緊張状態にする交感神経が優位になるため，濃い胃液が分泌されて潰瘍ができやすくなる．したがってリラックスした状態での食事を心がける． ⑥ 高齢者の場合，身体拘束が長期間続くことによる褥瘡[*1]に注意する．
胃食道逆流症	① 胃食道逆流症では，胃内圧の上昇を抑えるため過食をさけ，少量頻回食にする． ② 胃内停滞時間の長くなる高たんぱく質食は避ける． ③ 十二指腸からのコレシストキニンの分泌促進や，胃液分泌も促進する高脂肪食は避ける． ④ 胃液分泌亢進抑制のため，刺激物（香辛料，カフェイン，アルコール）を控える． ⑤ 就寝時の逆流を少なくするため，食事の直後に横にならない．食後は2〜3時間空けてから就寝する． ⑥ 就寝時は，上半身・頭部を15〜30度程度起こす（セミファーラー位[*2]）． ⑦ 下部食道括約筋圧低下を防ぐため禁煙とする．
術後の栄養障害	① 栄養基準量に準じるが，とくにビタミン，ミネラルの補給に努める（p.161 表4-G-5 参照）． ② たんぱく質食品は，アミノ酸バランスのよい白身魚，卵，豆腐などを選ぶ． ③ 残渣の多い食品や，油を使用した料理はさけ，軟らかい食品を選び，煮る，蒸す，刻む，つぶすなどの調理方法を利用する．
ダンピング症候群	① 早期ダンピング症候群では，低炭水化物，高たんぱく質で，脂質は適量とする．とくに甘い菓子類をさける． ② 後期ダンピング症候群の発症予防には，あめなどを与え，低血糖を防止する．

*1褥瘡：長時間同一部位を継続的に圧迫することによって血行障害が起こり，阻血性壊死をきたす．仙骨部（50％以上），外踝部，腸骨部が圧迫されやすく，体位交換，姿勢保持などによって圧迫を除去する．たんぱく質や水分の不足は，細胞を圧迫して褥瘡を悪化させる原因になるので注意する．

*2セミファーラー位：仰臥位で下肢を水平にしたまま上半身を15〜30度上げた状態をいう．45度程度上げた半座位をファーラー位，90度の場合を座位という．

③ 少量頻回食とし，ゆっくりと時間をかけた食事時間とする．

④ 食物の胃内通過に時間をかけるように，食後に横臥させる時間を設ける．

栄養基準・献立例

　おもな胃疾患の栄養基準を**表 4-C-4** に，慢性胃炎（過酸性胃炎），慢性胃炎［低（減）酸性胃炎］，消化性潰瘍の献立例を，それぞれ**表 4-C-5～7** に示す．

表 4-C-4　栄養基準・食品構成例

		急性胃炎				慢性胃炎		消化性潰瘍
		急性期 I	急性期 II	回復期	安定期	低酸性	過酸性	安定期
栄養基準量	エネルギー　（kcal）	450	700	1,500	1,800		1,900	1,800
	たんぱく質　　（g）	15	25	60	70		80	75
	脂　質　　　　（g）	11	18	38	45		45	45
	炭水化物　　　（g）	70	110	230	280	280～300		260
食品構成（g）	おもゆ	400						
	か　ゆ		三分がゆ 500	全がゆ 750				
	米　飯				450		500	400
	パ　ン				50		60	60
	でんぷん	5	10					5
	いも類		50	90	90		90	80
	砂　糖		10		10		（ジャム含む）15	10
	油脂類			バター 10	15		バター 10 マヨネーズ 5	15
	豆　腐		100	100	100		150	130
	み　そ		8	8	8		8	8
	魚介類			60	60		80	70
	肉　類			50	50		50	60
	卵　類	卵黄 25	50		50		50	50
	牛　乳	200	200	300	300		200	200
	ヨーグルト						100	100
	緑黄色野菜	スープ 150	100	100	100		100	100
	その他の野菜		50	200	200		200	200
	果実類	果汁 200	果汁 200	150	200		200	200
	海藻類						2	

A　栄養障害
B　代謝疾患
C　消化器疾患
D　循環器疾患
E　腎疾患
F　血液系疾患
G　筋骨格疾患
H　免疫・アレルギー疾患
I　呼吸器疾患

表 4-C-5 献立例〔慢性胃炎（過酸性胃炎）〕

区分	献立名	材料名	数量(g)	備考
朝食	パン	食パン	60	
		バター	5	
		ジャム	15	
		（いちご）		
	ボイルキャベツ	キャベツ	30	
	卵とじ	卵	40	
		バター	2	
		塩	0.5	
		サラダ菜	5	
	フルーツ	りんご	120	
	コンポート	砂糖	3	
		水	100	
	飲みもの	牛乳	200	
昼食	ごはん	軟飯	250	
	長芋うま煮	ながいも	40	
		だし汁	20	
		みりん	3	
		しょうゆ	2	
	豆腐つくね蒸し[1]	木綿豆腐	150	1) 豆腐は，軽く押しをして水気をきっておく（押し豆腐を用いるとよい）
		鶏ひき肉	40	
		（皮なし）		
		にんじん	20	
		グリンピース	10	
		卵	10	
		砂糖	4	
		みそ（淡辛）	12	
		レタス	10	
	おろし煮	だいこん	50	
		まぐろ	10	
		（水煮缶）		
		だし汁	30	
		しょうゆ	3	
	果物	バナナ	70	

区分	献立名	材料名	数量(g)	備考
間食	ヨーグルト	ヨーグルト	100	
		（機能性ヨーグルト*)		
夕食	ごはん	軟飯	250	
	コンソメスープ	野菜スープ	150	
		塩	1	
		トマト	40	
		たまねぎ	10	
	蒸し魚	たら	70	
	野菜あん	塩	0.6	
		にんじん	10	
		たまねぎ	10	
		だし汁	50	
		砂糖	1.5	
		しょうゆ	3.5	
		かたくり粉	1	
	チーズ入り	じゃがいも	50	
	マッシュポテト	牛乳	10	
		カッテージチーズ	5	
		塩	0.3	
	ボイルサラダ[2]	鶏ささ身	10	2) 蒸してほぐした鶏ささ身と，ゆでた野菜をマヨネーズであえる さやいんげんは上に散らす
		酒	0.3	
		カリフラワー	40	
		にんじん	20	
		マヨネーズ	5	
		さやいんげん	20	

＊機能性ヨーグルト
特定の乳酸菌がもつ機能を利用したヨーグルトで，身体に好影響をもたらす（ピロリ菌を抑える作用のあるものが販売されている）

表 4-C-6 献立例〔慢性胃炎（低（減）酸性胃炎）〕

区分	献立名	材料名	数量(g)	備　考
朝食	ごはん	軟飯	250	
	みそ汁	絹ごし豆腐	30	
		ながねぎ	10	
		だし汁	170	
		みそ（淡辛）	8	
	おろしあえ[1]	はんぺん	60	1) 焼いたはんぺんをだいこんおろしであえる
		だいこん	50	
		砂糖	3	
		しょうゆ	5	
		酢	2	
	ヨーグルト	ヨーグルト	100	
		（機能性ヨーグルト*）		
昼食	パン	食パン	60	
		はちみつ	20	
	シチュー[2]	鶏肉（もも皮なし）	40	2) 野菜はゆでておくホワイトソースをつくり，材料を入れるさやいんげんはゆでて散らす
		じゃがいも	50	
		たまねぎ	20	
		にんじん	10	
		さやいんげん	10	
	ホワイトソース	小麦粉	5	
		バター	5	
		牛乳	70	
		スープ	50	
		塩	0.7	
	サラダマヨネーズ添え	トマト（湯むき）	50	
		きゅうり	30	
		卵	25	
		マヨネーズ	5	
	フルーツ盛り合わせ	メロン	30	
		キウイフルーツ	20	
間食	バナナセーキ	牛乳	130	
		バナナ	50	
		卵	20	
		レモン汁	2	

区分	献立名	材料名	数量(g)	備　考
夕食	ごはん	軟飯	250	
	蒸し魚[3]	きんめだい	70	3) 付合せの野菜はソテーする
		塩	0.6	
		レモン	10	
	付合せ	しめじ	15	
		しいたけ（生）	15	
		ピーマン	5	
		バター	1	
		塩	0.2	
	炒り豆腐	木綿豆腐	100	
		にんじん	10	
		グリンピース	5	
		だし汁	60	
		砂糖	3.5	
		しょうゆ	6	
		油	2	
	ポテトとかぼちゃのバター焼き[4]	じゃがいも	40	4) バターで炒めて水を加え，蒸し煮にする
		かぼちゃ	30	
		バター	5	
		塩	0.2	

第4章　特別治療食

A　栄養障害
B　代謝疾患
C　消化器疾患
D　循環器疾患
E　腎疾患
F　血液系疾患
G　筋骨格疾患
H　免疫・アレルギー疾患
I　呼吸器疾患

表 4-C-7 献立例〔消化性潰瘍〕

区分	献立名	材料名	数量(g)	備考
朝食	ごはん	軟飯	200	
	みそ汁	じゃがいも	30	
		さやえんどう	8	
		みそ（淡辛）	8	
		だし汁	170	
	豆腐かにあんかけ[1]	絹ごし豆腐	100	1) だいこん, にんじんはおろして, ほかの具とともに煮る 火が通ったら調味し, 水溶きかたくり粉でトロミをつける
		だいこん	50	
		にんじん	10	
		かに（缶）	15	
		だし汁	50	
		砂糖	1	
		しょうゆ	2	
		塩	0.2	
		かたくり粉	2	
	お浸し	はくさい	40	
		ほうれんそう	20	
		だし汁	10	
		しょうゆ	3	
昼食	パン	食パン	60	
		ジャム（いちご）	12	
	ピーマン肉詰め蒸し[2]	ピーマン（1個）	30	2) ピーマンは, 縦2つに切って, 種をとり, 内側に小麦粉をまぶしておく
		鶏ひき肉（もも皮なし）	20	
		たまねぎ	20	
		卵	5	
		パン粉	7	
		牛乳	10	
		小麦粉	1	
		みそ（甘）	3	
		塩	0.2	
	サラダ	カリフラワー	50	
		ブロッコリー	20	
		にんじん	10	
		マヨネーズ	8	
		サニーレタス	8	
	飲みもの	牛乳	140	
間食	りんごカスタードクリームかけ[3]	りんご	50	3) ①りんごは皮をむき, さいの目に切って砂糖を加え煮る ②そのほかの材料を, よく混ぜてから火にかけ, トロミをつけて①にかける
		砂糖	5	
		低脂肪牛乳	50	
		卵黄	8	
		コーンスターチ	4	
		砂糖	5	
夕食	ごはん	軟飯	200	
	煮魚	あいなめ	70	
		だし汁	50	
		砂糖	2.5	
		しょうゆ	5	
	茶碗蒸し	卵	35	
		むきえび	10	
		酒	0.5	
		みつば	1	
		だし汁	105	
		塩	0.85	
		うすくちしょうゆ	0.6	
	うま煮[4]	さといも	50	4) さといもは, 下ゆでしておく
		凍り豆腐	10	
		にんじん	20	
		さやいんげん	10	
		だし汁	60	
		砂糖	3	
		しょうゆ	7	
		かたくり粉	3	
	バナナヨーグルト	バナナ	50	
		ヨーグルト（機能性ヨーグルト*）	100	

第4章　特別治療食

A 栄養障害

B 代謝疾患

C 消化器疾患

D 循環器疾患

E 腎疾患

F 血液系疾患

G 筋骨格疾患

H 免疫・アレルギー疾患

I 呼吸器疾患

C 消化器疾患

腸 疾 患 *intestinal disease*

Introduction　　腸は，小腸と大腸に分かれる．小腸は，十二指腸，空腸，回腸からなり，おもに消化・吸収を行う．大腸は，盲腸，結腸，直腸からなり，消化管の終末部として，腸の内容物を混和，移行させ，糞便を貯留する（巻末付図参照）．このため，腸疾患により栄養，吸収機能の低下が生じる．

1　分類とその概要

腸疾患の分類

■下　痢
急性腸炎，慢性腸炎．

■便　秘
① 器質性便秘．
② 機能性便秘┬弛緩性便秘
　　　　　　├痙攣性便秘
　　　　　　└直腸性便秘

■炎症性腸疾患
潰瘍性大腸炎，クローン病．

■その他の腸疾患
過敏性腸症候群，たんぱく（質）漏出性胃腸症

1　下　痢　diarrhea

糞便中水分が80％以上の状態で，排便回数が増す状態をさすが，感染性と非感染性に分類される．急性腸炎 acute enteritis はウイルス，細菌などが，慢性腸炎 chronic enterocolitis は暴飲暴食，寒冷，消化不良，アレルギー，ストレスなどが原因とされる．炎症状態が3週間以上にわたる場合は慢性腸炎とされる．

おもな症状　　下痢または下痢と便秘を交互に発現する．発熱，嘔吐とそれに伴う脱水症状．

臨床検査　　血液・糞便検査，出血の場合は内視鏡検査など．

2　便　秘　constipation

結腸の反射が弱いなどの理由で，便が長時間結腸内に停滞し，糞便中の水分，排便回数，排便量が少ない状態をいう．大腸周辺の器質性疾病[*1] により起こる器質性便秘と，器質性疾病がないのに起こる機能性便秘に区分され，後者の多くは常習性便秘で，3つに分類される（図4-C-4）．

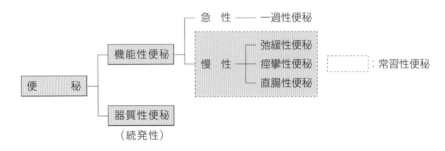

図 4-C-4　便秘の区分

便秘の種類

■弛緩性便秘

女性，高齢者，少食者に多くみられ日本人はこのタイプが多い．腸管の蠕動運動のうち，大蠕動運動（移動）能力の緩慢により，便の通過時間がかかり，水分が過剰に吸収され，便が停滞している状態をいう．

■痙攣性便秘

腸管の自律神経失調により内腔が狭まり，兎糞状の排便がみられる．便秘と下痢が交互に起こる．過敏性腸症候群の便秘タイプに当たる．

■直腸性便秘

直腸の排便反射の低下によるもの．

おもな症状

腹部不快，膨満感，残便感，排便時の苦痛．

臨床検査

エックス線検査，大腸内視鏡検査．

*1直腸がんによる消化管内腔の狭窄，妊娠時の子宮肥大など．
　器質性：器官の構造的，形態的性質．

3 炎症性腸疾患　inflammatory bowel disease

炎症性腸疾患は近年増加しており，原因は不明で，難治性の疾患である．

潰瘍性大腸炎
ulcerative
colitis

大腸のびまん性[*2]非特異性炎症と定義され，大腸の粘膜を侵し，しばしばびらんや潰瘍を形成する．出血などの病変が，直腸からはじまって全結腸に及ぶ．20〜40歳代に初発することが多く，緩解，再発を繰り返しながら慢性化する．原因は不明である．

■おもな症状

血液，粘血便を伴う下痢，腹痛，貧血．

■臨床検査

総たんぱく，アルブミン，CRP，白血球数，ヘモグロビン，赤血球数，血清鉄，大腸内視鏡検査，便培養検査など．

クローン病
Crohn's
disease

全消化管に線維化，潰瘍を伴う肉芽腫性炎症性疾患で，あらゆる部位（口腔から肛門まで）に発生し，原因は不明である．とくに回腸末端部に発症し，小腸，大腸にも及び，10歳代後半〜20歳代の男性に発症することが多い．

■おもな症状

腹痛，血液・粘膜を伴う下痢，体重減少（3徴候），貧血など．

■臨床検査

総たんぱく，アルブミン，総コレステロール，血清トランスフェリン，CRP，白血球数，ヘモグロビン，ヘマトクリット，赤血球数，血清鉄，大腸内視鏡検査，造影検査，腹部CT検査，便培養検査など．

2　栄養食事アセスメント

1 下　痢

栄養状態と食
事内容の評価

① 急性下痢は，治癒までの期間は短いが，脱水症状の軽減のため水分補給を主体とする．

② 慢性下痢は，脱水症状が長引くと，電解質の喪失から血液のアシドーシス[*3]傾向になることも多いので，脱水（尿素/クレアチニン比），低カリウム血症の有無などの確認が必要である．また，身体衰弱，低栄養に陥りやすいため，エネルギー，たんぱく質，ビタミン，ミネラル不足にならないように努めるが，脂肪エネルギー比は15〜20％に抑える．

慢性下痢時にさけるべき食品を**表4-C-8**に示す．

foot
note

*2びまん性：広くゆきわたる．

*3アシドーシス：血液のpHが7.35以下になった状態．糖尿病，乳酸の産生などによるケトン体の産生のほか，下痢などによるアルカリの体外喪失の際に起こる．

第4章　特別治療食

A 栄養障害

B 代謝疾患

C 消化器疾患

D 循環器疾患

E 腎疾患

F 血液系疾患

G 筋骨格疾患

H 免疫・アレルギー疾患

I 呼吸器疾患

表4-C-8 慢性下痢時にさけるべき食品

- 繊維や残渣の多い食品
  ごぼう, ふき, れんこん, さつまいも, さといも, 海藻類, こんにゃく, そば, オートミール など
- 刺激の強い食品
  アルコール飲料, 炭酸飲料, 生の果物 (とくにみかん類), わさび, からし, とうがらし, こしょう, カレー粉, 酢の物, 砂糖, 濃い塩味 など
- 腸内で発酵しやすい食品
  豆類, くり, 果実, さつまいも
- 脂質の多い食品
  ベーコン, 豚肉 (脂肪の多い部位), うなぎ など
- 油脂を調理に用いた食品
  天ぷら, フライ, から揚げ, 酢豚 など

(管理栄養士国家試験教科研究会編：管理栄養士国家試験受験講座 2003/2004「臨床栄養学」, p.49, 第一出版より一部改変)

2 便　秘

栄養状態と食事内容の評価

① 便秘は, 直接的に病態の悪化を招くことは少ないが, 時には苦痛を伴うので, 食事調査や身体計測により要因 (原因) を観察する.

② ダイエットによる食事量の不足が原因の便秘には, 栄養教育が必要である.

③ 食物繊維の不足など, 栄養素の過不足を評価する.

④ 高齢者の場合, 消化機能の低下に注意する.

■弛緩性便秘

便量を増加させ, 腸を刺激し, 便意を促すために, 食物繊維の豊富な食品を選択し, 排便習慣, 積極的運動の実施など生活リズムを整える.

■痙攣性便秘

弛緩性便秘と異なり, 食物繊維の豊富な食品の摂取は, 腸を刺激して症状を悪化させる. また, 運動も同様の理由から控え, 規則的な生活, 食事を指導する.

3 炎症性腸疾患

潰瘍性大腸炎, クローン病は, どちらも長期にわたる治療が必要なため, 医学的・栄養的管理が必要である.

薬物療法が中心となるが, 栄養・食事療法は補助療法として重要である. 栄養補給と腸管の炎症を安静に維持する2つの目的で実施する.

栄養状態と食事内容の判定

① 下痢による脱水症状, 疾病に対する恐怖などから低栄養がみられることがあるため, 標準体重比 (肥満度), 体脂肪率, 上腕三頭筋部皮下脂肪厚などの身体計測を行う.

② 食事の摂取状況と総たんぱく，アルブミン，血清トランスフェリンなどの値から栄養を，CRP値から炎症を，ヘモグロビン，ヘマトクリット，血清鉄などの値から貧血の状態を把握する．

③ とくにクローン病は，成長期，若年期の発症が多いため，家族への指導も必要とされる．身長，体重をはじめとする身体状況と栄養管理の評価を時系列に行う．

3 栄養食事ケアプラン

1 下 痢

食品の選択

① 急性期1〜2日は，水分補給を目的とする以外は絶食とし，輸液補給を主体とする．

② 症状の回復に伴い，流動食，軟食から常食へ移行し，刺激物や食物繊維の多い食品は控える．

③ 脂質は消化のよい乳化された脂肪（バターやマヨネーズなど）を少量使用し，脂肪エネルギー比は15〜20％に抑える．

④ 少量頻回食とし，水分補給をする．

2 便 秘

食品の選択

■弛緩性便秘

便量を増加すること，便を軟らかくすることを目標とする．

① 食物繊維が豊富な食品や水分の摂取に努める．セルロース，ヘミセルロースを多く含む食品は，腸管を刺激する（表4-C-9，10）．

② ガスが発生しやすい豆類，いも類，あるいは糖分の多い食品を利用する．

③ 果物，野菜類は積極的に摂取し，米は白米より玄米，胚芽米を摂取する．

④ 排便習慣をつけるために朝食の摂取を心がけ，起床時には冷牛乳，冷水，炭酸飲料などで排便を促す．

■痙攣性便秘

腸の緊張を抑制することを目標とする．弛緩性便秘とは逆に，低残渣，低脂肪を基本とする．

① 食物繊維は，いも類，果物類，海藻類などの水溶性の食品を摂取する．

② ガスが発生しやすい食品，揚げものや脂質の多い食品の摂取は控える．

③ 香辛料，酸味の強い食品，アルコール，炭酸飲料など刺激のある食品は控える．

第4章 特別治療食

A 栄養障害
B 代謝疾患
C 消化器疾患
D 循環器疾患
E 腎疾患
F 血液系疾患
G 筋骨格疾患
H 免疫・アレルギー疾患
I 呼吸器疾患

3　炎症性腸疾患

食品の選択

■潰瘍性大腸炎

① 活動期で，経口摂取ができない重篤な場合は，中心静脈栄養*4 とし，状態の回復に伴い経腸栄養*5 とする．

② 症状の回復に伴い，高エネルギー，高たんぱく質，高ビタミン，低脂質，低残渣食とする（高脂質食は n-6 系に偏りがちなので，緩解期においても，煮る，焼くなどの和食を中心とし，過度の脂質摂取は控えることが大切である）．

③ 魚類は良質なたんぱく質が豊富なうえ，これに含まれる EPA*6 が抗炎症効果の割合が高いという報告もされている．

④ 食物繊維の多い食品は控え，腸管を刺激しない，消化・吸収されやすい食品の選択，調理方法とする．

■クローン病

　クローン病の食事療法は，病状に応じて量や質を変更し，再燃を防ぐことが必要であるため，病状の改善がみられて緩解期となっても，成分栄養剤と経口摂取を併用した栄養食事療法を継続することが多い．また，退院後も在宅経管経腸栄養療法（HEN：home enteral nutrition）が実施されることもある．

① 活動期は禁食とし，栄養補給は ED（成分栄養剤）*7 による経腸栄養法（厚生労働省の治療方針による）とする．

② 症状が回復して，在宅治療など病態が緩解期であっても，上記栄養法と経口食事療法（低脂質・低残渣食）との併用でケアを行う．ただし，病状の良否により，ED と経口食事療法の割合は変動する（**図4-C-5**）.

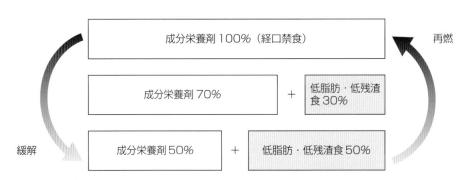

図4-C-5　クローン病の栄養食事療法のスケジュール
（山口和子編：臨床栄養学 食事療法の実習 第4版，p.60，医歯薬出版，2002 より一部改変）

*4,*5「第2章　栄養補給法」参照.
*6イコサペンタエン酸（エイコサペンタエン酸）：抗炎症作用のほか，抗血栓作用，血清脂質低下作用がある.
*7ED：半消化（低残渣）状態よりさらに進んだ形態のアミノ酸混合物で，腸粘膜からすぐに吸収可能な状態に調整してあるほとんど無残渣の栄養成分. p.24 参照.

③ 潰瘍性大腸炎同様，食物繊維の多い食品は制限し，加熱調理した消化のよい料理とする．

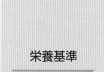
栄養基準

おもな腸疾患の栄養基準を**表4-C-9**に示す．

表4-C-9 栄養基準・食品構成例

		下痢症					便秘症	
		急性期Ⅰ	急性期Ⅱ	回復期Ⅰ	回復期Ⅱ	安定期	弛緩性	痙攣性
栄養基準量	エネルギー(kcal)	500	900	1,300	1,600	1,900	2,000	1,800
	たんぱく質(g)	20	40	70	75	80	75	75
	脂質(g)	15	20	30	40	45	55	40
	炭水化物(g)	90	150	200	250	300	300	250
食品構成（g）	おもゆ	400						
	かゆ		三分がゆ450	五分がゆ750	全がゆ750			
	米飯					600	玄米400	400
	パン						全粒パン80	90
	でんぷん	10	10					
	いも類	50	70	70	70	70	80	100
	砂糖	15	15	15	15		15	粉あめ30含む
	油脂類		バター5	バター10	10	10	20	10
	豆類		100	150	150	150	15	
	豆腐						100	100
	みそ	12	12		12	12	12	15
	魚介類		白身魚50	白身魚100	80	80	70	80
	肉類				60	60	50	60
	卵類		50	100	100	100	50	50
	卵黄	30						
	牛乳	200	200	200	200	200	200	100
	ヨーグルト	100	100	100	100	100	100	100
	緑黄色野菜	スープ150	スープ50	100	100	100	100	100
	その他の野菜	スープ150	スープ100	150	200	200	250	100
	果実類	100	150	150	200	200	200	200
	海藻類						5	5

第4章 特別治療食

A 栄養障害

B 代謝疾患

C 消化器疾患

D 循環器疾患

E 腎疾患

F 血液系疾患

G 筋骨格疾患

H 免疫・アレルギー疾患

I 呼吸器疾患

4 その他の腸疾患

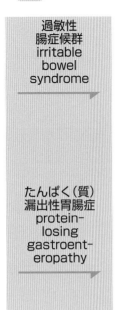

過敏性腸症候群 irritable bowel syndrome

心因性ストレスや不規則な生活が関与し，若い女性・中年男性に発症する．

■**分　類**

下痢型・便秘型・混合型（下痢と便秘が交互に起こる）

■**治　療**

暴飲暴食を避け，1日3食を規則正しく摂取して，生活リズムを整える．

脂質の過剰摂取に注意し，香辛料や冷たい飲料を控える．

食物繊維を（とくに便秘型は多めに）摂取する（**表4-C-10，11参照**）．

たんぱく（質）漏出性胃腸症 protein-losing gastroenteropathy

原因疾患により，消化管壁から消化管内へ多量の血漿たんぱく質（とくにアルブミン）が漏れ出てしまうことにより引き起こされる低たんぱく血症である．

■**治　療**

必要エネルギーを確保する．

低たんぱく血症がみられるため，高たんぱく食，低脂質食とする．

ビタミン・ミネラルを十分に摂取する．

表4-C-10　食物繊維の分類と作用

	種　類	構　成	おもな作用	効　果
不溶性	セルロース ヘミセルロース	β-ブドウ糖の直鎖状化合物 キシロース，マンノース，ガラクトース，五単糖，六単糖	大腸で多くの水分を吸収し，便のかさを多く，固さを軟らかく保ち，腸内通過時間を短縮させる	便の量，質の安定（大腸がんの予防）
	リグニン	非炭水化物化合物	細菌により分解されず，ほかの食物繊維に影響を与え，消化率を低下させる 胆汁酸などと結合し，便の通過時間を短縮させる	
	キチン（キトサン）	多糖類のポリグルコサミン	水分を吸収し，便の通過時間を短縮させる	
	イヌリン	フルクトース重合体		
水溶性	ペクチン	ガラクチュロン酸，キシロース，アラビノースの化合物	保水性に富み，細胞内の多糖類，でんぷん，たんぱく質と混じる	塩分を体外に放出，コレステロールの低下（高血圧，動脈硬化予防）
	グルコマンナン	D-マンノース，D-グルコースの高分子化合物	水により膨潤し，粘性溶液となる	
	アルギン酸	アルギン酸カルシウム，アルギン酸ナトリウム	ペクチンに類似し，冷却するとゼリー状に固まる	
	カラギーナン	多糖類のガラクトースとその誘導体	保水性に富み，ミネラル，たんぱく質によりゲル化	
	ガムと粘質物	多糖類ウロン酸を含むグルコマンナン，ガラクトマンナン	ペクチンに類似し，冷却するとゼリー状に固まる	

表4-C-11 食物繊維の多い食品（100g当たり）

水 溶 性				
食 品 名		食物繊維量（g）		
		総量	水溶性	不溶性
ガラクトマンナン，マンナンなど				
い も 類	じゃがいも（生）	1.2	0.4	0.8
	さつまいも（生）	2.8	0.9	1.8
	さといも（生）	2.3	0.8	1.5
	やまといも（生）	2.5	0.7	1.8
	板こんにゃく	2.2	0.1	2.1
ペクチン*など				
果 実 類	みかん／はっさく	1.0/1.5	0.5/0.2	0.5/1.3
	きんかん	4.6	2.3	2.3
	バナナ（生）	1.1	0.1	1.0
	もも	1.3	0.6	0.7
	パインアップル	1.2	0.2	1.0
	りんご	1.9	0.5	1.4
	柿／干し柿	1.6/14.0	0.2/1.3	1.4/12.7
	パパイア	2.2	0.7	1.5
	キウイフルーツ	2.6	0.6	2.0
	アボカド	5.6	1.7	3.9
	レーズン	4.1	1.2	2.9
	プルーン（乾）	7.1	3.4	3.8
	あんず（乾）	9.8	4.3	5.5
	いちじく（乾）	10.7	3.4	7.3
アルギン酸，カラギーナン				
き の こ 類	まいたけ	3.5	0.3	3.2
	なめこ	3.3	1.0	2.4
	しいたけ／（乾）	4.6/44.0	0.4/2.7	4.1/46.7
	ぶなしめじ	3.5	0.3	3.2
	えのきたけ	3.9	0.4	3.5
	まつたけ	4.7	0.3	4.4
	もずく	1.4	—	—
	めかぶ	3.4	—	—
	わかめ／（乾）	3.6/32.7	—/—	—/—
	くきわかめ	5.1	—	—
	まこんぶ	27.1	—	—
	あおのり	35.2	—	—
	焼きのり	36.0	—	—
	ひじき	51.8	—	—
	角寒天	74.1	—	—

不 溶 性				
食 品 名		食物繊維量（g）		
		総量	水溶性	不溶性
セルロース，ヘミセルロース，リグニンなど				
穀 類	米	0.5	Tr	0.5
	胚芽米	1.3	0.3	1.0
	玄米	3.0	0.7	2.3
	赤飯	1.6	0.1	1.5
	食パン	2.2	0.4	1.9
	ライ麦パン	5.6	2.0	3.6
	そば粉	4.3	0.8	3.5
	オートミール	9.4	3.2	6.2
豆・豆製品・種実類	だいず（乾）	17.9	1.5	16.4
	だいず（茹）	6.6	0.9	5.8
	きな粉	18.1	2.7	15.4
	納豆	6.7	2.3	4.4
	あずき（乾）	15.3	1.0	14.2
	ぎんなん	1.6	0.2	1.4
	くり	4.2	0.3	3.9
	アーモンド	10.1	0.8	9.3
	いりごま	12.6	2.5	10.1
	くるみ	7.5	0.6	6.9

混 合				
食 品 名		食物繊維量（g）		
		総量	水溶性	不溶性
セルロース，ペクチン*，イヌリンなど				
野 菜 類	だいこん	1.4	0.5	0.9
	切干し大根	21.3	5.2	16.1
	セロリ	1.5	0.3	1.2
	キャベツ	1.8	0.4	1.4
	こまつな	1.9	0.4	1.5
	ほうれんそう	2.8	0.7	2.1
	とうもろこし（茹）	3.1	0.3	2.8
	たけのこ（茹）	3.3	0.4	2.9
	かぼちゃ（生）	3.5	0.9	2.6
	おくら（生）	5.0	1.4	3.6
	ごぼう（生）	5.7	2.3	3.4
	かんぴょう（乾）	30.1	6.8	23.3

*未熟の場合は，プロトペクチンとして存在するので不溶性であるが，成熟するに従い水溶性となる

〔日本食品標準成分表2020年版（八訂）より〕

第4章 特別治療食

A 栄養障害
B 代謝疾患
C 消化器疾患
D 循環器疾患
E 腎疾患
F 血液系疾患
G 筋骨格疾患
H 免疫・アレルギー疾患
I 呼吸器疾患

肝疾患 *liver disease*

⭐ *Introduction*　肝臓は，重さが 1,100〜1,300 g あり，人体のなかで最も大きい臓器である．ほかの臓器と異なり，動脈，静脈のほかに門脈とよばれる血管をもち，消化・吸収された栄養素を搬入する．また，さまざまな代謝，解毒機能のみならず，胆囊，膵臓，消化管との関連も深い（図4-C-6〜8）．

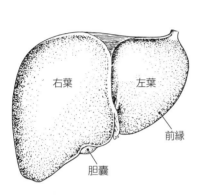

図 4-C-6　肝臓上面

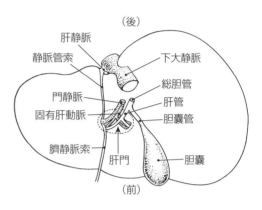

図 4-C-7　肝臓下面模式図

（藤田：人体解剖学，改訂第 41 版，南江堂，1993 より）

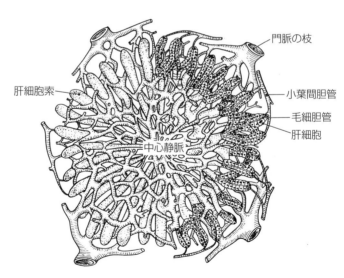

図 4-C-8　肝細胞と門脈の枝，中心静脈，毛細胆管の関係

（柴田茂男・宇津木良夫・里和スミヱ：臨床栄養学，建帛社，2000 より）

肝臓の機能

■栄養代謝

① 炭水化物の代謝

・消化された炭水化物は門脈から肝臓に運ばれ，グリコーゲンとして貯えられ，必要に応じてブドウ糖として血中へ放出される．

② たんぱく質の代謝

・血漿たんぱくの生成，体たんぱくの合成などを行う．

・脱アミノ酸反応で生じる有害アンモニアから無害な尿素をつくり，腎臓から尿として排泄させる．

③ 脂質の代謝

・食物中の脂肪の分解産物である脂肪酸から中性脂肪を合成し，VLDL（超低比重リポたんぱく）として血中に排出させる．また，コレステロール，リン脂質の合成も行う．

④ ビタミンの代謝

・脂溶性ビタミン（A，D，K，E）を貯えて活性化し，中間代謝を行う．

■ビリルビン代謝

ビリルビンは老化赤血球から1日300 mg生成され，これは間接型ビリルビンとよばれる．その後，血中に放出され，肝臓でミクロゾームの酵素系により抱合され，直接型ビリルビンとなり胆汁中に排泄される．この排泄がうまくいかず，皮膚や粘膜が黄色くなった状態を黄疸という．

■胆汁の生成

胆汁の主成分は胆汁酸で，肝細胞中でコレステロールから生成される．十二指腸に排泄された胆汁酸の大部分が腸から吸収されて肝臓へ戻り（腸肝循環），再利用される．

■解毒機能

代謝産物として生じた有害物質や腸管から吸収した薬物などを分解し，排泄する．

1　分類とその概要

肝疾患の分類

■ウイルス性肝炎，自己免疫性肝炎

生活習慣以外の原因で起こる．

■脂肪肝，アルコール性肝炎

生活習慣が原因で起こる．

1　急性肝炎　acute hepatitis（ウイルス性肝炎など）

原因としては，薬物，アルコール飲料などもあるが，大半はウイルスの感染によるものである．肝炎ウイルスには，A，B，C，D，E[*1]，G型などが存在するが，日本ではA，B，C型がほとんどを占める．A型は経口感染，B，C型は血液，体液などによる非経口感染の経路をたどる．

 foot note

*1 E型：最近，豚の生肉からの集団感染，また，野生のシカの生肉からヒトへの感染が報告された．

第4章　特別治療食

A 栄養障害
B 代謝疾患
C 消化器疾患
D 循環器疾患
E 腎疾患
F 血液系疾患
G 筋骨格疾患
H 免疫・アレルギー疾患
I 呼吸器疾患

A型ウイルス 性肝炎 （HAV）	RNAウイルスに起因し，生の貝類（かきなど），井戸水などを介して集団発生し，平均4週間の潜伏期間を経て発症する．6〜8週間で完治し，ほとんど慢性化しない．
B型ウイルス 性肝炎 （HBV）	DNA（deoxyribonucleic acid）ウイルスに起因する．水平感染と垂直感染があり，出産時の母子感染（垂直感染）の場合，子はキャリア*2（保菌者）となる．このうち，約10％は肝機能障害のある症候性キャリアで，加齢とともに慢性肝炎，肝がんへと進展する可能性があるが，免疫グロブリンワクチン投与により発症を予防できる． 原因は，輸血用血液による割合は減少し，性行為と針刺事故がほとんどを占める．
C型ウイルス 性肝炎 （HCV）	A型同様RNAウイルスに起因する．1992年以降の事前検査実施により血液および血液製剤による感染は減少している．血液付着物による外傷(手術，注射，鍼，注射器による覚醒剤の廻し打ち，刺青，ピアスなど)が主原因である．
劇症肝炎	肝炎ウイルスのうち肝細胞が広範囲に壊死し，短期間で肝不全，多臓器不全になる状態で，B型肝炎によるところが多い． 発病後10日以内に脳症の発現する急性型と，それ以降に発現する亜急性がある．後者の予後はきわめて悪い．
急性肝炎の おもな症状	全身の倦怠感，悪心，嘔吐，黄疸*3． AST，ALT，LDH，ZTT，TTTなど． IgM-HA抗体，HBs抗原，IgM-HBc抗体，HCV抗体，HCV-RNAなど．

2　慢性肝炎　chronic hepatitis（ウイルス性肝炎，アルコール性肝炎*4など）

急性肝炎発病後6か月以上，肝機能検査値の異常とウイルス感染が持続している状態である．また，長期の過剰アルコール，抗生物質の使用により慢性化する場合もある．

■ B型ウイルス性肝炎

慢性化することもある．

foot
note

*2肝炎の症状を示さない場合もあり，無症候性キャリアとよばれる．
*3黄疸：急性肝炎，胆石など肝胆膵疾患において，血清ビリルビン濃度の増加した場合，その色素が皮膚，眼球結膜に沈着，黄変した状態．
*4アルコール性肝炎の多くが，アルコール依存症ともいわれる．アルコール依存症とは，常習飲酒からアルコール耐性が上昇し，アルコールを断つことができなくなる状態をいう．胃・肝・膵疾患などのほか，精神障害も伴う．

第4章 特別治療食

A 栄養障害
B 代謝疾患
C 消化器疾患
D 循環器疾患
E 腎疾患
F 血液系疾患
G 筋骨格疾患
H 免疫・アレルギー疾患
I 呼吸器疾患

■ C型ウイルス性肝炎

60％以上の高率で慢性化しやすい．

おもな症状

全身の倦怠感，食欲不振，腹部膨満感，クモ状血管腫，手掌紅斑*5 など．自覚症状がない場合もある．

臨床検査

AST，ALT，TTT，ZTT，血清アルブミン，腹部超音波，腹部CT，腹腔鏡*6，肝生検など．γ-GTP（アルコール性肝炎で上昇）．

3 肝硬変症 hepatic cirrhosis（ウイルス性肝炎，アルコール性肝炎，脂肪肝）

慢性肝炎の末期であり，肝実質細胞の壊死，変性の繰り返しにより肝臓の表面が線維化して，硬くでこぼこになり，萎縮して肝機能は著しく低下する．約65％がC型ウイルスで占められる．臨床症状により代償期と非代償期の2つに分類されるが，非代償期肝硬変がさらに進行した状態が肝不全である（図4-C-9）．

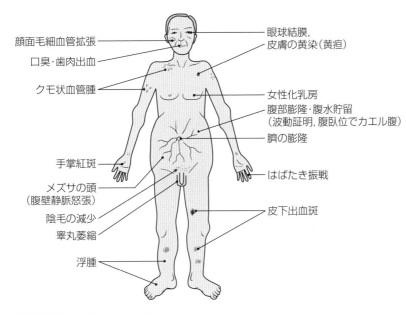

図4-C-9 肝硬変の症状

（後藤昌義，瀧下修一：新しい臨床栄養学 改訂第5版，p.58，南江堂，2010より許諾を得て転載）

foot note

*5 手掌紅斑：親指や小指の付け根などふくらんでいる部分に，かなり強い赤の斑点状のものがみられる．赤い部分を押すと色が消えるのが特徴．掌の中央部分にはみられない．

*6 腹腔鏡：臍部周囲から内視鏡カメラを挿入し，腹腔内を観察する．傷が小さく，術後の回復が早いことから，腹腔鏡下手術が知られている．

おもな症状	■代償期
	全身の倦怠感，食欲不振，クモ状血管腫，手掌紅斑，非代償期の状態がみられない場合．
	■非代償期
	黄疸，腹水，浮腫，消化性出血，食道静脈瘤やその破裂，末期は肝性脳症，肝性昏睡など．
臨床検査	AST，ALT，LDH，γ-GTP，血清アルブミン，ChE，プロトロンビン，腹部超音波，腹部 CT，肝生検による組織検査など（組織の破壊，炎症の程度を把握する）．

4 脂肪肝 fatty liver

過食による肥満，アルコール飲料の多量摂取，糖尿病などにより脂肪酸分解能の低下，脂肪酸供給の増加など肝細胞内の脂質代謝異常が起こり，中性脂肪が異常に蓄積する状態*7で，生活習慣病の素地をつくる因子として認識されるようになった．また，低栄養によるたんぱく質不足のための栄養障害や，薬物性肝障害によるものもある．

おもな症状	自覚的には無症状が多い．肥満，アルコール飲料の多量摂取，糖尿病などが背景となる．
臨床検査	AST，ALT，γ-GTP，血清アルブミン，ChE，ALP，TG，TC，HDL コレステロール，空腹時血糖，HbA1c，腹部超音波，CT など．

5 非アルコール性脂肪性肝炎 non-alcoholic steato hepatitis：NASH

アルコール摂取習慣がほとんどない場合でも，肝硬変・肝癌に移行する病態をさす．原因ははっきりしないが，脂肪細胞の蓄積によるインスリン抵抗性が肝臓に悪影響を及ぼすともいわれる．脂肪肝に比べ進行性であり，治療反応が悪いため，脂肪肝から NASH への予防が必要である．

おもな症状	初期はほとんど自覚症状がないが，進行した場合は疲労，体のだるさ，食欲不振など，一般的な肝疾患の症状の出現がみられる．
臨床検査	AST，ALT，γ-GTP，TG，TC，ALP，腹部超音波，CT，CRP，病理検査（肝生検*8）など．

foot note

*7肝細胞内の脂質含量（おもに中性脂肪）が，肝重量の 5%（正常 2〜4%），組織学的には肝小葉の 30% 以上の脂肪化が認められる場合．
*8肝生検：腹部に穿刺して肝細胞の一部を採り，炎症や線維化の進行状況をみる．

2 栄養食事アセスメント

第4章 特別治療食

A 栄養障害

B 代謝疾患

C 消化器疾患

D 循環器疾患

E 腎疾患

F 血液系疾患

G 筋骨格疾患

H 免疫・アレルギー疾患

I 呼吸器疾患

　肝炎ウイルス感染などによる肝臓への代謝の悪循環を抑えることを目的とする.

急性期

① ウイルス性肝炎の急性期は，発病期間が短いため，大きな栄養障害はみられにくいが，嘔吐，発熱がある場合は，食欲不振につながるので，食事摂取量，体重，血清アルブミン値などで栄養評価を行う.

② 肝機能検査値は上昇を示すが，A 型肝炎はとくに TTT の上昇が著しい. C 型肝炎の AST，ALT は A 型・B 型肝炎に比べやや低値を示す.

慢性期

① 消化器官への胆汁酸流入の低下による黄疸や全身の倦怠感がみられ，AST，ALT は高値を示す. 進行すると血清アルブミン値の低下，血小板の減少がみられる.

② B 型・C 型肝炎ともに早期インターフェロンの使用は有効であるが，療法開始時や，悪心，嘔吐の出現などによる食欲不振で，食事摂取量の減少がみられる場合は，体重，体脂肪率によりエネルギーを，血清アルブミン値により（低アルブミン血症*9 の有無など）たんぱく質摂取量の状態を評価する.

肝硬変症

　非代償期は，生理的・代謝的障害によるさまざまな症状（p.100 参照）がみられるので，身体・食事摂取量・臨床検査状況と併せて評価する.

① AST，ALT は基準値に近い値を示すこともあるが，AST と ALT の比では AST/ALT＞1*10 となるため判断できる.

② ChE は，ほとんどが肝臓で合成され肝細胞の合成能の指標となるが，肝硬変では著しく低下し，肝不全ではアルブミンとともに最低を示す.

腹水・浮腫

① 低アルブミン血症の出現により膠質浸透圧低下が起こり，組織が硬化するため門脈圧が上昇する（図4-C-10）. また，アルドステロンの増加によりナトリウムが貯留するため，塩分を制限し，利尿剤の投与を行う.

② 患者の腹水（胸水）を濾過・濃縮して，たんぱく成分（アルブミンなど）を回収し，再び体内に戻す CART（腹水濾過濃縮再静注法）を検討する.

肝性脳症

① 処理されないアンモニアにより NH₃ は高まり（高アンモニア血症*11），直接大静脈から脳へ移行することから，肝性脳症*12 が起こる. このため，

*9低アルブミン血症：肝臓におけるたんぱく質合成能が低下した状態.

*10Karmen 法による.

*11高アンモニア血症：残留アンモニアによる尿素合成能の低下.

*12肝性脳症：異常行動，せん妄（意識障がいのひとつ），言語障がいなどから，重篤な場合は昏睡にいたる.

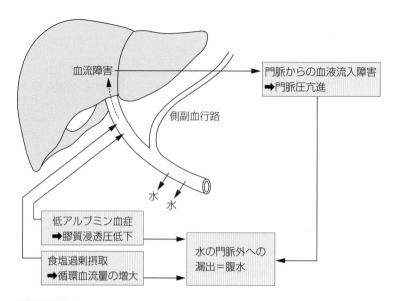

図4-C-10 腹水発症の機序

（佐藤和人・本間健・小松龍史編：エッセンシャル臨床栄養学 第2版, p.40, 医歯薬出版, 2003 より）

本来肝機能維持に必要なたんぱく質は，低く保つことが必要である．
② 肝不全では，アミノ酸処理能の低下による芳香族アミノ酸（AAA）の上昇と分岐鎖アミノ酸（BCAA）の低下（血漿アミノ酸インバランス）がみられる．この割合をフィッシャー（F）比（BCAA/AAA のモル比）といい，肝性脳症の発現に関与する（**図4-C-11**）．F比の目安は健常者3.0〜3.5，肝硬変非代償期および肝不全者1.0程度である．
③ 食事・アミノ酸製剤の共用摂取が多いため，食後は，即時喫食状況の把握を継続することが必要である．
④ 高アンモニア血症には，乳酸菌製剤の投与も行う．

食道静脈瘤

　肝組織が線維化すると，血液の流れが悪くなり門脈圧を亢進させる．その結果，血液が門脈以外の静脈に流れ込むため，体内（とくに腹部や食道）に静脈瘤をつくり破裂が起こる．そのほか，門脈から逆流した血液（血漿）が腹膜にしみ出して，腹水貯留を起こすこともある．したがって，食道の上皮組織に損傷を与えないために，硬い食品や刺激物はさける．

脂　肪　肝

① 肥満を伴うことが多いため，体重，体脂肪率，皮下脂肪厚などから肥満度の状態を評価し，肝機能検査，脂質代謝検査，糖負荷試験による耐糖能検査や食事・嗜好品（アルコール，飲料水，菓子など）摂取状況も併せて評価する（過度のアルコール常用者には飲酒量の把握を十分に行う）．
② AST，ALT，γ-GTP の上昇がみられ，ChE は肥満症，脂質異常症と同様高値を示す．

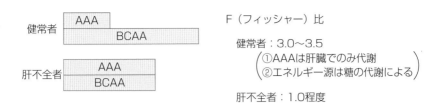

F（フィッシャー）比

健常者：3.0〜3.5
（①AAAは肝臓でのみ代謝
②エネルギー源は糖の代謝による）

肝不全者：1.0程度

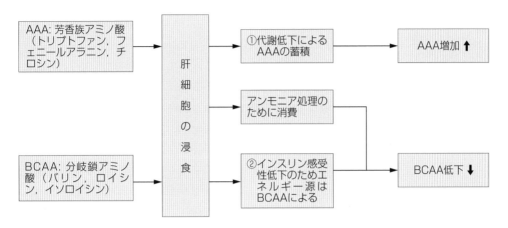

図4-C-11 肝不全者のフィッシャー比（BCAA/AAA）が低下するメカニズム

③ コレステロールの肝臓での合成や胆汁への排泄が亢進することから，総コレステロールの上昇，HDL の低下やコレステロール胆石などの合併もみられる．

④ 糖尿病を伴う場合，空腹時血糖，HbA1c など耐糖能異常からも評価する．

⑤ 飢餓，クワシオコール*13 など低栄養による脂肪肝の場合は，血清たんぱく，ヘモグロビンなどによる低栄養状態の評価も行う．

⑥ ほとんど食事を摂取せず，飲酒に依存している場合は γ-GTP の上昇がみられる．低栄養状態を体重，皮下脂肪厚，アルブミン値により評価する．

非アルコール性脂肪性肝炎

γ-GTP はアルコール性肝炎に比べ高くない．しかし，アルコール性肝炎が AST＞ALT に対し，NASH では AST＜ALT を示す．このような上昇がみられた場合，さらに肝生検により判断を確定する．

foot note　*13クワシオコール：眼窩がくぼみ，腹部が突出する状態．皮膚はセロファン様．長期間の飢餓が続く発展途上国の子どもにみられる．たんぱく質源の欠乏した食事に由来する栄養失調症で，筋肉の萎縮がみられるが，皮下脂肪は保たれ，脂肪肝を認める．

第4章 特別治療食

A 栄養障害
B 代謝疾患
C 消化器疾患
D 循環器疾患
E 腎疾患
F 血液系疾患
G 筋骨格疾患
H 免疫・アレルギー疾患
I 呼吸器疾患

3 栄養食事ケアプラン

1 急性肝炎・慢性肝炎

食品の選択

高たんぱく，高ビタミン，適正なエネルギーを基本とする．

① 食欲不振などがみられる初期には，炭水化物主体の軟らかい料理を食べられる量だけとし，輸液による栄養補給を行う．

② エネルギーは，標準体重 25〜30 kcal/kg（慢性肝炎：30 kcal/kg），たんぱく質 1.2〜1.5 g/kg，脂質 20〜25％エネルギー比を基準とする．

③ 黄疸が出現している場合は，脂肪を制限する．急性肝炎回復期や慢性肝炎の場合も，脂肪エネルギー比は 25％までとする．

④ 過剰なエネルギーは，肝臓に負担をかけ，脂肪肝の原因にもなる．高エネルギーにならない食品を選び，良質なたんぱく質を十分に摂取する．

⑤ ビタミンの消耗が激しいので，野菜や果物は十分補給する．

⑥ アルコール飲料はさける．

⑦ しじみ，レモンは胆汁の分泌を促す利胆作用[*14]があるので，利用する．

⑧ C 型慢性肝炎の場合は，腸からの鉄の吸収が高まりやすく，肝臓に蓄積されて肝機能が悪化する．鉄の摂取量は 6 mg/日以下とする．

⑨ C 型肝炎は，B 型肝炎のように免疫グロブリン製剤はなく，インターフェロン療法などが実施されている．

2 肝硬変症

食品の選択

■代償期

① 慢性肝炎に準じ，質のよいたんぱく質，ビタミンを十分摂取する．

② 脂溶性ビタミン（A，D，E，K）は代謝上重要な役割があることから極端な制限は控える．

③ 亜鉛は肝臓の線維化（肝硬変症）を抑制する働きがある．亜鉛が欠乏すると肝星細胞が活性化して活性酸素種の産生量が増加し，それに伴い細胞内の GSH（グルタチオン）量が低下して肝臓の線維化が亢進する．

■非代償期

さまざまな症状の発現があるため，各々に対応しなければならない．

① 腹水，浮腫を予防するための塩分制限では，うま味，酸味，香辛料を利用する．だしはやや濃いめにとり，酢，レモンなどのかんきつ類，香辛料などを利用し，佃煮，ハムなどの食塩含有量の多い加工食品は控える．

② 調味料に使用する酒，酒かす，発酵性の強い漬物などの使用は最小限に留め，加熱してアルコールをとばしてから使用する．

foot note

*14利胆作用：胆汁分泌を促進する作用．肝臓から胆汁分泌そのものを促進する場合と，胆嚢を収縮して胆汁の排泄を促進する場合がある．

③ 高アンモニア血症の場合は，経口摂取を制限し，30 g/日程度の低たんぱく質食とする．アンモニア産生の多い動物性たんぱく質（メチオニン，チロシン，トリプトファン含量が多い）よりも植物性たんぱく質を選択する．

④ 食事は分岐鎖アミノ酸を多く含む食品を選び，アミノ酸製剤の併用も行う．

⑤ アミノ酸製剤（BCAA 製剤）は，大きく 2 つに分けられる．食事からの栄養摂取が可能な場合は，BCAA 製剤のみの選択でよいが，不可能な場合は，ほかの栄養素も含まれた BCAA 製剤の選択が必要である．

⑥ 食道静脈瘤がみられる場合は，破裂による出血を予防するため，流動食あるいは軟食とし，硬い食品はさけ，よくかむよう促す．

3 脂肪肝

食品の選択

過栄養，肥満，アルコールが主原因であることが多いので，肥満症，糖尿病などと同様炭水化物を主体としたエネルギーコントロール食を基本とする．

① エネルギーは，標準体重 20〜25 kcal/kg，たんぱく質 1.2 g/kg，脂肪エネルギー比 20〜25％程度とする．

② たんぱく質源は，ひき肉，ロース肉よりもささ身などの脂身の少ない部位や，魚類，低脂肪乳など脂肪の少ない食品を利用し，大豆製品などの植物性食品を併せて選択する．

③ 砂糖を含むジュース・菓子類を禁止する．

④ 果物は，糖質の多いバナナなどを制限し，糖質の少ないいちごやかんきつ類を利用する．

⑤ 揚げるより蒸す，煮る，焼くといった調理方法を選ぶ．

⑥ 油脂類は，不飽和脂肪酸を多く含むものを選ぶ．

⑦ 食物繊維を努めて摂取し，食塩含有量の多い食品は控える．

⑧ アルコール飲料は禁止または制限する．

⑨ アルコール依存症の場合は専門医に指導を仰ぐ．

⑩ まれに黄疸，高アンモニア血症が出現する場合がある．肝硬変症非代償期に準じる．

⑪ 規則正しい生活リズムを指導する．

4 非アルコール性脂肪性肝炎（NASH）

過栄養による糖尿病，脂質異常症，高血圧症（循環器系）などの合併もみられることから，生活習慣病に由来することが多いと考えられるため，体重（BMI），体脂肪率，腹囲などの計測を実施し，肥満（とくに NASH 患者の 9 割近くが内臓型肥満）の状態をモニタリングしながら，脂肪肝と同様に食品の選択，調理方法（脂肪肝を参照，ただし⑧，⑨は除く）によるケアを基本とする．

第 4 章 特別治療食

A 栄養障害
B 代謝疾患
C 消化器疾患
D 循環器疾患
E 腎疾患
F 血液系疾患
G 筋骨格疾患
H 免疫・アレルギー疾患
I 呼吸器疾患

栄養基準・
献立例

おもな肝疾患の栄養基準と献立例を**表 4-C-12～14** に示す.

表 4-C-12 栄養基準・食品構成例

		急性肝炎初期	急性肝炎回復期 慢性肝炎 肝硬変症代償期	肝硬変症 非代償期		脂肪肝	
栄養基準量	エネルギー （kcal）	1,600	2,000	1,200		1,500	
	たんぱく質 （g）	70	85	40		60	
	脂　質 （g）	30	54	15		35	
	炭水化物 （g）	250	300	230			
食品構成（g）	米	220	170	250		150	
	パ　ン		90			80	
	いも類	60	70	50		80	
	砂　糖	20	20	15		15	
	油脂類	5	10			8	
	大豆製品	70	80	40		100	
	み　そ	8	13			13	
	魚介類	80	90	30		50	
	肉　類	40	70	鶏ささ身	25	鶏ささ身	50
	卵　類	50	100	25		20	
	牛　乳	200	200	スキムミルク	10	低脂肪乳	200
	緑黄色野菜	100	100	60		100	
	その他の野菜	200	200	150		200	
	果実類	150	130	150		100	
	海藻類	5	5	2		2	

表 4-C-13 献立例〔急性肝炎初期〕

区分	献立名	材料名	数量(g)	備考
朝食	ごはん	米飯	170	
	ポーチドエッグ 野菜あんかけ	卵	50	
		しいたけ(生)	10	
		にんじん	10	
		グリンピース	5	
		だし汁	30	
		砂糖	0.6	
		しょうゆ	1.5	
		かたくり粉	1	
	焼きなす	なす	70	
		かつお節	0.5	
		しょうゆ	4	
	いちご ミルク	いちご	50	
		牛乳	95	
		はちみつ	5	
昼食	ごはん	米飯	170	
	グラタン	マカロニ	10	
		豚もも肉	40	
		ほうれんそう	50	
		小麦粉	5	1) ①トマトは横半分に切って，中をくり抜き，種以外を刻む ②たまねぎ，パセリはみじん切りにしてさらし，レモン汁をかける ③①，②，まぐろをマヨネーズであえ，トマトのカップに戻す ④さいのめにしたきゅうりをのせる
		植物油	3	
		牛乳	100	
		塩	1	
		パルメザンチーズ	5	
	トマトカップ[1]	トマト(1/2個)	80	
		たまねぎ	10	
		パセリ	0.5	
		レモン汁	1	
		まぐろ(水煮缶)	10	
		マヨネーズ	3	
		きゅうり	10	
*間食	りんご[2] (季節の果物)	りんご	100	2) りんごは縦に切って，芯をとり，食べやすい大きさに切る

区分	献立名	材料名	数量(g)	備考
夕食	ごはん	米飯	170	
	煮魚[3]	まぐろ	70	3) 戻したわかめは，ザク切りにし，魚の残り汁で煮付け，魚と合わせる
		だし汁	60	
		砂糖	2.5	
		しょうゆ	4.5	
		酒	1.5	
		わかめ(生)	5	
	いも田楽	さといも	60	4) なめこは，さっと湯通しして冷ます
		だし汁	5	
		みそ(甘)	5	5) ①豆腐は一度湯通しして，水をきってから，うらごしする ②戻した寒天をだし汁で煮とかして50gにし，45℃くらいに冷ます ③①と②をまぜ合わせ，流し缶で固め，天突きで器に突き出す(または，切る) ④かけ汁は，火を通してから冷まし，③にかける
		砂糖	2	
		みりん	5	
	おろしあえ[4]	だいこん	60	
		なめこ	10	
		砂糖	1	
		酢	2.5	
	滝川豆腐[5]	絹ごし豆腐	70	
		棒寒天	1.5	
		だし汁	60	
		きゅうり	10	
	かけ汁	しょうゆ	6	
		酢	6	
		砂糖	1	

＊間食に高たんぱく食品(高たんぱく飲料)を用いてもよい.

第4章 特別治療食

A 栄養障害
B 代謝疾患
C 消化器疾患
D 循環器疾患
E 腎疾患
F 血液系疾患
G 筋骨格疾患
H 免疫・アレルギー疾患
I 呼吸器疾患

表 4-C-14　献立例〔急性肝炎回復期，慢性肝炎，肝硬変症代償期〕

区分	献立名	材料名	数量(g)	備考
朝食	ごはん	米飯	185	
	みそ汁	かぼちゃ	30	
		ながねぎ	15	
		だし汁	150	
		みそ（淡辛）	8	
	だし巻き卵	卵	55	
	大根おろし添え	かに（缶）	5	
		だし汁	8	
		砂糖	2	
		塩	0.3	
		植物油	0.3	
		だいこん	30	
	おひたし	青菜	50	
		しょうゆ	2.5	
		かつおぶし	1	
	のり	焼きのり	1	
	煮付け[1]	切干し大根	10	1）しじみは空炒りして身をとり出し，でき上りまぎわに加える
		しじみ（身）	5	
		にんじん	15	
		だし汁	40	
		砂糖	2	
		しょうゆ	4	
昼食	サンドイッチ	食パン	90	
		マーガリン	7	
		卵	40	
		たまねぎ	10	
		マヨネーズ	4	
		きゅうり	30	
		塩	0.3	
		レタス	10	
		トマト	30	
	スープ	キャベツ	20	
		にんじん	10	
		たまねぎ	10	
		パセリ	0.5	
		野菜スープ	150	2）①豆腐は一度湯通ししたあと，軽くおもしをして，水気をきる
		塩	1.1	
	豆腐サラダ[2]	木綿豆腐	75	②ささ身は酒をふりかけて蒸し，ほぐす
		鶏ささ身	10	
		酒	0.3	
		わかめ（生）	5	

区分	献立名	材料名	数量(g)	備考
昼食		かいわれ大根	10	
		植物油	5	
		塩	0.2	
		酢	5	
		砂糖	1	
間食	チーズレーズン茶巾	さつまいも	70	
		プロセスチーズ	10	
		エバミルク[3]	5	3）牛乳5gも可
		砂糖	7	
		レーズン	5	
	飲みもの	牛乳	200	
夕食	ごはん	米飯	185	
	真珠蒸し[4]	鶏ひき肉	60	4）①もち米は前の日に水につけておく
		たまねぎ	10	②肉団子の周りに，水気をきった①をまぶしつけ，強火で15分程度蒸す
		生パン粉	10	
		（または乾燥パン粉	5）	
		卵	5	
		砂糖	2	
		塩	0.7	
		かたくり粉	5	
		もち米	10	
		サラダ菜	10	
		レモン	10	
	蒸しもの2種[5]	さわら	40	5）①さわらとほたてがいは，酒をふりかけ，15分おいたあと，蒸す
		ほたてがい	40	
		酒	4	②たれをつくり，①にかける
	たれ	だし汁	8	
		砂糖	4	
		酒	4	
		しょうゆ	5	
		だいこんおろし	40	
	ごまあえ	ほうれんそう	60	
		白ごま（切りごま）	3	
		砂糖	2	
		みそ（淡辛）	3	
		しょうゆ	2	
		だし汁	3	
	果物	季節の果物	130	

C 消化器疾患

胆道疾患 *biliary tract disease*

Introduction　胆嚢と肝管，胆嚢管を合わせたものが胆道である（**巻末付図参照**）．胆嚢では，肝臓で生成された胆汁を一時貯留し，約 1/10 に濃縮する．食物が十二指腸に達すると，消化管ホルモンが分泌され，胆嚢の収縮が起こり，胆汁を排出し，脂肪，脂溶性ビタミンの消化・吸収を助ける．胆汁の主成分は，胆汁酸，ビリルビン，コレステロールなどである．胆石症，胆嚢炎ともに，40〜50 歳代，女性，肥満者の罹患率が高い．

1　分類とその概要

1　胆石症　gallstone disease

胆石の分類　　胆石は，胆嚢や胆嚢管にできた結石である．その主成分により次のように分類される．

■**コレステロール胆石**

胆汁のコレステロールは，胆汁酸とレシチンでミセルを形成しているが，これが不完全な場合，コレステロール濃度が上昇し，結石となる．

■**ビリルビン胆石（色素胆石）**

主成分はビリルビンカルシウム，黒色石（黒色胆石）など．

■**そのほかの胆石**

炭酸カルシウムなど．

2　胆嚢炎　cholecystitis

胆嚢に炎症が起こる疾病で，胆肝炎と併発することが多い．胆嚢は無菌状態で，細菌が入ってくると胆汁によって殺菌される．しかし，胆石などにより胆汁の流れが悪くなると炎症が起こる．胆嚢炎のほとんどは胆嚢内に胆石を伴うことが多い．

おもな症状　　上腹部の疝痛発作[*1]，発熱，嘔吐，黄疸など．サイレントストーン（沈黙の石）といわれるように，自覚症状が現れない場合もある．

臨床検査　　腹部超音波，腹部 CT，胆嚢造影，白血球，血沈，CRP，血清ビリルビン，AST，ALT など．

[*1] 激しい間歇的（止んでまた起こる）腹痛発作．

第4章　特別治療食

A 栄養障害

B 代謝疾患

C 消化器疾患

D 循環器疾患

E 腎疾患

F 血液系疾患

G 筋骨格疾患

H 免疫・アレルギー疾患

I 呼吸器疾患

2 栄養食事アセスメント

食生活の欧米化に伴い，日本人の胆嚢に発現する胆石はコレステロールに由来するものが増加しており，約70%を占める．また，胆嚢炎を併発していることも多い．

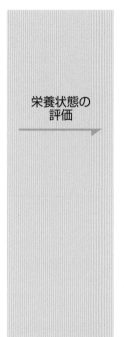

栄養状態の評価

① 身体計測の際，肥満，脂質異常症，糖尿病などの合併がみられる場合は，体脂肪率，標準体重比，BMIなどと動物性脂質やコレステロールの過剰摂取を記録（調査）した食事内容による栄養評価を行う．
② 胆嚢炎や胆道感染時は，白血球，血沈，CRPの上昇が顕著で，ビリルビン値の上昇は胆管炎を疑う．
③ 急性期は，胆石，胆嚢，胆管いずれの場合も絶食させ，中心静脈栄養を中心とした栄養管理とする．
④ 腸粘膜での胆汁酸現象による脂質消化不良や高脂質摂取時に痛みがあることから，脂質のコントロールをする．
⑤ 脂質，炭水化物（とくに砂糖などの二糖類や単糖類）の過剰摂取は，肥満や脂肪肝を，食物繊維の減少は胆汁酸排出量の減少や血中コレステロールの増加を助長するため，発作や再発が起こらないような食事摂取に努める．

3 栄養食事ケアプラン

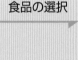

食品の選択

① 疝痛発作や食欲不振，嘔吐が続く急性期は絶食とし，輸液による栄養補給を行う．
② 症状の回復により流動食から軟食へ移行する．
③ 脂質含量の多い食品やコレステロールを多く含む食品は控える．
④ 揚げるより蒸す，焼くなどの調理方法で脂質摂取を抑える．
⑤ コレステロールの上昇を抑え，腸内圧を高めて発作の原因となる便秘を予防するため，食物繊維の摂取に努める．
⑥ アルコール飲料はさける．また，炭酸飲料，コーヒー，刺激物などの摂取は控える．

膵疾患 *pancreatic disease*

第4章 特別治療食

A 栄養障害

B 代謝疾患

C 消化器疾患

D 循環器疾患

E 腎疾患

F 血液系疾患

G 筋骨格疾患

H 免疫・アレルギー疾患

I 呼吸器疾患

Ⅰntroduction　膵臓は，胃の後方，十二指腸と脾臓のあいだに位置する（**図4-C-12**）．肝臓・胆道との関連が深いため，これらの疾病と影響し合うことも多い．

また，膵臓は外分泌と内分泌の2つの機能を併せもつ．

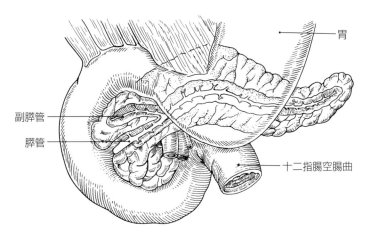

胃

副膵管

膵管

十二指腸空腸曲

図4-C-12　膵臓と膵管

（Kahle：人体解剖図説より）

膵臓の機能

■外分泌機能

膵臓からは多くの消化酵素が十二指腸に向け分泌されている．しかし，膵臓が侵されると，膵臓内部でトリプシノーゲンなどの酵素の活性化により膵臓自体が自己消化をはじめ，浮腫，出血，壊死などが生じる．

■内分泌機能

ホルモンを血液中に分泌し，糖代謝の調整をする（**表4-C-16**）．通常血糖は，膵臓のランゲルハンス島におけるホルモン（グルカゴン，インスリン）の分泌により調節されている．しかし，インスリンの欠乏やインスリン作用を阻害する因子（グルカゴン，カテコールアミン，インスリン抗体など）の過剰により，糖代謝異常を起こす場合が糖尿病である．

表4-C-16　内分泌機能

	種　類	ホルモンの分泌	血糖の調節
ランゲルハンス島	α細胞	グルカゴン	上昇作用
	β細胞	インスリン	下降作用

1　分類とその概要

膵疾患の分類
- ■急性膵炎
- ■慢性膵炎
- ■糖尿病（p.53 参照）

1　急性膵炎　acute pancreatitis

胆石および胆道の異常，アルコールの多飲，脂質異常症，感染症，薬剤などがおもな原因であるが，原因不明の場合も多い．

2　慢性膵炎　chronic pancreatitis

原因の多くはアルコール飲料の過剰摂取によるものであるが，急性膵炎から移行するものもある．また，炎症部分が線維化，萎縮化して，内分泌機能の低下による膵機能の障害が現れる場合もある．著しい障害を受けるため，脂肪の消化・吸収が進まず，脂肪便[*1]がみられる場合もある．

おもな症状

- ■**代償期**
  膵機能は保持されているが，飲食時に疼痛がみられる．
- ■**非代償期**
  膵機能の低下による消化・吸収障害，下痢，糖尿病などの症状が現れる．

臨床検査

アミラーゼ，リパーゼ，CRP，便中脂肪，セクレチン試験（膵内外分泌機能検査），膵外分泌機能試験（PFD 試験）[*2]，腹部超音波，腹部 CT，内視鏡膵管造影など．
急性増悪では，広汎性腹膜炎がみとめられる場合がある．

2　栄養食事アセスメント

身体計測を行うとともに，アルコールが起因となっていることも多いので，脂質摂取量や嗜好品飲料を含む生活習慣から栄養評価を行う．

栄養状態の評価

① 膵内外分泌機能（たんぱく質合成のための血中アミノ酸取り込み）や脂肪吸収障害による脂肪便は下痢を伴い，低栄養，消化能力の低下の指標となる．
② インスリン分泌不足による糖尿病の有無の診断をする．

[*1]脂肪便：閉塞性黄疸や膵疾患などで脂肪の吸収が障害されて生じる，脂肪分の多い下痢便．
[*2]PFD (pancreatic function diagnostant) 試験：パンクレオザイミン・セクレチンを注射し，膵外分泌を刺激し，十二指腸液を採取する．重炭酸濃度および膵酵素量の低下がみられる．

③ 急性膵炎，あるいは慢性膵炎代償期では，血中・尿中アミラーゼの上昇がみられるが，慢性膵炎非代償期では低下する．

④ 飲食時の痛みによる食欲不振は，低栄養や体重の減少から低血糖につながりやすい．

3 栄養食事ケアプラン

食品の選択

① 初期や増悪期は絶食とし，アミノ酸主体の輸液補給により体液管理をする．

② 症状の消失とともに炭水化物主体の流動食から開始する（糖尿病との合併症時には考慮が必要）．

③ 回復期から安定期は，膵細胞の修復にたんぱく質が不可欠であるが，肉類などのたんぱく質源は，脂質含有量に考慮を必要とする．

④ 脂肪の分解産物である遊離脂肪酸は，膵液の1つであるCCK-PZ（消化酵素に富んだ膵液）の分泌を亢進させる作用が強いため，膵臓に過重な負担を強いることになる．そのため多脂性食品や多量の油を使用する天ぷらやフライなどは控えるが，脂肪制限による脂溶性ビタミン，必須脂肪酸欠乏の場合は，中鎖脂肪酸（MCT）[3]で補う．

⑤ アルコール飲料は禁止とする．また，膵液の分泌を促すカフェイン飲料，香辛料などの刺激物はさける．

⑥ 煮野菜，果物コンポートだけでなく，生の野菜や果物も使用し，カリウム，カルシウムなどの摂取不足に注意する．

⑦ 消化管に刺激を与える塩分は浮腫の原因にもなるため，塩分を含む調味料や塩分の多い食品（ウインナー，佃煮など）の利用は控える．

栄養基準・献立例

　膵炎の各期の栄養基準を**表4-C-17**に，慢性膵炎の献立例を**表4-C-18**に示す．

第4章　特別治療食

A　栄養障害
B　代謝疾患
C　消化器疾患
D　循環器疾患
E　腎疾患
F　血液系疾患
G　筋骨格疾患
H　免疫・アレルギー疾患
I　呼吸器疾患

[3]MCT：長鎖脂肪酸に比べ，胆汁酸や消化酵素量が少なく，小腸から吸収されたあと，門脈から直接肝臓へ運搬される．そのあとすぐに分解され，エネルギー源として利用されるため，胃腸への負担が少なく，体脂肪にもなりにくい．母乳・牛乳・乳製品の中の脂肪に3～5％，ヤシ油・パーム油に5～10％含まれる．p.24参照．

表4-C-17 栄養基準・食品構成例

		膵炎				
		急性期Ⅰ	回復期Ⅰ	回復期Ⅱ	回復期Ⅲ	安定期
栄養基準量	エネルギー（kcal）	500	750	1,000	1,500	1,800
	たんぱく質　（g）	4	20	35	50	70
	脂　質　　　（g）	2	6	8	20	25～30
	炭水化物　　（g）	120	150	180	250	320
食品構成（g）	おもゆ	500				
	かゆ		三分がゆ 600	五分がゆ 900	全がゆ 900	
	米飯					650
	でんぷん	20	10			
	じゃがいも	20	50	80	100	100
	砂糖（粉あめ含む）	50	50	50	40	40
	油脂類					5
	豆腐		50	50	100	100
	みそ		5	8	8	8
	魚介類		30	50	50	100
	肉類			鶏ささ身 20	鶏ささ身 30	50
	卵類				25	30
	スキムミルク	10		10		
	低脂肪牛乳		150	150		
	牛乳				200	200
	緑黄色野菜	スープ 200	100	100	100	100
	その他の野菜		50	100	200	200
	果実類	果汁 200	200	200	200	200

表 4-C-18　献立例〔慢性膵炎〕

区分	献立名	材料名	数量(g)	備考
朝食	ごはん	米飯	200	
	みそ汁	たまねぎ	20	
		にら	10	
		みそ（甘）	8	
		だし汁	150	
	半熟卵ボイル 野菜添え	卵	25	
		はるさめ	5	
		キャベツ	50	
		にんじん	10	
		白ごま	1	
		塩	0.3	
		マヨネーズ	6	
		ケチャップ	2	
		サラダ菜	8	
	果物	バナナ	50	
昼食	ごはん	米飯	200	
	煮合せ[1]	さといも	60	1) さといもは下ゆでしておく
		鶏ひき肉（ささ身）	50	
		しょうが汁	2	
		ながねぎ	10	
		卵	5	
		にんじん	20	
		しいたけ（生）	10	
		いんげん	10	
		砂糖	3	
		しょうゆ	6	
		だし汁	150	
	お浸し	ほうれんそう	40	
		もやし	20	
		しめじ	10	
		砂糖	0.5	
		しょうゆ	3	
		だし汁	5	
	牛乳	低脂肪牛乳	150	
間食	ジュース	オレンジ（果汁）	100	
		粉あめ	5	
	MCT クッキー[2]	ニューマクトンビスキー	3枚（1袋）	2) MCT 5.7 g

区分	献立名	材料名	数量(g)	備考
夕食	ごはん	米飯	250	
	たらちり	たら	100	
		木綿豆腐	100	
		はくさい	50	
		しゅんぎく	30	
		えのきだけ	20	
		こんぶ	2	
	つけだれ	ゆず（果汁）	10	
		しょうゆ	10	
	マッシュポテト[3]	じゃがいも	40	3) ぬるま湯で戻したレーズンをマッシュポテトの中に入れる
		バター	5	
		塩	0.2	
		レーズン	5	
	コンポートヨーグルトがけ	りんご	80	
		砂糖	8	
		水	80	
		ヨーグルト（全脂無糖）	50	
		りんごジャム	10	

第4章 特別治療食

A 栄養障害
B 代謝疾患
C 消化器疾患
D 循環器疾患
E 腎疾患
F 血液系疾患
G 筋骨格疾患
H 免疫・アレルギー疾患
I 呼吸器疾患

高血圧症 *hypertension*

Introduction　血圧とは，血液が流れるときに動脈にかかる圧力のことをいい，主として心臓から拍出される血液量と，循環する血液の抵抗性によって決まる．したがって，高血圧症とは，血圧が高いという状態を意味する１つの症候である．

血圧の値は，さまざまな因子によって変動するが，血圧の上昇をもたらすおもな原因として，次のことがあげられる．

① 血流量の増加 → 心拍出量が増えて，血圧が上昇する．

② 循環する血管抵抗の増加 → 末梢血管の抵抗が大きくなる．

③ 血液の粘稠度 → 高くなると血液の流れが悪くなる．

④ 血管壁の弾性 → 弾性がないと血管の内圧が高まり，血圧が上昇する．

そのなかでもとくに主要なものは①，②であり，②の要素はさまざまな臓器障害を引き起こすことになる．

1　分類とその概要

高血圧症について，JSH（日本高血圧学会）の血圧分類を**図4-D-1**に示す．

■収縮期血圧

心臓が収縮して動脈に血液を送り出したときに血管内圧が最も高くなる．このときの血圧を収縮期血圧（最大血圧，最高血圧）という．

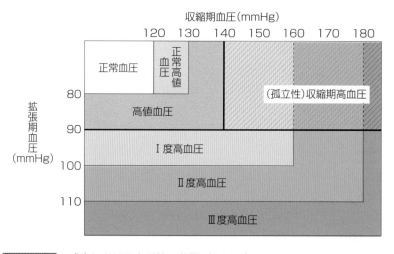

図4-D-1　成人における血圧値の分類（2019）
〔日本高血圧学会高血圧治療ガイドライン作成委員会（編）：高血圧治療ガイドライン2019，p.18より許諾を得て改変〕

■拡張期血圧

心臓が拡張して血液が還り，動脈にかかる圧力が最低になったときの血圧を拡張期血圧（最小血圧，最低血圧）という．

■脈　圧

収縮期血圧と拡張期血圧の幅（差）を脈圧といい，通常は，収縮期血圧の1/3程度である．動脈硬化症などで拡張期血圧が高くなると脈圧は小さくなる．

1　本態性高血圧症　essential hypertention

血圧亢進をきたすような疾病はないが，なんらかの生理変化により結果的に血圧が上昇する症候をいう．たとえば，ナトリウムの摂り過ぎで血液量が増大したり，肥満で組織が大きくなり，末梢血管が圧迫されて抵抗性が高くなったりする．日本人の場合，10人に4人は，遺伝的素因（高血圧になりやすい体質が遺伝）が濃厚と考えられている．

現在，本態性高血圧症が高血圧症の全体の90％以上を占め，遺伝因子（約30～40％）と環境因子（60～70％）に大別される．とくに，環境因子（食生活などの生活習慣）との関係が密接であり，食事の状況が症状の経過や進展に大きく関与しているとみられている．つまり，乳幼児期をとおして親と同じ食品，同じ味つけのものを摂取し，それに慣れてしまうために血圧が高くなる要素を受け継いでしまうのではないかと考えられる．

本態性高血圧症の進行

（WHO専門委員会の提示による）

■第1期

頭痛，めまい，肩こりなどの症状があるが，心臓，腎臓，脳や血管系にはなんら変化のない時期．

■第2期

腎血流量の減少という腎機能障害がみられる．脳に変化はないが，眼底に網膜血管の硬化がみられ，高血圧による心臓肥大が現れる．環境改善，食塩制限，標準体重の維持によってこれ以上の進行を防ぐことができる．

■第3期

次に示すように，3大悲劇といわれる合併症の起こる時期．

・冠動脈硬化症…うっ血性心不全，心臓喘息，狭心症，心筋梗塞が起こるようになる．心臓の肥大拡張に伴う高血圧性心不全も現れる．

・腎動脈硬化症…たんぱく尿などの腎機能障害が現れ，進行すると腎不全（尿毒症）が現れる．

・脳動脈硬化症…脳に神経症状がみられる．とくに重い合併症として脳卒中（脳出血，脳軟化症など），高血圧性脳症が起こる．

このように本態性高血圧症の初期は，ほとんど自覚症状がなく，やがて突然悲劇に襲われることから，高血圧症は"サイレント・キラー（静かな殺し屋）"とよばれる．

その過程における進行をチャートで示すと**図4-D-2**のようになる．

第4章　特別治療食

A　栄養障害

B　代謝疾患

C　消化器疾患

D　循環器疾患

E　腎疾患

F　血液系疾患

G　筋骨格疾患

H　免疫・アレルギー疾患

I　呼吸器疾患

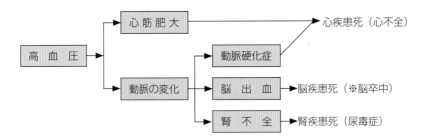

図 4-D-2 本態性高血圧患者の運命
（池田義雄ほか：図解臨床栄養学．p.259，医歯薬出版，1988 より一部改変）

2　症候性高血圧症　symptomatic hypertention

原因が明らかであり，腎臓，心臓血管系，内分泌系，神経系などの疾患を基礎として起こる高血圧症をいい，二次性高血圧症ともいう．

3　脳卒中

脳血管疾患の大部分を占める脳卒中は，1980 年頃まで日本人の死亡原因の第 1 位であった（2021 年は 4 位）．過去における脳卒中による死亡の病因は高血圧に由来する脳出血が多かった．しかし，最近では，脳卒中の 3/4 以上を脳梗塞が占めている．脳梗塞は，脂肪の過剰摂取による場合が多いが，そのなかでもラクナ梗塞*1 は高血圧が最も重要な危険因子である．ここでは，その流れを示すにとどめるが，脳卒中に陥った脳神経細胞は，もとの状態に戻ることはないので，血圧が高い場合には食塩の摂取に十分注意し，脳出血に進展しないようにする必要がある．

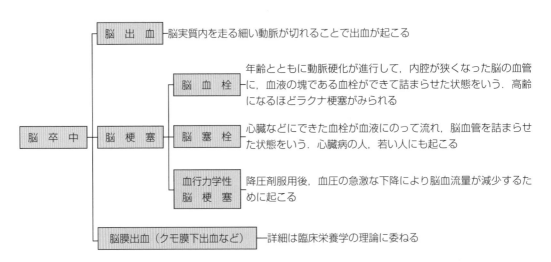

図 4-D-3 脳血管疾患の分類

foot note *1 ラクナ梗塞：加齢や高血圧により脳の深部にある細い血管が変性し弾力性を失うと，1.5 cm 以下の小さな梗塞（ラクナ）が起こる．

2 栄養食事アセスメント

栄養状態の評価

① 身長，体重から標準体重（$22 \times$ 身長 $(m)^2$ の $+20\%$ を超えない）を求め，必要栄養量の判定をする．上腕三頭筋部皮脂厚や上腕囲，体脂肪率の測定などの身体計測により総合的に栄養状態を評価する．

② 肥満を伴う場合は是正する．肥満すると循環血液量が増え，脂肪が血管を圧迫して血液の流れが悪くなるので，血圧（とくに最低血圧）が上昇する．また，血液中のインスリン量が増えるため（高インスリン血症），腎臓からのナトリウムの排泄が妨げられる（再吸収が増加する）．

生化学検査の評価

① 血圧は，健常者でもつねに変動しやすいので数回測定する必要がある．

② 慢性的に血圧が高い場合は，心筋肥大や動脈の変化についても調べる．

③ 血圧は血管の直径（内径）によって左右され，皮下脂肪の増大による末梢血管抵抗性の増大は，持続性高血圧の大きな要因となる．

④ 血漿アルブミン値が $3.7\ g/dL$ 以下の場合は，脳卒中のリスクが 2 倍に増加する．アルブミンの低下は，コロイド浸透圧の調節作用を阻害するため，血液の流れが悪くなる．

⑤ 利尿剤や降圧剤を服用している場合は，低カリウム血症に注意する．

表 4-D-1 生活習慣の修正項目（JSH 2019）

〔降圧目標〕
- ・成人は 130/80 mmHg 未満
- ・75 歳未満は 130/80 mmHg 未満，75 歳以上は 140/90 mmHg 未満
- ・併存疾患などによって一般に降圧目標が 130/80 mmHg 未満とされる場合，75 歳以上でも忍容性があれば個別に判断して 130/80 mmHg 未満をめざす．
- ・合併症がある患者の降圧目標は，脳血管障害（両側頸動脈狭窄や脳主幹動脈閉塞なし），冠動脈疾患，たんぱく尿陽性の慢性腎臓病（CKD），糖尿病で 130/80 mmHg 未満であり，脳血管障害（両側頸動脈狭窄や脳主幹動脈閉塞あり，または未評価），たんぱく尿陰性の CKD では 140/90 mmHg 未満とする．
1. 食塩制限：6 g/日未満
2. 野菜・果物の積極的摂取*，飽和脂肪酸，コレステロールの摂取を控える，多価不飽和脂肪酸，低脂肪乳製品の積極的摂取
3. 適正体重の維持：BMI（体重（kg）÷[身長（m)]²）が 25 未満
4. 運動療法：心血管病のない高血圧患者が対象で，軽強度の有酸素運動（動的および静的筋肉負荷運動）を毎日 30 分，または 180 分/週以上行う．高齢者は転倒リスクを考慮した通常の速さでの歩行を行う．
5. 節酒：エタノールで男性 20～30 mL/日以下，女性 10～20 mL/日以下に制限する
6. 禁煙（受動喫煙の防止も含む）
◎生活習慣の複合的な修正はより効果的である
*カリウム制限が必要な腎障害患者では，野菜・果物の積極的摂取は推奨しない．また，肥満や糖尿病患者などエネルギー制限が必要な患者における果物の摂取は 80 kcal/日程度にとどめる．

〔日本高血圧学会高血圧治療ガイドライン作成委員会（編）：高血圧治療ガイドライン 2019，p.18，64 より許諾を得て改変して転載〕

第4章 特別治療食

A 栄養障害
B 代謝疾患
C 消化器疾患
D 循環器疾患
E 腎疾患
F 血液系疾患
G 筋骨格疾患
H 免疫・アレルギー疾患
I 呼吸器疾患

⑥ 腎機能が低下している場合は，高カリウム血症に注意する（p.138 参照）．

⑦ 精神が不安定な状態では交感神経が緊張し，血圧は上昇する．

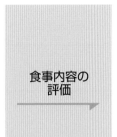
食事内容の
評価

① 脂肪エネルギー比率が 25％を超える場合は，コレステロールや飽和脂肪酸の過剰摂取を評価する．

② 食塩の摂取量が過剰の場合は，循環血漿量の増加によって心拍出量を増大させ，血圧を上昇させる．人によって食塩感受性が異なるといわれているが，現在，高血圧感受性遺伝子の解明が検討されている状況である．

③ アルコール飲料の摂取量を判定する．アルコールが体内にあるときには，血管が拡張して血圧が下がるが，アルコールが分解されると，逆に血管が収縮して血圧が上昇する．ビール中びん1本，日本酒1合，ウイスキー2杯程度をエタノール量に換算すると，25〜30 mL になる．

3　栄養食事ケアプラン

食品の選択

① エネルギーの制限をして，肥満を予防・是正する．

　個人によって症候が異なるため，標準体重から必要エネルギーと栄養素を算出する方法で，オーダーメイドの栄養基準を決める．

【栄養基準量計算例】

　　身長 167 cm，体重 69 kg，血圧 164/90 mmHg，身体活動レベルⅡ程度．

　　標準体重　$22×1.67^2＝61.4$ kg（小数点第2位を四捨五入）

　　　エネルギー：$61.4×30＝1,842$ kcal（標準体重 kg 当たり 30 kcal/日を用いた場合）

　　　脂　　　質：エネルギー比率 23％とすると

　　　　　　　　　$1,842×0.23＝423.7$ kcal

　　　　　　　　　$423.7÷9＝47.1$ g

　　　たんぱく質：エネルギー比率 16％とすると

　　　　　　　　　$1,842×0.16＝294.7$ kcal

　　　　　　　　　$294.7÷4＝73.7$ g

　　　炭 水 化 物：$1,842−423.7−294.7＝1,123.6$ kcal

　　　　　　　　　$1,123.6÷4＝280.9$ g

　単糖類，二糖類の過剰摂取は肥満になりやすい．多糖類，とくに水溶性食物繊維は腸内でナトリウムを吸着し，ナトリウム排泄を促進するので血圧降下作用が期待される．ビタミン，ミネラルはできるだけ多く摂取する．

② 食塩の制限をする．

　ナトリウムの慢性的な過剰摂取は，血管を収縮させる作用があるため血圧上昇を招く．個人差はあるが，減塩1 g/日ごとに収縮期血圧が約1 mmHg 減少するという報告がある．食塩摂取量は6 g/日以下になるように工夫する（このうち調味料としての食塩は4 g/日以下）．理想としては，安全性が確認されている 3.8 g/日までが望ましい．

第4章　特別治療食

A　栄養障害

B　代謝疾患

C　消化器疾患

D　循環器疾患

E　腎疾患

F　血液系疾患

G　筋骨格疾患

H　免疫・アレルギー疾患

I　呼吸器疾患

■減塩食*2の工夫

・塩分量の少ない食品を選ぶように心がける（加工食品は控える）．調味料は，塩，しょうゆ，みそなどのバランスを考える．ナトリウムから食塩への換算は次の式を用いる．

食塩（g）＝ナトリウム（mg）×2.54/1,000

・塩1gに相当するほかの調味料（しょうゆやソース，ケチャップ）や酢などに置き換えて使用する．

・減塩しょうゆ*3や無塩しょうゆ，割りじょうゆを上手に利用する．

・味をつける場合は，重点的に調理する．

・調味料は，調理時に使用せず，小皿にとって用いる．

・しいたけ，まつたけ，まいたけなどのきのこ類，海藻類など，うまみのある食品や，ねぎ，しその葉，セロリなどの香味野菜，くるみ，ごまなどの種実類を利用する．

・レモン，ゆず，トマトなどの酸味，焼きものによる焦げ味，揚げもの，炒めものによる油脂の風味で減塩の効果をあげる．

・だし汁は濃いめにとり，麺類の汁は飲まない．

③ 著明な腎障害のない限り，たんぱく質は十分摂取する．

脳卒中予防のうえからも食事性低アルブミン血症を防ぐ必要がある．また，含硫アミノ酸を含んだタウリン〔魚介類（ほたてがい，いか，たこなど）に比較的多い〕も神経の興奮を抑える働きがあるため，血圧を下げる作用がみられる．たんぱく質の摂取量は1.0～1.5 g/kg/日を目安とする．その際，高たんぱく食は腎機能が50％以上維持されている場合に限られ，50％以下では腎機能の状態に応じたたんぱく質摂取とする．

④ 脂肪はエネルギー比率を25％以内とし，動物性脂肪（飽和脂肪酸）の摂取を控え，青魚類（魚油で3 g/日）を積極的に摂取する．

⑤ カリウム，カルシウム，マグネシウムを十分摂取する．

腎障害がなければカリウムの摂取は血圧降下に有効である．高血圧症では腎臓のカルシウム保持能力が低下し，血清カルシウム濃度も低下するため，カルシウムの摂取は血圧低下作用を促す．また，体内におけるカルシウムとマグネシウムのバランス（2：1）は重要である．

⑥ 降圧利尿剤（サイアザイド系利尿，ループ利尿）服用時は，低カリウム血症を招く場合があるので，カリウム含量の多い食品を摂取する（バナナ，じゃがいも，セロリ，トマトなど）．また，腎機能低下時，カリウム保持性利尿剤服用中は，高カリウム血症にならないように注意する．

⑦ 降圧剤として使用されるカルシウム拮抗薬は，グレープフルーツとの同時摂取により薬の作用が増強される．服用後は4時間以上間隔をあける．

⑧ 漢方薬として使用される甘草は，コルチゾール代謝を阻害して硬質コル

*2 減塩食：通常の食事から調味料や加工食品中の塩分量を2/3以下に減らした場合をいう．

*3 減塩しょうゆ：濃口しょうゆをイオン交換膜や電気透析などで脱塩し，食塩濃度を1/2にしたもの．

チコイド様作用により血圧を上昇させる．したがって，甘草の大量摂取は降圧効果を低下させる．

⑨ ビタミン（とくにビタミン B_2，パントテン酸）を十分摂取することによって，尿中にナトリウムの排泄量が増加する．

⑩ 降圧作用のある海藻類（アラニン），日本そば（ルチン）なども塩分量に注意しながら摂取する．

⑪ 心血管障害のない場合は，適度な運動（有酸素運動：ウォーキングなど毎日30分以上）をすることによって効果をあげることができる．なお，強い運動は，運動中に血圧上昇をきたす可能性があるので，事前にメディカルチェックを行う．

⑫ 禁煙が望ましい．喫煙はほとんどの疾患の危険因子となる．

⑬ 栄養教育をする．

　人間のからだは血液を介して各組織へ酸素や栄養素を供給し，生命を維持していることを説明し，血圧の上昇はさまざまな障害を招くことを強調する．合併症として腎性高血圧症をはじめ，図4-D-2（p.119）のフローチャートを示して，食生活や運動をとおして適正な体重を維持し，食塩の過剰摂取を控えるように動機づけをする．野菜は組み合わせることによって降圧効果の大きな力になることを説明する．

栄養基準・献立例

本態性高血圧症の栄養基準と献立例を表4-D-2，3に示す．

表4-D-2 栄養基準・食品構成例

本 態 性 高 血 圧 症		
栄養基準量	エネルギー （kcal）	1,800
	たんぱく質 （g）	70〜80
	脂肪エネルギー比 （%）	20〜25
	ビタミン・ミネラル	食事摂取基準の10〜20%増
	食 塩 （g）	6 以下
食品構成（g）	穀 類	350
	いも類	100
	砂糖類	10
	油脂類	15
	大豆・大豆製品	80
	魚介類	70
	肉 類	30
	卵 類	30
	乳・乳製品	200
	緑黄色野菜	120
	その他の野菜	230
	果実類	150
	海藻類	2

表 4-D-3 献立例〔本態性高血圧症〕

区分	献立名	材料名	数量(g)	備考
朝食	パン	胚芽パンまたはフランスパン[1]	60	1) フランスパンは薄く切っても満腹感が得られ, 肥満予防となる
	スクランブルエッグ[2]	卵	50	2) 卵の中に牛乳, 刻んだトマトを加え, 半熟程度に炒りあげる
		牛乳	10	
		トマト	50	
		バター	3	
		サラダ菜	5	※トマトの酸味を利用して減塩効果をあげる
	サラダ	じゃがいも	50	
		鶏ささ身	30	
		たまねぎ	10	
		きゅうり	20	
		にんじん	10	
		マヨネーズ	10	
	飲みもの	トマトジュース[3]	180	3) 無塩のものが望ましい
		レモン	適宜	※ナトリウム量食塩添加の場合 230 mg食塩無添加の場合 10 mg
	果物	メロン	100	
昼食	ごはん	米飯	180	
	魚のパピヨット[4]	生さけ (切身)	80	4) パラフィン紙あるいはアルミホイルに魚や野菜をおき, ホワイトソースをかけ, 包んで焼く
		マッシュルーム	30	
		ピーマン	20	
		たまねぎ	10	
		植物油	3	
		小麦粉	4	
		牛乳	30	※うまみのあるさけを利用して減塩効果をあげる
		塩	1	
	煮もの	厚揚げ	40	
		こまつな	60	
		だし汁	30	
		砂糖	3	
		しょうゆ	5	
	ヨーグルトあえ[5]	ヨーグルト (含脂無糖)	70	5) 腸内細菌叢を正常に保つ働きがある
		さくらんぼ[6]	10	6) 果物は生が望ましい
		オリゴ糖[5]	3〜5	

区分	献立名	材料名	数量(g)	備考
夕食	ごはん	米飯	180	
	豆腐ハンバーグ[7]	木綿豆腐	120	7) 材料と調味料を混ぜて, ハンバーグ風に焼く
		豚ひき肉	30	
		にんじん	15	
		ねぎ	15	ひき肉は脂肪の少ない部位を使用する
		きのこ (生しいたけなど)	15	
		砂糖	5	※ひき肉の量を減らし, 豆腐を加えることによって肥満を予防する
		しょうゆ	10	
		小麦粉	15	
		植物油	6	
	付合せ	グリーンアスパラガス	30	
		ミニトマト	30	
		レタス	20	
	レモン煮[8]	さつまいも	60	8) さつまいもは皮つきのまま (食物繊維) 使用する
		砂糖	2	
		レモン	10	レモンは皮をむいて輪切りにする
		水	30	
	なすのお浸し	なす	60	さつまいもがかぶる程度の水に砂糖とレモンを加えて煮る
		かつお節	0.5	
	割りじょうゆ	だし汁	5	
		しょうゆ	3	
	果物	りんご[9]	60	9) 夕食の果物は翌日の整腸効果を期待して, りんごが望ましい

◎ヨーグルトを摂取する場合

　ヨーグルトは何も加えずに摂取することが望ましいが, 甘みが無くては摂取できない場合は, ビタミンが豊富な生の果実を加えるとよい. それができない場合はオリゴ糖を使用する.

第4章 特別治療食

A 栄養障害
B 代謝疾患
C 消化器疾患
D 循環器疾患
E 腎疾患
F 血液系疾患
G 筋骨格疾患
H 免疫・アレルギー疾患
I 呼吸器疾患

動脈硬化症　*arteriosclerosis*

Introduction　動脈硬化症とは，動脈壁が部分的に肥厚し，弾力が低下して固くなっていく動脈病変のことをいい，進行すると全身の動脈に発生する．現在，日本人の死因のなかではがんに次いで多く，代表的な生活習慣病の1つである．たとえば，脳の動脈に発生した場合，脳梗塞となり，心臓の動脈では心筋梗塞という疾患名になる．腎臓では腎動脈硬化症とよばれ，下肢に生じた動脈硬化症は間歇性跛行となる．

1　分類とその概要

1　アテローム硬化（粥状硬化）　atherosclerosis

　　　比較的大きな動脈に発生する．動脈3層のうちの内膜にコレステロールなどの脂質が蓄積し，内膜を狭めると同時に，しだいに動脈の内壁に巣状アテローム（粥種）を生じ，やがて石灰化や潰瘍，出血，血栓などを生じた状態をいう（図4-D-4）．

　　　これが基盤になり，心筋梗塞や脳梗塞，一過性虚血発作を引き起こすなどの危険を伴う．動脈硬化症のなかで最も頻度が高く，臨床的に重要である．

2　メンケベルグ硬化（中膜硬化）　Mönckeberg arteriosclerosis

　　　血管の中膜に石灰化が生じた状態をいう（図4-D-5）．大動脈瘤や大動脈解離，破裂などを起こすもので，環境因子との関係は，よくわかっていない．

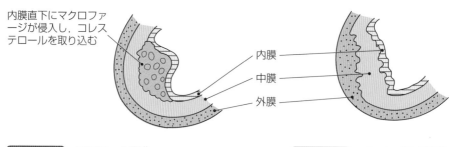

内膜直下にマクロファージが侵入し，コレステロールを取り込む

内膜
中膜
外膜

図4-D-4　アテローム硬化（粥状硬化）

図4-D-5　メンケベルグ硬化（中膜硬化）

第4章 特別治療食

A 栄養障害

B 代謝疾患

C 消化器疾患

D 循環器疾患

E 腎疾患

F 血液系疾患

G 筋骨格疾患

H 免疫・アレルギー疾患

I 呼吸器疾患

3 　細動脈硬化　arteriolosclerosis

臓器内に分布する最小動脈が肥厚，硬化した状態をいう．臓器内の最小動脈は高血圧の影響により内膜肥厚を生じ，内腔の狭小化を引き起こす（図4-D-6）．一方，脳内の細動脈は中膜が薄く外膜結合組織の発達が悪いため，小動脈瘤が形成されやすく，破裂を起こす（図4-D-7）．

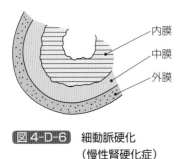

図 4-D-6 　細動脈硬化
（慢性腎硬化症）

内膜
中膜
外膜

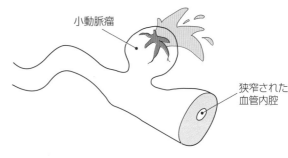

小動脈瘤

狭窄された
血管内腔

図 4-D-7 　細動脈硬化（脳出血）

2 　（粥状）動脈硬化症の危険因子

粥状動脈硬化症の成立は複雑で，複数の危険因子が関与し，長期にわたる動脈壁の変化によって動脈硬化が進展していく．動脈硬化症の危険因子を表4-D-4に示す．

そのなかでも最もリスクの高い因子は，脂質異常症と高血圧症であり，食事療法により早期に進行を阻止することが重要である（p.62脂質異常症，p.116高血圧症を参照）．

表 4-D-4 　（粥状）動脈硬化症の危険因子

```
 1. 高血圧症
 2. 脂質異常症（低HDL血症）  ┐ 3大危険因子
 3. 喫　煙                ┘
 4. 糖尿病
 5. 肥　満
 6. 過剰なストレス
 7. 性　格
 8. 運動不足
 9. 痛風（高尿酸血症）
10. 遺伝的素因
11. 性
12. 加　齢
13. 偏　食
```

心 疾 患　*cardiac disease*

Introduction　心臓の重量は，成人で約250〜300 g ある．横紋筋（心筋）からなり，心臓の内腔は右心房，右心室，左心房，左心室の4つに分かれている．心臓の周りを取り巻いているのが冠状動脈であり，心筋に酸素や栄養素を運ぶ栄養血管である（図4-D-8）．

　心臓は，規則的に収縮・弛緩を繰り返して，全身に血液を送るという重要なポンプ作用をもっている．拍動は1分間に約70回，1日に約10万回にも及ぶ．酸素や栄養素を，動脈を通じて全身の組織に運び，各組織での代謝産物を肺あるいは腎臓などから排泄している．臓器障害のなかでも高血圧による影響は大きく，最も起こりやすいのが心筋肥大である．高い圧力で血液を送り出しているうちに心臓の筋肉が厚くなって，弾力性を失い，拡張障害を起こす．これがさらに進むと，心臓は収縮にも障害をきたし，動悸や息切れ，胸痛，不整脈などの症状が現れ，その結果うっ血[*1]をきたすようになり，うっ血性心不全となる．

　また，心臓に酸素や栄養素を送っている冠状動脈が動脈硬化などで狭くなり，心臓に血液が十分送られなくなるのが虚血性心疾患（一過性のものを狭心症，持続性で壊死を生じた状態を心筋梗塞という）である．冠状動脈が75%以上ふさがったときにはじめて症状が現れ，さらに進行すると心不全に行き着く．

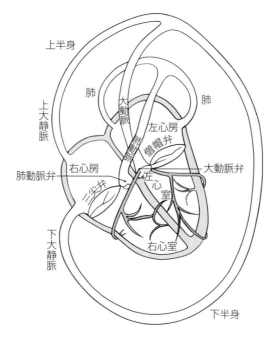

上半身
肺　　　　　　肺
上大静脈
大動脈
左心房
僧帽弁
肺動脈
右心房　　　　　　大動脈弁
肺動脈弁
三尖弁　　左心室
下大静脈
右心室
下半身

図4-D-8　心臓の構造と冠状動脈

---

foot note　[*1]うっ血：局所的に静脈血の流れが悪くなり，組織や臓器に滞っている状態．

1 分類とその概要

<table>
<tr><td>心疾患の分類</td><td>

■**虚血性心疾患**
　・狭心症（angina pectoris：AP）一過性心筋虚血
　・心筋梗塞（myocardial infarction：MI）
　心疾患の原因疾患について**表4-D-5**に示す.

■**うっ血性心疾患**
</td></tr>
</table>

表 4-D-5　心不全の原因疾患

心筋の異常による心不全	
虚血性心疾患	虚血性心筋症, スタニング, ハイバネーション, 微小循環障害
心筋症（遺伝子異常を含む）	肥大型心筋症, 拡張型心筋症, 拘束型心筋症, 不整脈原性右室心筋症, 緻密化障害, たこつぼ心筋症
心毒性物質など	・習慣性物質：アルコール, コカイン, アンフェタミン, アナボリックステロイド ・重金属：銅, 鉄, 鉛, コバルト, 水銀 ・薬剤：抗がん剤（アントラサイクリンなど）, 免疫抑制薬, 抗うつ薬, 抗不整脈薬, NSAIDs, 麻酔薬 ・放射線障害
感染性	・心筋炎：ウイルス性・細菌性・リケッチア感染など, シャーガス病など
免疫疾患	関節リウマチ, 全身性エリテマトーデス, 多発性筋炎, 混合性結合組織病など
妊　娠	・周産期心筋症：産褥心筋症を含む
浸潤性疾患	サルコイドーシス, アミロイドーシス, ヘモクロマトーシス, 悪性腫瘍浸潤
内分泌疾患	甲状腺機能亢進症, クッシング病, 褐色細胞腫, 副腎不全, 成長ホルモン分泌異常など
代謝性疾患	糖尿病
先天性酵素異常	ファブリー病, ポンペ病, ハーラー症候群, ハンター症候群
筋疾患	筋ジストロフィ, ラミノパチー
血行動態の異常による心不全	
高血圧	
弁膜症, 心臓の構造異常	・先天性：先天性弁膜症, 心房中隔欠損, 心室中隔欠損, その他の先天性心疾患 ・後天性：大動脈弁・僧帽弁疾患など
心外膜などの異常	収縮性心外膜炎, 心タンポナーデ
心内膜の異常	好酸球性心内膜疾患, 心内膜弾性線維症
高心拍出心不全	重症貧血, 甲状腺機能亢進症, パジェット病, 動静脈シャント, 妊娠, 脚気心
体液量増加	腎不全, 輸液量過多
不整脈による心不全	
頻脈性	心房細動, 心房頻拍, 心室頻拍など
徐脈性	洞不全症候群, 房室ブロックなど

〔日本循環器学会/日本心不全学会　合同ガイドライン：2021年 JCS/JHFS ガイドライン フォーカスアップデート版 急性・慢性心不全診療. https://www.j-circ.or.jp/cms/wp-content/uploads/2021/03/JCS2021_Tsutsui.pdf（2022年9月閲覧）〕

第4章　特別治療食

A 栄養障害
B 代謝疾患
C 消化器疾患
D 循環器疾患
E 腎疾患
F 血液系疾患
G 筋骨格疾患
H 免疫・アレルギー疾患
I 呼吸器疾患

機能的分類	■ 心機能代償期
	・心不全のない心臓病
	■ 心機能失調期
	・急性心不全（心筋梗塞）
	・慢性心不全（うっ血性心不全）
	慢性心不全の重症度分類には NYHA（New York Heart Association）心機能分類を用いる.

2 栄養食事アセスメント

栄養状態の評価

① 身長, 体重から標準体重を求め必要栄養量の算定をする. 上腕三頭筋部皮下脂肪厚, 上腕囲, 体脂肪率の測定などの身体計測により総合的に栄養状態を判定する（p.9 **表 1-4** 参照）.

② 肥満症, 糖尿病, 高血圧症, 動脈硬化症を伴う場合は是正する. とくに, インスリン抵抗性や脂質異常症があると, 高血圧症への進行, 耐糖能異常, 脂質代謝異常などを介して, 狭心症や心筋梗塞の危険因子となる.

③ 血圧は狭心症では上昇し, 心筋梗塞では下降する.

④ ナトリウムの過剰摂取は循環血液量の増加を伴うので, 左心室の負担を招き, 肺ならびに全身の浮腫を生じる.

生化学検査値の評価

① 心電図（ST 上昇）, 心エコー図により確認する.

② 血清総たんぱく質, 血清アルブミン, レチノール結合たんぱく質が低い場合は, 食事由来のたんぱく質の不足を疑う.

③ 心不全で, 血清アルブミン値が 3 g/dL 以下の場合は予後にリスクを伴う. クレアチニン身長比*² などで筋肉たんぱく質を評価する.

④ 血中のマグネシウム, カリウム, カルシウムが低い場合は, 交感神経活動亢進, 末梢血管抵抗増大から四肢麻痺, 意識障害, 重症の不整脈を招き, 心不全を悪化させ, 突然死を誘発する場合がある.

⑤ 心筋梗塞の急性期には, CPK（CK, 心筋逸脱酵素）が 4〜6 時間で上昇し, 8〜12 時間後 AST, 少し遅れて LDH（乳酸脱水素酵素）が増加する. また, 白血球も増加する.

⑥ 慢性および急性心不全患者では進行すると BNP（脳性ナトリウム利尿ペプチド）*³が増加する.

食事内容の評価

① エネルギーの過剰摂取は, 心筋の働きを増加させるので注意する.

② 脂肪エネルギー比率が 25％を超える場合は, P/S 比, 動物性：植物性：

foot note

*²クレアチニン身長比: 体内の筋肉たんぱく質を評価する指標. 尿中クレアチニン排泄量は筋肉量を反映するため, 栄養状態が悪化し, 体たんぱく質が減少してくると数値は低くなる（p.9 **表 1-4** 参照）.

*³BNP: 心臓に長時間負荷がかかると, おもに心室から分泌されるホルモン. 心不全の重症度分類に用いられる.

魚の割合も評価する．脂肪は，摂取後吸収されてカイロミクロンあるいは
VLDL–C として働き，LDL–C の増加，HDL–C の低下の要因となる．

③ 食塩の摂取量が過剰の場合は，6 g/日未満になるよう工夫をする（このう
ち調味料としての食塩は 4 g/日以下）．

④ アルコールはエネルギー以外に栄養素がほとんどなく（エンプティカロ
リー食品），過剰摂取した場合は中性脂肪に生合成されて心疾患の要因と
なる．適量のワインは HDL コレステロールを増加させるが，血管病変を
有する場合は禁酒とする．

3　薬物療法および薬物と食品の相互作用

薬物療法

狭心症の発作時には，ニトログリセリン（またはニトロール）などの舌下
錠を使用する．心筋梗塞の発作時には，胸が圧迫されるような激痛があるた
め，モルヒネを使用する．

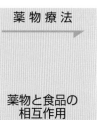

薬物と食品の相互作用

治療薬として，最近広く使用されているワルファリン錠は，食品中の栄養
素によって作用が増強したり，低下したりする．レバー，うなぎなどのビタ
ミン A を含む食品，大豆，玄米，うなぎなどのビタミン E を含む食品との同
時摂取により作用は増強し，納豆，ブロッコリー，クロレラなどのビタミン
K を含む食品では作用が低下する．そのため，ワルファリン服用中に，これ
らの食品を摂取するときは時間的に間隔をおくことが望ましい．また，アル
コールとの同時服用は，作用を増強する．

4　栄養食事ケアプラン

食品の選択

一般的な心疾患全般の食事療法について述べる．

① 適正なエネルギー量を決定する．

3 大栄養素のエネルギー比率は，たんぱく質 15〜20％，脂肪 20〜25％，
炭水化物 60％程度とする．

② エネルギー（おもに脂肪と炭水化物に由来）の摂り方に注意する．

・血中コレステロールや遊離脂肪酸が高い場合は，動脈硬化症の危険因子
となるので飽和脂肪酸を控える．とくに，食事由来のコレステロールを
過剰に摂取すると，細胞膜 LDL レセプター（受容体）合成が抑制され，
LDL 処理が低下するので，血中 LDL が増加し，虚血性心疾患を促進す
る．したがって，コレステロールは 300 mg/日以下とする（卵黄 1 個の
コレステロールは 240 mg なので，ゆで卵や目玉焼きなどは低頻度とす
る）．効果がみられない場合は 200 mg/日以下にする．

・炭水化物（とくに単糖類や二糖類）の過剰摂取は中性脂肪を増加させ，
高トリグリセリド(高中性脂肪)血症を招き，インスリン抵抗性を増す．
インスリン抵抗性の改善に最も重要な因子は，適正なエネルギー量を継

第4章　特別治療食

A　栄養障害

B　代謝疾患

C　消化器疾患

D　循環器疾患

E　腎疾患

F　血液系疾患

G　筋骨格疾患

H　免疫・アレルギー疾患

I　呼吸器疾患

続する食生活である．多糖類は，単糖類や二糖類より消化吸収が遅いので使用頻度を多くする．

③ アミノ酸は貯蔵プールが少ないため，毎日，アミノ酸バランスのよいたんぱく質を必要量摂取する（1.2〜1.5 g/kg）．心不全に伴う消化吸収障害がある場合は，低たんぱく血症を回避するためアミノ酸輸液を使用する．

④ 減塩食の工夫をする（p.122 参照）．

⑤ 葉酸，ビタミン B₂，ビタミン B₆，ビタミン B₁₂ などのビタミンを十分摂取する．とくに，血管保護作用のあるビタミン C やビタミン E の多い緑黄色野菜，生の果実を毎日欠かさず摂取する．

⑥ ミネラル（カリウム，カルシウム，マグネシウム，セレン）を適正に摂取する．カリウムは降圧に関与する因子なので，カリウムの多い野菜や果実を積極的に摂取する．カルシウムやマグネシウムも不足しないようにバランス（Ca：Mg＝2：1）を保ちながら，これらの含量の多い食品を摂取する（表 4-D-6）．

⑦ 野菜は 350 g/日が望ましい．食物繊維を十分に（20〜25 g/日）摂取する．繊維が気になる場合は，繊維を切るようにして，軟らかく煮る．

⑧ カロテノイド，ポリフェノールなどの抗酸化物質を含む食品を献立に取り入れる．

次に，急性期（発作後）の留意事項について述べる．

⑨ 心筋梗塞発作後は，胸痛が消失するまで，あるいは CPK 値が最高値（ほぼ 24 時間）に達するまで絶食とする．その後，流動食から開始し，良質のたんぱく質を補給する．

⑩ 胃や心臓に負担のかからない，消化しやすい調理形態で，少量頻回食とする．かゆ，うどん，米飯などが適当であり，赤飯，チャーハン，玄米飯，中華めんなどは不適当である．

⑪ 腸内で発酵しやすい食品や炭酸飲料は使用しない．じゃがいも，ながいもが適し，さつまいも，ごぼうなどはガスを発生しやすい．

⑫ コーヒーは交感神経を興奮させ，心悸亢進などを引き起こすので控える．

⑬ 栄養教育を行う．

心機能が不全の傾向を強めていく過程には，動悸，胸痛，呼吸困難，チアノーゼなどの多種多彩な症状が出現するので，自己管理ができるように説明する．また，虚血性心疾患は男性に多くみられ，3 大危険因子とされる高 LDL コレステロール血症（脂質異常症のなかでもとくに関連が深い），高血圧症，過度の喫煙が進行を早める．日常の食生活（加工食品や調理済み食品は，材料や調味料が不明確な場合が多いので，手づくりが望ましいなど）の重要性を強調する．

心疾患においてよく使われる略語
CCU（冠動脈疾患集中治療室）：24 時間体制の治療室．
ICT（冠動脈内血栓溶解法）：カテーテルを挿入し，血栓溶解剤を入れる方法．
PTCA（経皮的冠動脈形成術）：風船をふくらませて狭くなった部分を広げる方法．

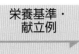

第4章　特別治療食

A　栄養障害

B　代謝疾患

C　消化器疾患

D　循環器疾患

E　腎疾患

F　血液系疾患

G　筋骨格疾患

H　免疫・アレルギー疾患

I　呼吸器疾患

栄養基準・献立例　心疾患の栄養基準を**表 4-D-7** に，虚血性心疾患の献立例を**表 4-D-8** に示す．

表 4-D-6　マグネシウム含量の多い食品（100 g 中）

食　品	含量 (mg)	食　品	含量 (mg)	食　品	含量 (mg)
玄　米	110	アーモンド（乾）	290	かんぴょう（乾）	110
小麦胚芽	310	ご　ま（いり）	360	ほうれんそう	69
米ぬか	850	落花生	200	しいたけ（干）	100
凍り豆腐（乾）	140	小　豆（乾）	130	あおのり	1,400
納　豆	100	ささげ（乾）	170	刻みこんぶ	720
豆みそ	130	大　豆（乾）	220	ひじき（ステンレス釜）	640
湯　葉（干，乾）	220	きな粉（黄大豆，全粒）	260	わかめ（カットわかめ）	460
湯　葉（生）	80	脱脂粉乳	110	茶（抹茶）	230
いわし（煮干し）	230			ココア（ピュア）	440
〃（しらす干し）	80				
たたみいわし	190				

〔日本食品標準成分表 2020 年版（八訂）より〕

表 4-D-7　栄養基準・食品構成例

			うっ血性心疾患			虚血性心疾患	
			重　症	中等症	軽　症	中等症	軽　症
栄養基準量	エネルギー	(kcal)	1,200	1,500	1,800	1,600	1,800
	たんぱく質	(g)	45	60	70〜80	70	80
	脂　質	(g)	25	30	40	40	40〜50
	食　塩	(g)	3 以下	3〜5	6〜7	5〜6	7
	食物繊維	(g/日)	25				
	コレステロール	(mg/日)	300 以下				
食品構成（g）	穀　類		160	220		300	
	いも類		40	60		80	
	砂糖類		7	8		10	
	油脂類		7	8		10	
	大豆・大豆製品		40	60		80	
	魚介類		50	70		70	
	肉　類（脂肪の少ない赤身）		15	20		30	
	卵　類		15	20		25	
	乳・乳製品（低脂肪）		150	200		200	
	緑黄色野菜		90	100		120	
	その他の野菜		160	200		230	
	果実類（おもにかんきつ類）		100	130		150	
	海藻類		1	2		2	

表 4-D-8 献立例〔虚血性心疾患〕

区分	献立名	材料名	数量(g)	備考
朝食	パン[1]	フランスパン	60	1) ごはんが望ましいが, パンの場合は同じ重量でカサのあるものがよい
	スープ煮[2]	チンゲンサイ	60	
		しいたけ (生)	10	
		はくさい	70	2) 野菜や肉の旨みを利用する. 固形スープを使用するので, 塩は加えない
		にんじん	5	
		鶏ささ身	20	
		木綿豆腐	80	
		スープ (固形スープの素 1g)	100	
	牛乳[3]	低脂肪牛乳	160	3) 摂取できる脂肪の量に応じて使い分ける
	果物	季節の果物	100	
昼食	ごはん	米飯	180	
	みそ汁	わかめ (素干し)	0.5	
		ねぎ	15	
		焼きふ	0.2	
		だし汁	160	
		豆みそ	8	
	卵とじ	卵	50	
		たまねぎ	60	
		ぶなしめじ (またはしいたけ)	15	
		みつば	10	
		だし汁	20	
		みりん	5	
		しょうゆ	7	
	かぼちゃの煮物	かぼちゃ	70	
		さやえんどう (いんげん, オクラでもよい)	15	
		だし汁	40	
		砂糖	2	
		しょうゆ	2	4) ココアでもよいが, 砂糖を控えめにする
	飲みもの[4]	豆乳	200	

区分	献立名	材料名	数量(g)	備考
夕食	ごはん	胚芽米飯	180	
	ボイルサーモン野菜添え[5]	さけ (切身)	70	5) さけ (切身) にかたくり粉をつけてゆでる. ごまをすり, マヨネーズと混ぜる (黒ごまでも可)
		かたくり粉	7	
		レモン	10	
		じゃがいも	50	
		ブロッコリー	30	
		マヨネーズ	8	
		ごま (白)	5	
	甘酢あえ	だいこん	30	
		にんじん	15	
		セロリー	10	
		糸昆布	2	
		砂糖	4	
		酢	8	
		塩	0.2	
	果物	りんご	50	

◎うどんについて

　日本人は麺類を好むので, 食べられる状態に味をつけて, 汁を飲まないよう指導することが重要である.
—つけ麺にする場合—
①案　つけ麺汁にする. その場合も汁を飲まないこと.
②案　酸味をきかせた冷やし中華だれにする. 砂糖を使用するので, エネルギー量に注意する.

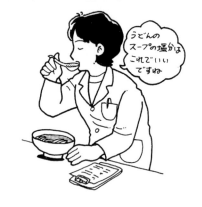

腎炎症候群　*nephritic syndrome*

Introduction　　腎臓 kidney は，背骨の両側で横隔膜の下に位置する，重さ 130 g 程度の握り
こぶし大の一対の臓器である(**巻末付図参照**)．基本的な機能は多量の血液を濾過して尿をつくるこ
とであり，ボウマン嚢に取り囲まれた糸球体によって行われる（**図 4-E-1**）．尿細管は糸球体で濾
過された物質（原尿）の選択的な再吸収と不要物の分泌を行い，尿を生成し，体液の恒常性を保つ
働きをしている．腎臓の基本的な働きを**表 4-E-1** に示す．

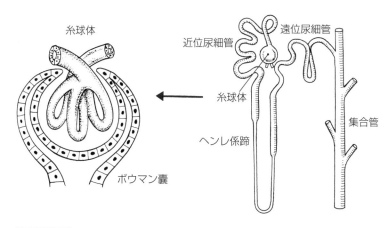

図 4-E-1　糸球体の構造

（池田義雄ほか：図解臨床栄養学，医歯薬出版，1988 より）

表 4-E-1　腎臓の基本的な働き

代謝産物の排泄	たんぱく代謝産物の尿素，尿酸，クレアチニンなどの窒素化合物の排泄．毒・薬物，ホルモンの代謝産物の排泄
体液水分の調節	尿量による体液水分量の調節
各種電解質の調節	Na，K，Ca，P などの排泄調整による正常体液の組成，浸透圧の維持
体液 pH の調節	H^+，NH_3 などの酸分泌，HCO_3^- などアルカリ再吸収による体液 pH の調節
血圧の調節	昇圧物質のレニン，降圧物質のカリクレイン，プロスタグランジン産生による血圧の調整
造血ホルモンのエリスロポエチンの産生	
ビタミン D の活性化	

注）血漿たんぱく質と，それより大きい血球成分（ウイルス，細菌）が糸球体で濾過されない物質である．

1　分類とその概要

1　急性・慢性腎炎症候群

炎症が糸球体に認められる糸球体腎炎は，急性腎炎症候群，慢性腎炎症候
群，急速進行性腎炎症候群に分類される．

第4章　特別治療食

A　栄養障害
B　代謝疾患
C　消化器疾患
D　循環器疾患
E　腎疾患
F　血液系疾患
G　筋骨格疾患
H　免疫・アレルギー疾患
I　呼吸器疾患

<table>
<tr><td>急性腎炎
症候群
acute
nephritic
syndrome</td><td>病原菌が抗原となり，可溶性免疫複合体を形成し，腎糸球体基底膜に付着することで炎症を引き起こす．A群β溶血性連鎖球菌の感染が原因となる場合が多く，急性で初発の発病で発病後1年未満のものと定義される．このうち1か月以内の短期間に不全に陥るものを急性腎不全という．適切な治療を行えば予後は良好である．</td></tr>
<tr><td>慢性腎炎
症候群
chronic
nephritic
syndrome</td><td>たんぱく尿や顕微鏡的血尿が1年以上続く原発性の糸球体疾患であるが，急性腎炎症候群から移行したものと，急性腎炎症候群を経過せずに潜在性で慢性腎炎として発見されるものがある．二次的に尿細管にも病変を認める．予後は病型によって異なり，IgA腎症は成人長期例で腎不全に陥る例がある．巣状糸球体，膜性増殖性糸球体腎炎は予後不良の場合が多い．</td></tr>
</table>

2 ネフローゼ症候群 nephritic syndrome

原因疾患にかかわらず，多量の血漿たんぱく質（アルブミン）が体外に失われる疾患であり，浮腫が出現する病態である．腎糸球体におけるたんぱく透過性の亢進[*1]（たんぱく質粒子を自由に通過させてしまう状態）によるとされる．糸球体疾患の一次性ネフローゼ症候群と，その他の原因による二次性ネフローゼ症候群に大別される．巣状糸球体硬化症ではLDL吸着療法，ループス腎炎では血漿交換療法が行われる場合もある．微小変化型ネフローゼ症候群の約1/4は完全寛解を示す．巣状糸球体硬化症や膜性糸球体腎炎は治療に対する反応性が悪く，腎不全へ進行することが多い．

表4-E-2に成人ネフローゼ症候群の診断基準を示す．

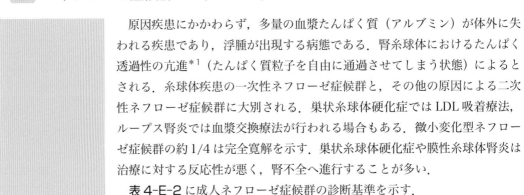

表4-E-2 成人ネフローゼ症候群の診断基準

・たんぱく尿	3.5 g以上が持続する （随時尿において尿たんぱく/尿クレアチニン比が3.5 g/gCr以上の場合も準じる）
・低アルブミン血症	血清アルブミン値3.0 g/dL以下，血清総たんぱく量6.0 g/dL以下も参考になる
・浮腫	あり
・脂質異常症（高LDL-C血症）	140 mg/dL以上

・尿たんぱく量，低アルブミン血症（低たんぱく血症）の両所見を認めることが本症候群の診断の必須条件である．
・浮腫は本症候群の必須条件ではないが，重要な所見である．
・脂質異常症は本症候群の必須条件ではない．
・卵円形脂肪体は本症候群の診断の参考となる．
（平成22年度厚生労働省難治性疾患対策進行性腎障害に関する調査研究より）

 foot note

*1ネフローゼでは，上皮細胞の底部にある膜の電位が低下するため，陰性荷電のたんぱく質は透過しやすくなる．

3 　急性・慢性腎不全

急性腎不全
acute renal failure

　短期間で腎機能が急激に低下する状態で，原因となった疾患の部位により腎前性，腎性，腎後性に分けられる．
　・腎前性：急激な血圧低下により腎血流量が極端に減少し発症する．
　・腎　性：腎臓の虚血や腎毒性物質による尿細管壊死で発症する．
　・腎後性：前立腺肥大などの尿路閉塞によりすべてのネフロンに傷害が突然起こる．

　重篤な症状をすみやかに解除し，腎機能の回復を図ることが治療の目的となる．多臓器不全の一部として急性腎不全を発症することが多く，死亡率は50%と高い．可逆性の腎障害のため，予後は，適切な治療による腎機能の回復が期待できる．

慢性腎不全
chronic renal failure

　さまざまな原因により腎機能が緩徐に低下し，体内の恒常性が維持できなくなった不可逆性の病態である．血清クレアチニン2 mg/dL以上の持続，血清クレアチニンを測定していない場合は血液尿素窒素が20 mg/dL以上，血液残余窒素が30 mg/dL以上持続の確認により診断するが，筋肉量で影響を受けるため24時間蓄尿によるクリアランス検査を行う．

4 　その他の腎疾患

糖尿病性腎症
diabetic nephropathy

　高血糖状態で過剰なブドウ糖が糸球体メサンギウム細胞に取り込まれ，糸球体内皮細胞とメサンギウム細胞が傷害された結果，糸球体が硬化して腎症を引き起こす，糖尿病の三大合併症の1つである．微量アルブミン尿の出現からはじまり慢性腎不全にいたる．ほかの腎臓病に比べ進行が早く，予後はきわめて悪い．透析導入後の生命予後も不良で，5年生存率は約50%である．

**慢性腎臓病
（CKD）
chronic kidney disease**

　慢性的に経過する腎疾患のすべてをいう．腎臓の障害（たんぱく尿など）もしくはGFR（糸球体濾過量）60 mL/分/1.73 m²未満の腎機能低下が3か月以上持続するものである．心血管疾患（CVD）や末期腎不全（ESKD）の発症リスクを高める．ESKDを発症し透析導入後の生命予後は，5年生存率が約60%，10年生存率は約35%と不良である．

尿路結石症
urolithiasis

　尿中のカルシウム，シュウ酸，尿酸，リン酸などの結晶と有機物が凝集し，腎臓や膀胱の尿路系に結石を生じる．男性に多く，40〜60歳に多く発症する．腎盂腎炎や水腎症の誘因になる．

**血液透析，
腹膜透析
hemodialysis, peritoneal dialysis**

　末期腎不全にいたり，尿毒症のリスクが高くなって保存的治療では改善できない慢性腎機能障害，臨床症状，日常生活機能の障害があるときに用いられる代替治療法で，CKDステージではG5D（p.138 **表4-E-5**）と表記される．

第4章　特別治療食

A　栄養障害

B　代謝疾患

C　消化器疾患

D　循環器疾患

E　腎疾患

F　血液系疾患

G　筋骨格疾患

H　免疫・アレルギー疾患

I　呼吸器疾患

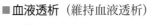

■**血液透析**（維持血液透析）

　手首の上あたりにつくった血液の取り出し口（シャント）に穿刺して血液を体外に導き出し，人工腎臓装置（ダイアライザー）に循環させて，身体内の過剰な体液と終末代謝産物を除去する体外循環操作を応用した血液浄化である．通常1回4時間，週3回の血液透析を定期的に受ける．

■**腹膜透析**（持続式携行型腹膜透析）

　毛細血管に富んだ腹膜を介して行う血液浄化である．患者自身の腹膜を利用する．腹腔内に留置したカテーテルから，4〜8時間ごとに30〜40分かけて透析液（2L程度）を入れ替える．

2　栄養食事アセスメント

　原疾患や残腎機能，症状や合併症，治療法や使用薬物などにより栄養食事管理と評価が大きく異なる．

急性・慢性腎炎症候群

■**急性期**（乏尿期，利尿期）

・体液管理が重要で，尿量や補液，食事摂取量，飲水量を正確に把握し，総合的に栄養状態や生化学検査を評価する．

・必要に応じて，心電図や画像診断，また腎生検を行う．

・浮腫を認めるため除脂肪を参考に体重を補正する．

・重篤な合併症予防には，頻回な血圧測定と呼吸状態の観察が必要である．

・発病後1週〜10日後には尿量が確保され，浮腫や高血圧，血尿はしだいに改善する．

・体液のうっ滞が改善に向かうときは，脱水防止を視野に入れる．

・血清の尿素窒素濃度/血清クレアチニン濃度（BUN/Cr）比は，たんぱく質摂取量の目安となる．BUN/Cr10以上ではたんぱく質の過剰摂取を疑う（通常は5前後）．

■**回復期および治癒期**

・激しい運動は控え，1年間検尿でのフォローが必要となる．

■**慢性腎炎症候群**

・滞在型：減塩食を基本とした血圧や浮腫コントロール，評価を行う．

・進行型：腎機能障害を示す例では重症度により多彩な症状を呈する．慢性腎臓病（CKD，p.138）を参考にする．

表4-E-3　24時間蓄尿の臨床利用

腎機能の測定（Ccr）	●（尿クレアチニン濃度×1分間尿量）÷血清クレアチニン濃度
推定たんぱく質摂取量	● Maroniの式 たんぱく質摂取量（g/日）＝〔尿素窒素排泄量（g）＋0.031×体重（kg）〕×6.25
推定食塩摂取量	●食塩摂取量（g/日）＝1日尿ナトリウム排泄量（mEq/日）÷17
推定カリウム摂取量	●カリウム摂取量（g/日）＝1日尿カリウム排泄量（mEq/日）÷13.9

第4章 特別治療食

A 栄養障害

B 代謝疾患

C 消化器疾患

D 循環器疾患

E 腎疾患

F 血液系疾患

G 筋骨格疾患

H 免疫・アレルギー疾患

I 呼吸器疾患

表4-E-4 尿量の変化による急性腎不全の病期

病　期	期　間	特　徴
発症期	1～3日	原因発生から乏尿出現．原因疾患の症状出現（ショックなど）
乏尿期	数日～数週間	高窒素血症，水・電解質異常の出現（尿素窒素，クレアチニン，カリウムの上昇）
利尿期	数　日	腎機能回復期（1日2～3 l 程度の尿量）
回復期	1か月～数か月	必ずしも病前の腎機能までは回復しない

ネフローゼ症候群

・微小変化型はたんぱく質の過剰摂取をさける．微小変化型以外は0.8 g/kg/日量でコントロールする．

・浮腫や血圧，尿量，各種血清たんぱくや脂質，腎障害の状態，食事摂取量をモニタリングしながら栄養量を調整し，栄養評価を行う．

急性・慢性腎不全

表4-E-4に，尿量の変化による急性腎不全の病期を示す．

■乏尿期[*2]

・高窒素血症，水・Naの貯留による心不全や高血圧，高カリウム血症など生命の危険を伴う栄養病態を評価する．

■利尿期および回復期

・利尿期は補液による水・電解質の喪失量を補う．

・慢性腎臓病（CKD，p.138参照）の原疾患となる免疫血清学検査をし，栄養評価を行う．

・経口摂取不可能な場合は，中心静脈栄養での栄養補給が必要となる．1日の栄養量の目安は，エネルギー35 kcal/kg，飲水は前日尿量＋500 mL．

■透析治療を行っている場合

・血液透析，腹膜透析の項（p.140）を参照．

痛　風　腎

・肥満の治療，アルコール摂取の制限，アルカリ尿の維持など，痛風のための食事療法を早期よりはじめる〔p.71 高尿酸血症（痛風）参照〕．

糖尿病性腎症

・食生活状況，尿糖，尿ケトン体，血糖，HbA1c，血圧，浮腫，身体計測により栄養状態を判定する．

・尿アルブミン，たんぱく尿，GFR，血清Cr，血清BUN，血清カリウム，血清リンから重症度と電解質異常を評価する．

・LDL-CやHDL-Cで脂質異常症を評価する．

■第1期と第2期

・良好な血糖コントロールに努める（糖尿病，p.56参照）．また，高血圧の十分なコントロール（管理目標130/80 mmHg未満）が必要となる．

foot
note

[*2]乏尿：400 mL/日以下，無尿：200 mL/日以下．

表 4-E-5 CKD ステージによる食事療法基準（成人）

原疾患	たんぱく尿区分		A1	A2	A3
糖尿病	尿アルブミン定量（mg/日）		正常	微量アルブミン尿	顕性アルブミン尿
	尿アルブミン/Cr 比（mg/gCr）		30 未満	30〜299	300 以上
高血圧，腎炎 多発性嚢胞腎 移植腎，不明，その他	尿たんぱく定量（g/日）		正常	軽度たんぱく尿	高度たんぱく尿
	尿たんぱく/Cr 比（g/gCr）		0.15 未満	0.15〜0.49	0.5 以上

ステージ（病期）	GFR（mL/分/1.73 m²）		エネルギー（kcal/kg BW/日）	たんぱく質（g/kg BW/日）	食　塩（g/日）	カリウム（mg/日）	水　分	リン（mg/日）
G1	≧90	正常または高値	25〜35[1),2)]	過剰な摂取をしない	3≦ ＜6	制限なし		
G2	60〜89	正常または軽度低下		過剰な摂取をしない		制限なし		
G3a	45〜59	軽度〜中等度低下		0.8〜1.0		制限なし		
G3b	30〜44	中等度〜高度低下		0.6〜0.8		≦2,000		
G4	15〜29	高度低下		0.6〜0.8		≦1,500		
G5	＜15	末期腎不全（ESKD）		0.6〜0.8		≦1,500		
G5D	血液透析（週3回）		30〜35[2),3)]	0.9〜1.2[2)]	＜6[4)]	≦2,000	できるだけ少なく	≦たんぱく質(g)×15
	腹膜透析		30〜35[2),3),5)]	0.9〜1.2[2)]	PD除水量(L)×7.5+尿量(L)×5	制限なし[6)]	PD除水量+尿量	≦たんぱく質(g)×15

1）エネルギーや栄養素は，適正な量を設定するために，合併する疾患（糖尿病，肥満など）のガイドラインを参照して病態に応じて調整する．性別，年齢，身体活動度などにより異なる．
2）体重は基本的に標準体重（BMI=22）を用いる．
3）性別，年齢，合併症，身体活動度などにより異なる．
4）尿量，身体活動度，体格，栄養状態，透析間体重増加を考慮して適宜調整する．
5）腹膜吸収ブドウ糖からのエネルギー分を差し引く．
6）高カリウム血症を認める場合には血液透析同様に制限する．

（日本腎臓学会編：慢性腎臓病に対する食事療法基準 2014 年版，東京医学社，2014 を改変）

■第 3 期と第 4 期

・血糖，血圧のコントロールを継続し，たんぱく質制限を行う．

■第 5 期

・血液透析，腹膜透析の項（p.140）を参照．

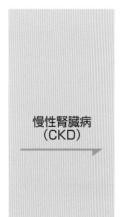

慢性腎臓病（CKD）

GFR で病期が決定され，重症度は原因（Cause：C），腎機能（GFR：G），たんぱく尿（アルブミン尿：A）の CGA 分類で評価される．表 4-E-5 に CKD ステージによる食事療法基準を示す．

初期は自覚症状に乏しいが，微量アルブミン尿，たんぱく尿が出現してくると夜間尿やむくみ，疲労感などの症状を自覚しはじめ，さらに腎機能低下が進行すると腎性貧血，高血圧，高カリウム血症，骨・ミネラル代謝異常，代謝性アシドーシス（血液ガス検査の評価による）もみられるようになる．

二次性副甲状腺機能亢進症の診断を行う.

■ステージG1，G2

・糖尿病などの基礎疾患を有する場合は基礎疾患の治療食でコントロールする．ただし，たんぱく質の過剰摂取はさける．

■ステージG3以降

・腎機能のレベルに応じたたんぱく質の減量が必須となる．カリウムはG3では 2,000 mg/日以下，G4〜G5 では 1,500 mg/日以下に制限を行う.

急性腎炎症候群，ネフローゼ症候群，糖尿病性腎症の栄養基準を**表4-E-6** に示す.

表4-E-6 栄養基準

			総エネルギー (kcal/kg 標準体重/日)	たんぱく質 (g/kg 標準体重/日)	食塩相当量 (g/日)	カリウム (g/日)	水 分
急性腎炎症候群[1]	急性期	乏尿期 利尿期	35[2]	0.5	0〜3	5.5 mEq/L 以上のときは制限する	前日尿量＋不感蒸泄量
	回復期および治療期		35[2]	1.0	3〜5	制限せず	制限せず
ネフローゼ症候群	微小変化型ネフローゼ以外		35	0.8	5	血清カリウム値により増減	制限せず[5]
	治療反応性良好な微小変化型ネフローゼ		35	1.0〜1.1	0〜6	血清カリウム値により増減	制限せず[5]
糖尿病性腎症生活指導基準*	第1期	腎症前期	25〜30	20%エネルギー以下	高血圧があれば6未満	制限せず	
	第2期	早期腎症期	25〜30	20%エネルギー以下[4]	高血圧があれば6未満	制限せず	
	第3期	顕性腎症期	25〜30[3]	0.8〜1.0[3]	6未満	制限せず（高カリウム血症があれば2未満）	
	第4期	腎不全期	25〜35	0.6〜0.8	6未満	1.5未満	
	第5期	血液透析	30〜35	0.9〜1.2	6未満	2未満	水分制限（血液透析患者の場合，最大透析間隔日の体重増加を6%未満とする）
		腹膜透析	30〜35	0.9〜1.2	6未満	原則制限せず	

1) 急性進行性腎炎症候群を含む.
2) 高齢者，肥満者に対してはエネルギーの減量を考慮する.
3) GFR < 45 では第4期の食事内容への変更も考慮する.
4) 一般的な糖尿病の食事基準に従う.
5) 高度の難治性浮腫の場合には水分制限を要する場合もある.

〔以下を参考に作成：厚生労働科学研究費補助金難治性疾患等政策研究事業（難治性疾患政策研究事業）難治性腎障害に関する調査研究班 編：エビデンスに基づくネフローゼ症候群診療ガイドライン 2020，東京医学社，2020〕

*の出典：日本糖尿病学会，糖尿病性腎症合同委員会「糖尿病性腎症病期分類 2014 の策定（糖尿病性腎症病期分類改訂）について」，糖尿病 **57**（7），529-534，2014/日本糖尿病学会編・著糖尿病治療ガイド 2018-2019，文光堂，2018

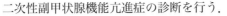

第4章 特別治療食

A 栄養障害
B 代謝疾患
C 消化器疾患
D 循環器疾患
E 腎疾患
F 血液系疾患
G 筋骨格疾患
H 免疫・アレルギー疾患
I 呼吸器疾患

表4-E-7 尿路結石症の栄養素摂取量と食生活の注意点

栄養素摂取量	• バランスのとれた食事を心がけるように指導することが基本である	
	• 動物性たんぱく質の過剰摂取制限	・カルシウム，シュウ酸，尿酸排泄を増加させ，クエン酸排泄を減少させる．1.0 g/kg/日，動物性たんぱく質比50%
	• 一定量のカルシウム摂取	・カルシウムは結石の発生頻度を減少させる．600〜800 mg/日
	• シュウ酸の過剰摂取制限	・シュウ酸はわずかな量でカルシウム結石の結晶形成を増加させる
	• 食塩の過剰摂取制限	・ナトリウムとカルシウム排泄量を増加させるため，6 g/日未満
	• 炭水化物の摂取	・穀類は結石形成を阻止するマグネシウムを多く含む．カルシウム排泄を増加させる砂糖の過剰摂取制限
	• 脂質の過剰摂取制限	・結石形成の危険因子となる．脂質エネルギー比は20〜25%
	• クエン酸の適量摂取	・尿 pH をアルカリ性にして，結石形成を阻止する
	• 食物繊維摂取	・腸管内でカルシウムの吸収を抑制し，結石発生予防に有用
食生活	• 朝昼夕3食のバランスをとる	・朝食欠食，夕食過食を是正する
	• 夕食から就寝までの間隔をあける	・4時間程度の間隔を目標とする（就寝後の結石促進物質の過剰排泄を防ぐ）

尿路結石症

シュウ酸カルシウムを主成分とする結石が最も多い．疝痛発作とよばれる激痛が特徴で，悪心，冷汗，顔面蒼白，血圧上昇など自律神経症状を伴う．痛みの観察，尿検査で潜血とたんぱく，腎超音波検査やエックス線検査で結石の位置や大きさを確認する．

尿路結石の予防には，水道水や番茶で 2,000 mL/日以上の水分摂取が必要である．アルコールは尿酸の増加や脱水を招きやすいため禁酒とする．**表4-E-7** に尿路結石症の栄養素摂取量と食生活の注意点を示す．

血液透析，腹膜透析

透析治療を受けている場合，摂取する水分や食塩，たんぱく質などの食事内容が，体内の恒常性の維持に直接の影響をおよぼす．腎機能がほぼ廃絶すると，無尿に近い状態になるため，摂取した水分の多くは体内に蓄積し，体重増加量となる．透析時の体重増加は，ドライウエイト（DW）の5%以内（できれば3%まで）に抑える．たとえば，DW が 50 kg の場合 750 mL となり，排尿があれば摂取量を増やすことができる．体重増加は不均衡症候群*3の原因となる．したがって血液検査結果や体重増加量，DW などを合わせて算出し，評価に用いる．また，たんぱく質の過剰摂取では尿素窒素やカリウム，リンの上昇をきたし，高カリウム血症や高リン血症を引き起こす．

腹膜透析では，多くの水分や最終代謝産物を除去するときに高濃度の腹膜透析液の使用が必要となり，腹膜機能の劣化を促進する．

foot
note

*3不均衡症候群：血液透析導入初期の，透析中や直後に起こりやすく，血圧の低下や全身のだるさ，CVDの進行，頭痛，嘔吐，意識障害やけいれんなどの症状がある．体内の電解質のバランスが崩れることにより体液の浸透圧の差が生じて起こると考えられている．

第4章　特別治療食

A　栄養障害

B　代謝疾患

C　消化器疾患

D　循環器疾患

E　腎疾患

F　血液系疾患

G　筋骨格疾患

H　免疫・アレルギー疾患

I　呼吸器疾患

表4-E-8　血液透析患者の評価

水分摂取の評価	・1週間の平均体重増加の許容量はドライウエイトの5%以内
nPCR	・標準化されたたんぱく異化率（nPCR）でたんぱく質摂取量の評価を行う（nPCR＝1.0～1.2 g/kg/日で良好）
推定食塩摂取量（g/日）	・次回開始時血中ナトリウム値（mEq/L）×次回開始時体重（kg）－透析終了時血中ナトリウム値（mEq/L）×透析終了時体重（kg）－（男性：0.4, 女性：0.45）×DW×（次回開始時血中ナトリウム値（mEq/L）－透析終了時血中ナトリウム値（mEq/L）/51

栄養状態の評価

■透析治療の栄養管理の骨格

・水分と食塩制限による体液量の管理

・たんぱく質とカリウム, リン摂取コントロールによる電解質の管理

・適正な栄養の摂取による良好な栄養状態の維持

① 薬を服用している場合は, 注意が必要である.

・降圧薬のカルシウム拮抗薬や免疫抑制薬のシクロスポリン服用時には, グレープフルーツジュースは禁忌とする.

・降圧薬のアンジオテンシン変換酵素阻害薬（ACE）やアンジオテンシンII受容体拮抗薬（ARB）服用時に血清カリウム値が高くなる場合がある.

・腎性貧血改善に用いられるエリスロポエチン投与時に鉄の需要が高まる.

・抗血小板凝固薬のジピリダモールや抗凝固薬のワルファリンカリウム服用時は, 納豆を禁止し, ビタミンKを制限する.

② CKDにおける栄養障害の診断は, 体内たんぱく質とエネルギーの蓄えの喪失と定義され, 血液生化学検査, 体重・体脂肪率, 筋肉量, 食事摂取量の4つのカテゴリーのうち3つ以上該当が条件となる.

③ 腎機能検査では, イヌリンクリアランスを用いた糸球体濾過量（GFR）がより正確であるが, 酵素法のeGFR[4]やCcr[5]が臨床で多く用いられる. この結果から, 栄養状態を評価する.

④ 各種検査結果, 身体計測（体重, 脂肪や筋量の推測など）や栄養摂取調査（食事内容の把握, 食欲）, 使用薬剤, 患者の訴えなど複数の指標を用いて栄養状態を総合的に判断する.

表4-E-9　生化学値の利用

血清クレアチニンの逆数（1/Cr）	・腎機能低下速度の予測
血清尿素窒素/血清クレアチニン	・残腎機能に合わせたたんぱく質コントロールの指標（比が10以上であれば, たんぱく質の過剰摂取. 通常は5～7前後）
血清カルシウム×血清リン	・70以上では異所性石灰化を引き起こす

foot note

[4]eGFR creat（mL/min/1.73 m^2）＝194×Cr$^{-1.094}$×年齢（歳）$^{-0.287}$（女性はこれに×0.739）

[5]Ccr（creatinine clearance　クレアチニン・クリアランス）（mL/min）

$$= \frac{尿クレアチニン濃度（mg/dL）×1日尿量（mL/日）}{血清クレアチニン濃度（mg/dL）×1,440（min/日）}$$

たんぱく質制限

① たんぱく質の制限が厳しい場合ほど，アミノ酸組成のよいたんぱく質（アミノ酸スコアを参考にする）食品を選択する．肉，魚，卵などの動物性食品のアミノ酸スコアは高く，1日の摂取たんぱく質で動物性たんぱく質が占める割合（動物性たんぱく質比）を60%程度確保する．ただし，貝類やいか，えび，たこなどの甲殻類や缶詰などの動物性加工食品はアミノ酸スコアが低いため，使用する場合は1日1回までにする．

② 低たんぱく高エネルギーに調整された治療用特殊食品の利用を積極的に検討する．たんぱく質調整食品，でんぷん製品はたんぱく質が少なく，エネルギーは通常食品と変わらないものが多い．現在，多くの商品が主食や副菜，間食として市販されている．

エネルギーコントロール

① 腎疾患時の食欲低下や慢性炎症においては，MIA（栄養障害，炎症，アテローム性動脈硬化症），MICS（栄養障害・炎症複合症候群）をきたす要因となる．たんぱく質制限時には，とくに必要エネルギーの充足が重要である．
・たんぱく質が少なくでんぷんが主成分のはるさめ，くずきりを用いる．
・粉あめやマクトンなどの治療用特殊食品を活用する．

② 肥満患者は，食事調査を行い，個々のエネルギー消費量を推定する．3か月で現ウエスト周囲長の5%減，現体重の5〜10%減を想定し，1日に減量するエネルギー量を指示する方法もある．

$$1日に減量するエネルギー量＝現体重×減量目標（%）$$
$$×7,200（体脂肪1 kgのエネルギー：kcal）÷減量達成期間（日）$$

食塩制限

① 厳格な食塩コントロールが必要な病期にはナトリウムからの食塩相当量を計算する（計算式はp.122高血圧症を参照）．

② 1日に摂取する食塩は，何も手を加えていない自然な状態の食品に含まれる自然塩，調味料に含まれる食塩，加工食品に含まれる食塩の3つに分けて考える．たんぱく質制限時の「自然塩」は，1〜2 g/日程度は認められる．したがって，食塩を少なめにしてうす味とし減塩でもおいしく食べる工夫を料理に取り入れる．

③ 食品購入の段階から食塩量を確認する習慣をつける．

④ 減塩調味料*6使用時には，塩化ナトリウムを塩化カリウムで置換していないものを利用する．

*6 減塩・低塩：通常の50%以下（厚生労働省の許可）
　　うす塩・あま塩：通常の80%以下（農林水産省の許可）

第4章　特別治療食

A 栄養障害
B 代謝疾患
C 消化器疾患
D 循環器疾患
E 腎疾患
F 血液系疾患
G 筋骨格疾患
H 免疫・アレルギー疾患
I 呼吸器疾患

表 4-E-10　食品 100 g に含まれる水分含量の目安

穀物類	・ご飯 60 mL，全がゆ 83 mL，パン類 35 mL，麺類 75 mL
肉・魚・乳製品等	・肉・魚類 70 mL，卵類 75 mL，牛乳 85 mL
野菜類	・野菜類 90 mL，果物類 90 mL

水分コントロール

① 急激な腎機能の低下による乏尿時や，ほぼ腎機能が廃絶した透析治療期，低たんぱく血症時の浮腫のコントロールには水分制限が必要となる．

・飲水：主治医から指示された量でコントロールする．

・食品や食事に含まれる水分：汁物や麺類など水分の多い料理をさける．食品中の水分量を理解し，献立作成時の参考とする（表 4-E-10）．

・体内の水分調整は糸球体濾過だけではなくレニン・アルドステロンなどのホルモンとのかかわりも深く，指示された食塩の制限量を遵守する（7～8 g の食塩は 1 L の水分を体内に溜める）．

② 急性腎炎症候群の回復期および治癒期では，脱水を防止する病期や尿路結石形成予防に水分摂取が必要な場合がある．1 度に多量の水分を摂取せず，1 日に頻回な摂取を行い，尿量で必要量が確保できているかを確認する．水分は，水道水や番茶，麦茶がよい．

カリウム制限

CKD のステージが進むと体外へのカリウム排泄量の低下や代謝性アシドーシスの合併により血清カリウム値（3.5～4.8 mEq/L）が上昇しやすくなる．血清カリウム値 5.5 mEq/L 以上では，カリウム制限を加える．さらに，血清カリウム値が 6 mEq/L を超える場合には，カリウム交換樹脂を併用する．高カリウム血症は心停止をきたし，低カリウム血症は心機能に影響を与え，心拍不整を生じる．週 3 回の透析では，カリウムを 2,000 mg/日以下に制限する．

・いも類，野菜・果実類，海藻類，種実類や動物性食品，きな粉や納豆にはカリウムが多い．水にさらす，ゆでるなどの下処理を行ってから調理する．缶詰の果物は，加熱処理によりカリウムが少ない．

リン制限

リンの過剰摂取は，副甲状腺ホルモンの分泌を亢進させ，血管や全身の石灰化をきたし，生命予後に影響を及ぼす．

・骨ごと食べる魚，レバーなどの内臓物，卵黄，乳製品，精製度の低い穀類などはリン含有量が多く，動物性食品にもリンが比較的多く含まれる．たんぱく質を制限することにより，リンも制限できる．尿中リンで評価するとよい．

血糖コントロール

CKD ではインスリン抵抗性により耐糖能障害をきたすことが知られている．高血糖は，糖尿病性腎症の発症や進行に大きく関与する．

・砂糖，果糖，ブドウ糖などを使用した菓子や飲料はさける．

・急激な血糖上昇をきたさない多糖類のでんぷん食品を用いる．

4 腎臓病食品交換表の内容

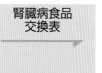

腎臓病食品
交換表

腎疾患における治療食は長期間，あるいは一生のあいだ継続しなければならないため，日本人に合った簡便な腎臓病のための食事が必要である．「腎臓病食品交換表」はその目的に合った食品分類がなされ，望ましい単位の配分例も示されているので毎日の治療食づくりには手もとに置いて使いこなすようにする．**表4-E-11**に腎臓病食品交換表の食品分類を示す．

表4-E-11 腎臓病食品交換表

<table>
<tr><td colspan="4" rowspan="2">食 品 分 類</td><td></td><td rowspan="2">単 位</td><td rowspan="2">たんぱく質</td><td rowspan="2">1単位の平均エネルギー</td></tr>
<tr><td></td></tr>
<tr><td rowspan="4">Ⅰ.たんぱく質を含む食品</td><td>表1</td><td>主食</td><td>ご飯，パン，めん</td><td>＜ご飯・粉＞＜パン・めん＞＜その他＞</td><td>1単位</td><td>3g</td><td>150 kcal</td></tr>
<tr><td>表2</td><td>副食・デザート</td><td>果実，種実，いも</td><td>＜果実＞＜種実＞＜いも＞</td><td>1単位</td><td>3g</td><td>150 kcal</td></tr>
<tr><td>表3</td><td>副食・つけ合わせ</td><td>野菜</td><td>＜野菜＞</td><td>1単位</td><td>3g</td><td>50 kcal</td></tr>
<tr><td>表4</td><td>メインとなる副食（主菜）</td><td>魚介，肉，卵，豆，乳とその製品</td><td>＜魚＞＜水産練り製品＞＜貝＞＜いか・たこ・えび・かにほか＞＜獣鳥肉＞＜卵＞＜豆・豆製品＞＜乳・乳製品＞</td><td>1単位</td><td>3g</td><td>30 kcal</td></tr>
<tr><td rowspan="2">Ⅱ.たんぱく質を含まない食品</td><td>表5</td><td rowspan="2">エネルギー源となる食品</td><td>砂糖，甘味料，ジャム，ジュース，でんぷん</td><td>＜砂糖＞＜甘味料＞＜ジャム＞＜ジュース＞＜嗜好飲料＞＜でんぷん＞</td><td>—</td><td>—</td><td rowspan="2">不足エネルギーを補う</td></tr>
<tr><td>表6</td><td>油脂</td><td>＜油・その他＞</td><td>—</td><td>—</td></tr>
<tr><td colspan="2">別表1〜5</td><td colspan="3">別表1 きのこ・海藻・こんにゃく
別表2 嗜好飲料＜アルコール飲料＞＜茶・コーヒーほか＞
別表3 菓子</td><td colspan="2">別表4 調味料
別表5 調理加工食品</td></tr>
<tr><td colspan="2">治療用特殊食品</td><td colspan="5">エネルギー調整食品
たんぱく質調整食品
食塩調整食品
リン調整食品</td></tr>
</table>

（黒川清監修，中尾俊之ほか編：腎臓病食品交換表―治療食の基準―第9版．医歯薬出版，2016より）

第4章　特別治療食

A　栄養障害

B　代謝疾患

C　消化器疾患

D　循環器疾患

E　腎疾患

F　血液系疾患

G　筋骨格疾患

H　免疫・アレルギー疾患

I　呼吸器疾患

食品構成例・献立例

① 腎臓病食品交換表にある食品分類表を使用した食品構成例を**表4-E-12**に示す．

② 急性腎炎症候群の献立例を**表4-E-13**に示す．

表4-E-12 食品構成例〔たんぱく質30gと50gの場合〕

食 品 分 類		たんぱく質		1単位に対して	
		30g （単位）	50g （単位）	たんぱく質 （g）	エネルギー （kcal）
たんぱく質を含む食品	表1　ごはん 　　　パン，めん	0	4	3	150
	表2　果　実 　　　種　実 　　　い　も	0.5	1	3	150
	表3　野　菜	1.5	1	3	50
	表4　魚介，肉，卵， 　　　豆，乳とその製品	7.5	11	3	30
たんぱく質を含まない食品	表5　砂　糖 　　　甘味料 　　　ジャム 　　　ジュース 　　　でんぷん 表6　油　脂	不足エネルギーを補う			
別表1〜5	きのこ，海藻 こんにゃく 嗜好飲料 菓子・調味料 調味加工食品				
治療用特殊食品	低（無）たんぱく質 高エネルギー食品	0.5			1,081

【例】たんぱく質30g（10単位）の場合

① 表1から表4の合計エネルギーを算出する．

　　0+75+75+225＝375 kcal

② 治療用特殊食品のなかから0.5単位を使用する．

　　たんぱく質調整ご飯180g：0.1単位，310 kcal ⎫

　　たんぱく質調整パン100g：0.2単位，300 kcal ⎪

　　たんぱく質調整ご飯180g：0.1単位，310 kcal ⎬ 合計1,081 kcal

　　たんぱく質調整マカロニタイプ15g：＊単位（0.1未満），51 kcal ⎪

　　たんぱく質調整もち50g：0.1単位，110 kcal ⎭

③ 指示エネルギーから差し引く．

　　2000−375−1081＝544 kcal

④ 不足エネルギーである544 kcalを表5と表6の食品で補う．

（腎臓病食品交換表より作成）

表 4-E-13 献立例〔急性腎炎症候群（乏尿期）〕

区分	献立名	材料名	数量(g)	備考
朝食	ホットケーキ[1]	小麦粉（低たんぱく）	70	1）卵は水に代えてもよい バターは半分を溶かしバターにして粉に混ぜてもよい
		ベーキングパウダー	3	
		水	75	
		砂糖	10	
		卵	18	
		植物油	5	
		バター（無塩）	15	
		はちみつ	10	
	サラダ[2]	キャベツ	20	2）マヨネーズを手づくりにする場合は，酢の代わりにレモン汁を使うとよいごま2gを加えてもおいしい
		にんじん	10	
		きゅうり	20	
		マカロニ（たんぱく質調整食品）	15	
		レーズン	10	
		マヨネーズ（無塩）	15	
	ミルクティー[3]	紅茶	1	3）牛乳の代わりに生クリームを使う
		水	100	
		粉あめ	20	
		生クリーム	15	
昼食	カレーピラフ[4]	米飯	160	4）香辛料を使用することによって，塩分制限ができる
		鶏肉	15	
		乾しいたけ	3	
		たまねぎ	20	
		にんじん	10	
		グリンピース	10	
		植物油	10	
		カレー粉	1	
	酢のもの	だいこん	40	
		はるさめ	5	
		赤ピーマン	3	
		酢	10	
		砂糖	5	
	果物	すいか	150	
間食	栄養補助食品（エネビットゼリーなど）		150	

区分	献立名	材料名	数量(g)	備考
夕食	ごはん	米飯（低たんぱく）	150	
	変わり揚げ[5]	れんこん	60	5）れんこんをすりおろし，ごま，ひき肉，かたくり粉を加えて，形を整え，油で揚げる 素揚げしたはるさめの上に盛りつける 付合せは，フライドポテトとキャベツのせん切り，トマト，レモン，パセリを添える
		切りごま	2	
		鶏ひき肉	20	
		かたくり粉	10	
		植物油	8	
		はるさめ	10	
		植物油	2	
	付合せ	じゃがいも	40	
		植物油	4	
	付合せ	キャベツ	20	
		トマト	40	
		レモン	10	
		パセリ	2	
	あえもの	ほうれんそう	40	
		もやし	10	
		酢	5	
		砂糖	2	
		ごま油	2	
		ラー油	0.03	
	オレンジゼリー[6]	オレンジジュース	40	6）粉寒天を使用して容器ごと供する場合は，0.5〜0.6gとする
		水	40	
		棒寒天	1	
		砂糖	10	
		いちご	15	

※朝食のホットケーキを蒸しパンに代えた場合
小麦粉（低たんぱく）	70g
ベーキングパウダー	3
ココア	5
水	70
砂糖	15
バター（無塩）	15
はちみつ	10

※たんぱく質エネルギー比は8％以下となる.

貧 血 *anemia*

⭐ **Introduction**　　貧血とは循環赤血球数量（成人男性：450万個/mm³，成人女性：400万個/mm³）の低下，または血液中のヘモグロビン（Hb）濃度が減少している状態と定義され，WHO基準では，成人男性は13.0 g/dL未満，成人女性は12.0 g/dL未満，高齢者や妊婦は11.0 g/dL未満と定められている．ヘモグロビンの濃度が低下するとともに赤血球数やヘマトクリット値も減少する．ヘマトクリット値（Hct）が成人男性42％，成人女性36％以下で貧血とされる．赤血球のおもな生理機能がヘモグロビンによる肺から全身組織への酸素運搬であることから，ヘモグロビン濃度，赤血球数，ヘマトクリット値のうちヘモグロビン濃度が生体にとって最も重要な指標となる．

血液の機能	運搬：酸素，二酸化炭素，ホルモン，栄養，熱量などを運ぶ
	緩衝：pH，ホルモン，体温などを一定にする
	防御：病原体，異物からからだを守る

血液成分の分類・構成　　血液量は体重の約1/13を占め，その成分は血球と血漿に分けられる．血球は，全血液量の約45％を占める血液の細胞成分で，赤血球，白血球，血小板からなり，99％以上が赤血球である．すべての血球は造血幹細胞から生じ，いくつかの段階を経て末梢血液中に入る．血漿は，全血液量の約55％を占める淡黄透明な液体成分で，そのほとんどが水である（図4-F-1）．

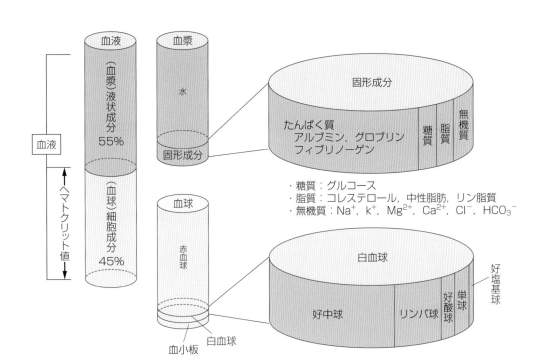

図4-F-1　血液成分の分類・構成

第4章　特別治療食

A　栄養障害

B　代謝疾患

C　消化器疾患

D　循環器疾患

E　腎疾患

F　血液系疾患

G　筋骨格疾患

H　免疫・アレルギー疾患

I　呼吸器疾患

1　分類とその概要

貧血の分類
　　貧血は図4-F-2のように分類される．貧血に共通する症状として，赤血球の減少，酸素欠乏の代償（呼吸数増加，心拍出量・心拍数増加），組織の酸素欠乏（頭痛，めまい，狭心症，易疲労感，心肥大，倦怠感など）があげられる．

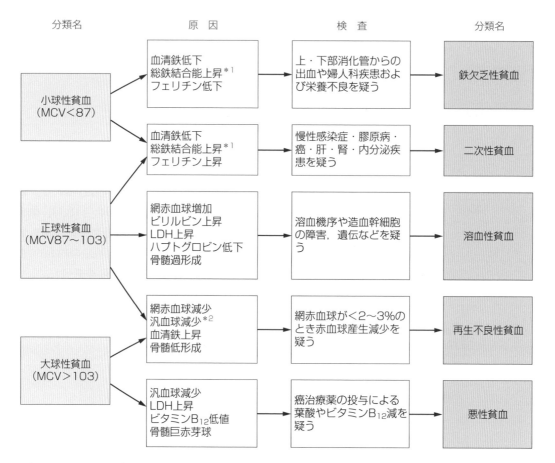

分類名	原因	検査	分類名
小球性貧血（MCV<87）	血清鉄低下　総鉄結合能上昇*¹　フェリチン低下	上・下部消化管からの出血や婦人科疾患および栄養不良を疑う	鉄欠乏性貧血
	血清鉄低下　総鉄結合能上昇*¹　フェリチン上昇	慢性感染症・膠原病・癌・肝・腎・内分泌疾患を疑う	二次性貧血
正球性貧血（MCV87〜103）	網赤血球増加　ビリルビン上昇　LDH上昇　ハプトグロビン低下　骨髄過形成	溶血機序や造血幹細胞の障害，遺伝などを疑う	溶血性貧血
大球性貧血（MCV>103）	網赤血球減少　汎血球減少*²　血清鉄上昇　骨髄低形成	網赤血球が<2〜3%のとき赤血球産生減少を疑う	再生不良性貧血
	汎血球減少　LDH上昇　ビタミンB₁₂低値　骨髄巨赤芽球	癌治療薬の投与による葉酸やビタミンB₁₂減を疑う	悪性貧血

*¹総鉄結合能（total iron binding capacity：TIBC）：トランスフェリンの約1/3が鉄と結合し，残りは未結合の形で存在する．血液中のすべてのトランスフェリンと結合できる鉄の総量を総鉄結合能（TIBC）といい，不飽和（未結合）のトランスフェリンと結合しうる鉄量を不飽和鉄結合能（unsaturated iron binding capacity：UIBC）という．つまりTIBC＝UIBC＋血清鉄の関係になる．

*²汎血球減少：赤血球，白血球，血小板のすべての血球成分が減少した状態．
　・ヘモグロビン濃度 男12.0g/dL未満，女11.0g/dL未満
　・赤血球 男400万/μL以下，女350万/μL以下
　・白血球 4,000/μL未満，血小板 10万/μL未満

図4-F-2　貧血の分類

第4章 特別治療食

A 栄養障害

B 代謝疾患

C 消化器疾患

D 循環器疾患

E 腎疾患

F 血液系疾患

G 筋骨格疾患

H 免疫・アレルギー疾患

I 呼吸器疾患

栄養素の不足が原因である貧血

■鉄欠乏性貧血

通常，体内の鉄（約 4.5 g）は 2.5 g が赤血球のヘモグロビンと結合し，1.5 g は血漿中に，0.5 g は一般の細胞内に存在する．鉄の欠乏により，赤血球中のヘモグロビン合成が低下して起こり，わが国では頻度が最も高く，貧血の約 2/3 を占める．赤血球は体内の酸素（O_2）や炭酸ガス（CO_2）などの運搬にも関与するため，ヘモグロビン量が低いと十分な酸素を体細胞に供給できない．そのため，初期には（Hb が 7 g/dL 以下になると）階段を上るときなどに息切れがみられ，慢性的には失神を起こすことが多くなる．若年〜中高年に多くみられる．

原因は，摂食障害，月経過多，妊娠による胎児への鉄の供給，出産による出血，子宮筋腫などによる性器出血，慢性消化管出血，痔出血などが多い．また，乳幼児の場合は知能の低下も懸念され，とくに生後 2 年間は影響されやすいので，鉄の不足には注意が必要である．特徴的な症状として，スプーン状爪，舌炎，口角炎，嚥下障害，異食症などがあげられる．

■巨赤芽球性貧血（悪性貧血）

体内の葉酸やビタミン B_{12} の不足が原因で，どちらかが不足すると DNA 合成が阻害され，核の成熟障害，無効造血[*1] を特徴とし，未熟な赤血球（巨赤芽球）ができて貧血を起こす．

① 葉酸欠乏性貧血

原因には，妊娠時の需要増加，偏食，アルコールの大量摂取，吸収障害などがある．葉酸不足は，2〜3 か月で症状が出る場合が多い．

② ビタミン B_{12} 性鉄欠乏性貧血

原因には，自己免疫が関与する胃粘膜萎縮による内因子分泌不全（悪性貧血），胃切除後の吸収障害などがある．ビタミン B_{12} は貯蔵量が多いので，約 1 年後に症状が出てくる．

■溶血性貧血

赤血球が破壊されることを溶血といい，その亢進によって生じる貧血をいう．遺伝性球状赤血球症（赤血球の膜に異常が起こる先天性溶血性貧血）と，血液型不適合輸血，感染（マラリア），中毒（鉛，銅，蛇毒），薬剤によって，赤血球に対する自己抗体が産生され，赤血球の破壊が亢進する自己免疫性溶血性貧血の後天性溶血性貧血がある．

■再生不良性貧血

骨髄の造血細胞全体の数の減少により，血液循環中の血球の数も減少することで起こる．原因が不明なもの（特発性）と，薬剤によるものや肝炎の後に起こるもの（続発性）がある．

foot note

[*1] 無効造血：骨髄内で正常に赤芽球が分化できないため，血管内へ放出される前に赤芽球（赤血球）が破壊される現象

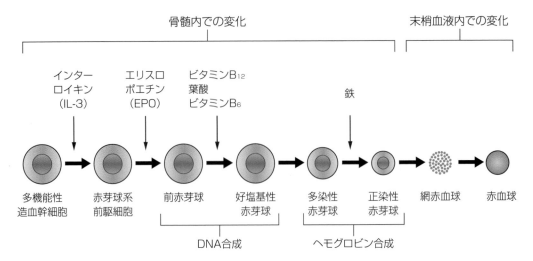

図 4-F-3　赤血球がつくられるまでの過程と造血因子

インターロイキン：人体の必要に応じて血球を供給できるように制御する造血因子.

エリスロポエチン：赤血球による酸素分圧が低下すると腎臓から分泌されるホルモンで，赤芽球系前駆物質を増殖させ，
　　　　　　　　赤血球の産生を高める

赤芽球と赤血球：赤芽球は有核だが，赤血球として血液中に放出されると無核になる. したがって，たんぱく質をつくる
　　　　　　　ことができず，約 120 日で寿命となる

ビタミン B$_{12}$，葉酸：赤血球の成熟に必要な造血ビタミンで，赤芽球の分化，ことに核の成熟に必要な DNA 合成に不可欠
　　　　　　　である. これらが不足すると核の未熟な巨赤芽球性貧血となる.

ビタミン B$_6$：ヘム，ヘモグロビン合成，葉酸代謝の補酵素である.

鉄：生体内の鉄の 60～70％はヘモグロビン鉄であり，骨髄内ではたんぱく質に鉄が結合したフェリチンとして存在する.

2　栄養食事アセスメント

1　鉄欠乏性貧血

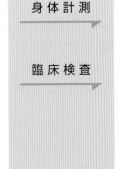

身体計測

　　　身長，体重，標準体重，BMI，体脂肪率，体重減少率，上腕筋囲などをアセスメントする.

臨床検査

・白血球（WBC）：変化なし

・赤血球（RBC），ヘモグロビン（Hb），ヘマトクリット（Ht），血清フェリチン：低下

・MCV（平均赤血球容積）：＜80

・MCH（平均赤血球ヘモグロビン量）：＜26

・MCHC（平均赤血球ヘモグロビン濃度）：＜32

・血小板：変化なし

・血清鉄，血清たんぱく質，血清アルブミン：低下

・総鉄結合能：増加

をアセスメントする.

第4章　特別治療食

A　栄養障害

B　代謝疾患

C　消化器疾患

D　循環器疾患

E　腎疾患

F　血液系疾患

G　筋骨格疾患

H　免疫・アレルギー疾患

I　呼吸器疾患

成因別による分類とその概要

　赤血球がつくられるまでの過程を成因別にみて貧血を分類すると，ほぼ3項目に要約できる．また，貧血の鑑別診断に有用な赤血球数，ヘモグロビン濃度，ヘマトクリット値から赤血球指数に基づいた貧血の分類は，栄養アセスメントを行ううえで重要である（図4-F-4）．なお，巨赤芽球性貧血は，大球性正色素性貧血のパターンを示す．

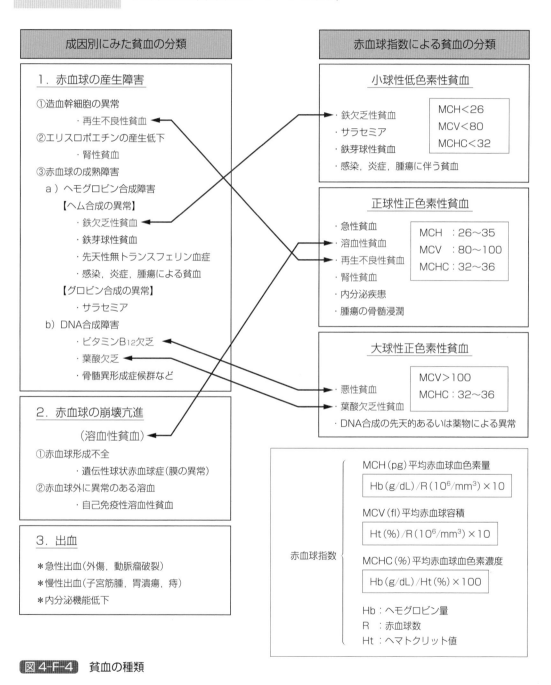

成因別にみた貧血の分類

1. 赤血球の産生障害

①造血幹細胞の異常
　　・再生不良性貧血
②エリスロポエチンの産生低下
　　・腎性貧血
③赤血球の成熟障害
　a）ヘモグロビン合成障害
　【ヘム合成の異常】
　　・鉄欠乏性貧血
　　・鉄芽球性貧血
　　・先天性無トランスフェリン血症
　　・感染，炎症，腫瘍による貧血
　【グロビン合成の異常】
　　・サラセミア
　b）DNA合成障害
　　・ビタミンB₁₂欠乏
　　・葉酸欠乏
　　・骨髄異形成症候群など

2. 赤血球の崩壊亢進
（溶血性貧血）

①赤血球形成不全
　　・遺伝性球状赤血球症（膜の異常）
②赤血球外に異常のある溶血
　　・自己免疫性溶血性貧血

3. 出血

＊急性出血（外傷，動脈瘤破裂）
＊慢性出血（子宮筋腫，胃潰瘍，痔）
＊内分泌機能低下

赤血球指数による貧血の分類

小球性低色素性貧血

・鉄欠乏性貧血
・サラセミア
・鉄芽球性貧血
・感染，炎症，腫瘍に伴う貧血

| MCH<26 |
| MCV<80 |
| MCHC<32 |

正球性正色素性貧血

・急性貧血
・溶血性貧血
・再生不良性貧血
・腎性貧血
・内分泌疾患
・腫瘍の骨髄浸潤

| MCH ：26〜35 |
| MCV ：80〜100 |
| MCHC：32〜36 |

大球性正色素性貧血

・悪性貧血
・葉酸欠乏性貧血
・DNA合成の先天的あるいは薬物による異常

| MCV>100 |
| MCHC：32〜36 |

赤血球指数

MCH（pg）平均赤血球血色素量
$$Hb(g/dL)/R(10^6/mm^3)\times10$$

MCV（fl）平均赤血球容積
$$Ht(\%)/R(10^6/mm^3)\times10$$

MCHC（%）平均赤血球血色素濃度
$$Hb(g/dL)/Ht(\%)\times100$$

Hb：ヘモグロビン量
R ：赤血球数
Ht ：ヘマトクリット値

図4-F-4　貧血の種類

2 巨赤芽球性貧血（葉酸・ビタミン B₁₂欠乏性貧血）

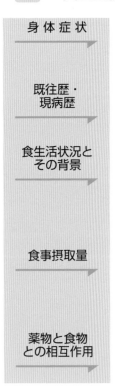

| 臨床検査 | ・間接ビリルビン値，LDL 上昇
・MCH（平均赤血球ヘモグロビン量）：＞35
・MCV（平均赤血球容積）：＞100
をアセスメントする． |

| 食生活状況と
その背景 | ・血清葉酸が低値の場合：妊娠の有無，野菜をとらない偏食，アルコール常飲の有無を観察する
・血清ビタミン B₁₂ が低値の場合：動物性食品をとらない偏食を観察する |

3 貧血全般に共通する注意事項

| 身体症状 | 動悸，息切れ，舌粘膜の萎縮による味覚異常，食道粘膜の萎縮による嚥下困難，皮膚萎縮のための扁平爪やスプーン状爪などを詳細に観察する． |

| 既往歴・
現病歴 | 胃切除，子宮筋腫，月経過多，消化管出血（潰瘍），痔などの有無に注意する． |

| 食生活状況と
その背景 | 食事摂取時間，偏食の有無，嗜好食品（喫煙・飲酒），間食，外食の頻度，自己流ダイエット経験，食欲の有無，信条による食品制限（マクロビオティック，宗教など），加工食品の摂取頻度，歯科的な問題，過激なスポーツによる栄養必要量の増大などの栄養状態を把握する． |

| 食事摂取量 | エネルギー量，三大栄養素の比率，動物性たんぱく質比，鉄，銅，ビタミン B₂，ビタミン B₆，ビタミン B₁₂，葉酸，ビタミン C などが適切であるかどうか検討する． |

| 薬物と食物
との相互作用 | 胃液分泌抑制薬や制酸薬には，鉄の吸収阻害があるので，服用の有無を確認する． |

3 栄養食事ケアプラン

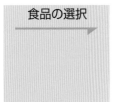

| 食品の選択 | 鉄欠乏性貧血の改善に有効な食事療法は，鉄をはじめとする造血と造血機能を高める栄養素の摂取に主眼をおく． |

■鉄

食品中に含まれる鉄には，吸収のよいヘム鉄（吸収率 15〜25％）と二価鉄に変わる過程を経ないと吸収されない非ヘム鉄（吸収率 2〜5％）があるため，ヘム鉄を含む動物性食品を多く選択する（表 4-F-1）．

第4章 特別治療食

A 栄養障害

B 代謝疾患

C 消化器疾患

D 循環器疾患

E 腎疾患

F 血液系疾患

G 筋骨格疾患

H 免疫・アレルギー疾患

I 呼吸器疾患

■鉄の吸収作用をもつ食物成分の摂取

魚介類，肉類，牛乳・乳製品などのたんぱく質食品や，ビタミンCを多く含む食品には，還元作用があるため，三価鉄を二価鉄に変えて吸収を促進する働きをもつ（表4-F-2）．鉄は，小腸粘膜の表面にある輸送たんぱく質と結合して吸収される．たんぱく質摂取量が少ないと血液中のアルブミンが低下し，膠質浸透圧が維持できなくなるので，血漿水分は減少して血液が薄くなり貧血となる．

また，柑橘類に多く含まれるクエン酸は，鉄とキレートをつくり溶解性を高め，吸収を促進する働きをもつ．鉄を多く含む食品に加え，これらの食物成分を摂取することも鉄の吸収促進に効果的である．そのほかにも，赤血球の合成に関与し，鉄の吸収を促進するビタミンB_6，ビタミンB_{12}，葉酸，銅を含む食品の摂取もすすめられる．

■胃酸の分泌を高める食品の摂取

胃粘膜を刺激し，胃酸分泌を高める酢，香辛料，梅干しなどを使用した料理は鉄の吸収を助ける．

■鉄の吸収阻害作用をもつ食品

鉄の吸収を阻害する食物成分としては，フィチン酸，リン酸塩，食物繊維，ポリフェノール類，カルシウム，タンニンなどがあげられる．

■鉄製の調理器具の使用

鉄製の鍋やフライパンから調理中に溶出する鉄は，二価イオンのため吸収率がよい．

栄養基準・献立例

鉄欠乏性貧血の栄養基準と献立例を**表4-F-3, 4**に示す．

表4-F-1 鉄を多く含む食品（通常1回で食べる量）

食品名	1回使用量		食品名	1回使用量	
	重量（g）	含有量（mg）		重量（g）	含有量（mg）
あさり水煮缶	30	9.0	まぐろ味付け,フレーク缶	30	1.2
焼き豆腐	90	1.4	あさり－つくだ煮	10	1.9
生揚げ	60	1.6	しじみ	20	1.7
がんもどき	50	1.8	輸入牛・ヒレ	60	1.7
糸引き納豆	40	1.3	まいわし	80	1.7
こまつな	80	2.2	豚・肝臓	30	3.9
だいこん・葉	70	2.2	スモークレバー（豚）	20	4.0
きくらげ-乾	2	0.7	若鳥・肝臓	30	2.7
かつお・なまり節	40	2.0	うずら卵	40	1.2
きはだまぐろ	60	1.2			

〔日本食品標準成分表2020年版（八訂）より〕

表4-F-2 造血作用を促進する栄養素と代表的な食品

栄養素	おもな生理作用	食品名
鉄	血中ヘモグロビンの構成成分として酸素の運搬	大豆製品，小松菜，まぐろ，あさり，しじみ，レバーなどの肉類
たんぱく質	造血および全身の栄養状態改善	鶏卵，肉類，魚介類，豆類，乳・乳製品
銅	ヘモグロビンの合成に関与，腸管からの鉄の吸収を助ける	だいず，かき（貝），牛レバー
ビタミン B$_{12}$	核酸の合成に関与	魚介類，肉類，牛レバー，鶏卵，乳・乳製品
ビタミン B$_6$	ヘモグロビン合成に関与	バナナ，魚介類，肉類，牛レバー
ビタミン B$_2$	細胞の再生に関与	うなぎ，レバー，乳・乳製品
ビタミン C	鉄の吸収を促進	いも類，野菜，いちご，かんきつ類
ビタミン E	赤血球の細胞膜の強化	アーモンド，ヘーゼルナッツ，うなぎ
葉　酸	核酸の合成，正常な造血作用に関与	じゃがいも，豆類，野菜，レバー，鶏卵

表4-F-3 栄養基準・食品構成例

鉄欠乏性貧血 女性 18〜29 歳，身体活動レベルⅡ		
栄養基準量	エネルギー　（kcal）	2,000
	たんぱく質　（g）	50
	脂　質　（g）	44〜67 (20〜30％エネルギー比)
	炭水化物　（g）	250〜325 (50〜65％エネルギー比)
	鉄※　（mg）	10.5
	銅　（mg）	0.7
	ビタミン B$_6$　（mg）	1.1
	ビタミン B$_{12}$　（μg）	2.4
	葉　酸　（μg）	240
	ビタミン E　（mg）	5.0
	ビタミン C　（mg）	100

※貧血の程度，月経のあり・なし・過多などにより決定する

分類	分量（g）
ごはん	300〜400
食パン	60〜90
いも類	100
砂　糖	10
油　脂	10〜15
大豆製品	100
魚介類	80〜100
肉　類	40〜50
レバー類	30
卵　類	50
牛　乳	200
緑黄色野菜	150
その他の野菜	200
果実類	150
海藻類	10
み　そ	10

（食品構成）

表 4-F-4 献立例

区分	献立名	材料名	数量(g)	備 考
朝食	ごはん[1]	胚芽米飯	180	1) 胚芽米は少し多めの水加減で炊く
	みそ汁	はくさい	30	
		えのきだけ	10	
		だし	130	
		米みそ・赤色辛みそ	8	
	煮卵の野菜あんかけ[2]	鶏卵	1個	2) 調味しただしでにんじん, しいたけを煮てから卵を落として煮る. 煮汁にとろみをつけ, みつばを加える
		にんじん	20	
		糸みつば	10	
		生しいたけ	10	
		だし	60	
		うすくちしょうゆ	4	
		みりん	6	
		かたくり粉	4	
	かぶの浅漬け[3]	こかぶ	30	3) かぶ, 葉(小口切り)に塩をしてしんなりしたら水洗いをして絞る
		かぶ・葉	10	
		塩(材料の2.0%)	0.8	
	ヨーグルト[4]	ヨーグルト(全脂無糖)	100	4) ヨーグルトに甘味がほしい場合はオリゴ糖(市販)を用いる
昼食	サンドウィッチ	フランスパン	90	5) スモークレバーが入手できない場合はケチャップ炒めに変更 豚レバー 40 油 4 ケチャップ 15 こしょう少量
		バター	10	
		練りからし	2	
		プロセスチーズ	10	
		スモークレバー(豚)[5]	30	
		トマト	20	
		サニーレタス	15	
		きゅうり	20	
	ベークドポテト	じゃがいも	60	
		油	少量	
		塩	0.1	
	オレンジジュース	オレンジジュース(100%果汁)	180	

区分	献立名	材料名	数量(g)	備 考
夕食	ごはん	胚芽米飯	180	
	いわし梅干し煮	いわし	2尾	
		梅干し	1個	
		しょうが	1	
		水	30	
		こいくちしょうゆ	6	
		みりん	6	
		しそ	1	
	煮びたし	こまつな	60	
		にんじん	10	
		ぶなしめじ	10	
		だし	15	
		うすくちしょうゆ	3	
		みりん	2	
	うの花炒り[6]	おから	40	6) ごま油で, 葉ねぎ以外の野菜を炒め, だし, 調味料で煮る. おから, あさり缶を汁ごと加えて炒り煮にする. 仕上げに溶き卵を加え火が通ったら葉ねぎを混ぜる
		あさり水煮(缶)	15	
		にんじん	10	
		ごぼう	15	
		乾しいたけ	2	
		きくらげ(乾)	1	
		葉ねぎ	5	
		ごま油	10	
		だし	30	
		砂糖	2	
		清酒	2	
		うすくちしょうゆ	2	
		鶏卵	10	
		白ごま	0.5	
	果物	キウイフルーツ	100	

第4章 特別治療食

A 栄養障害
B 代謝疾患
C 消化器疾患
D 循環器疾患
E 腎疾患
F 血液系疾患
G 筋骨格疾患
H 免疫・アレルギー疾患
I 呼吸器疾患

骨 粗 鬆 症　*Osteoporosis*

Introduction　骨粗鬆症とは全身的に骨折のリスクを伴った状態で，WHO（世界保健機関）の定義では「骨粗鬆症は，低骨量と骨組織の微細構造の異常を特徴とし，骨の脆弱性が増大し，骨折の危険性が増大する疾患である」としている．骨密度が低下し，骨の微細構造が劣化することで骨の強度が弱くなり骨折を引き起こす．

　骨の強度は骨密度と骨質によって決まる（図4-G-1）．

　骨密度は，学童期から思春期にかけて高まり20歳前後で最大骨量となり，成人期以降は加齢や閉経に伴い破骨細胞（骨を壊す細胞）による骨吸収が骨芽細胞（骨をつくる細胞）による骨形成を上回り，骨密度が低下する．

　骨質（骨の質）は，骨の素材としての材質特性と，その素材をもとにつくり上げられた構造特性（微細構造）によって規定される．これらの骨質は，骨の新陳代謝機構である骨リモデリング（図4-G-2）によって規定されるが，それ以外にも骨基質（骨自体の骨組織の成分）の周囲の環境，ビタミンDやビタミンKの充足状況により変化する．

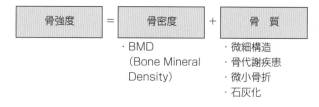

図4-G-1　**骨強度に及ぼす骨密度と骨質の関係**
骨質に関連するすべての要因は，骨密度とともに骨強度に影響を及ぼし，骨折危険因子となりうることを示している．
（骨粗鬆症の予防と治療ガイドライン2015年版，2015）

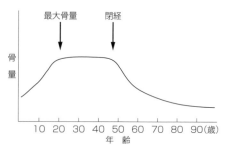

図4-G-2　**骨量の経年的変化**
（骨粗鬆症の予防と治療ガイドライン2015年版，2015）

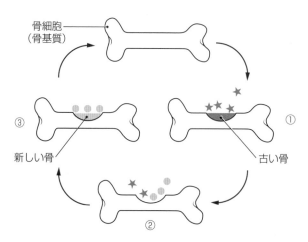

図4-G-3　**骨のリモデリング**
★：破骨細胞　●：骨芽細胞
① 破骨細胞が酸や酵素を出して古い骨を溶かす
② 溶けた個所に骨芽細胞が付着する
③ 骨芽細胞により新しい骨になる

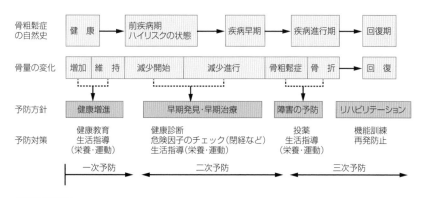

第4章 特別治療食

A 栄養障害

B 代謝疾患

C 消化器疾患

D 循環器疾患

E 腎疾患

F 血液系疾患

G 筋骨格疾患

H 免疫・アレルギー疾患

I 呼吸器疾患

図 4-G-4 骨粗鬆症の自然史と骨折の予防

(骨粗鬆症の予防と治療ガイドライン 2015 年版, 2015)

　骨密度と骨質のどちらが低下しても骨折のリスクは高まる.骨密度と骨質に影響を及ぼすさまざまな因子が,加齢に伴い悪化することにより,骨粗鬆症を発症させる.骨粗鬆症によって引き起こされる骨折のうち,大腿骨近位部骨折は ADL,QOL を低下させるだけでなく,死亡率も上昇させることから,発症,進展を予防することが大切である.

1　分類とその概要

分　　類　　原発性骨粗鬆症と続発性骨粗鬆症に分けられる(**表 4-G-1**).

表 4-G-1　骨粗鬆症の分類

原発性骨粗鬆症		・閉経後骨粗鬆症　　　　　　　　・男性骨粗鬆症 ・特発性骨粗鬆症(妊娠後骨粗鬆症)	
続発性骨粗鬆症	内分泌性	・副甲状腺機能亢進症　　　　　　・甲状腺機能亢進症 ・性腺機能不全　　　　　　　　　・クッシング症候群	
	栄養性	・吸収不良症候群,胃切除後　　　・神経性食欲不振症 ・ビタミン A または D 過剰　　　・ビタミン C 欠乏症	
	薬　物	・ステロイド薬　　　　　　　　　・性ホルモン低下療法治療薬 ・SSRI(選択的セロトニン再取り込み阻害薬) ・その他の薬物(ワルファリン,メトトレキサート,ヘパリンなど)	
	不動性	・全身性(臥床安静,対麻痺,廃用症候群,宇宙旅行) ・局所性(骨折後など)	
	先天性	・骨形成不全症　　　　　　　　　・マルファン症候群	
	その他	・関節リウマチ　　　　　　・糖尿病 ・慢性腎不全(CKD)　　　・肝疾患 ・アルコール依存症	

(骨粗鬆症の予防と治療ガイドライン 2015 年版, 2015)

　　骨粗鬆症の診断は，腰背痛などの有症者，健診での要精検者などが対象になる（表4-G-2）．

　　また，骨粗鬆症では，骨吸収促進によりⅠ型コラーゲンの分解が起こり，コラーゲンの架橋物質であるデオキシピリジノリン（骨吸収マーカーの1つ）が尿中に増加する．

表4-G-2　原発性骨粗鬆症の診断基準（2012年度改訂版）

• 低骨量をきたす骨粗鬆症以外の疾患，または続発性骨粗鬆症の原因を認めないことを前提とし，下記の診断基準を適用して行う．

Ⅰ　脆弱性骨折[1)]あり
1．椎体骨折[2)]または大腿骨近位部骨折あり
2．その他の脆弱性骨折[3)]あり，骨密度[4)]がYAMの80%未満
Ⅱ　脆弱性骨折[1)]なし
骨密度[4)]がYAMの70%以下または−2.5 SD以下

YAM：若年成人平均値（腰椎では20〜44歳，大腿骨近位部では20〜29歳

1）軽微な外力によって発生した非外傷性骨折．軽微な外力とは，立った姿勢からの転倒か，それ以下の外力をさす．

2）形態椎体骨折のうち，3分の2は無症候性であることに留意するとともに，鑑別診断の観点からも，脊椎エックス線像を確認することが望ましい．

3）その他の脆弱性骨折：軽微な外力によって発生した非外傷性骨折で，骨折部位は肋骨，骨盤（恥骨，坐骨，仙骨を含む），上腕骨近位部，橈骨遠位端，下腿骨．

4）骨密度は原則として腰椎または大腿骨近位部骨密度とする．また，複数部位で測定した場合にはより低い%またはSD値を採用することとする．腰椎においてはL1〜L4またはL2〜L4を基準値とする．大腿骨近位部骨密度には頸部またはtotal hip（total proximal femur）を用いる．これらの測定が困難な場合は橈骨，第二中手骨の骨密度とするが，この場合は%のみ使用する．

付記：骨量減少（骨減少）[low bone mass（osteopenia）]：骨密度が−2.5 SDより大きく−1.0 SD未満の場合を骨量減少とする．

（骨粗鬆症の予防と治療ガイドライン2015年版，2015）

　　骨粗鬆症の治療薬として代表的なものを**表4-G-3**に示した．

第4章　特別治療食

A 栄養障害

B 代謝疾患

C 消化器疾患

D 循環器疾患

E 腎疾患

F 血液系疾患

G 筋骨格疾患

H 免疫・アレルギー疾患

I 呼吸器疾患

表4-G-3 骨粗鬆症の治療薬

・カルシウム製剤	食品でカルシウムが摂取できない場合に処方される. ビタミンDの併用は高カルシウム血症に注意する
・女性ホルモン剤	エストロゲンを補充し, 骨形成と骨吸収のバランスをはかる（骨吸収抑制作用）
・選択的エストロゲン受容体モジュレーター	女性ホルモンと同様の働きをする. 骨吸収抑制作用
・活性ビタミンD₃製剤	腸からのカルシウム吸収を促進させ, 骨へのカルシウムの沈着を促進させる. 骨代謝回転を亢進させる
・ビタミンK	骨形成を賦活する. 骨吸収抑制作用. ワルファリンカリウム療法を優先する場合は, 投与を中止する
・カルシトニン筋注	血中のカルシウムを一定に保つ働きと骨吸収を抑える働きがある. 骨吸収抑制作用
・副甲状腺ホルモン薬	血中のカルシウム濃度を一定に保つ. 腸からのカルシウム吸収を促進させ, 血中のカルシウムを増やす働きがある
・ビスフォスフォネート剤	骨吸収抑制作用, 骨石灰化抑制作用がある. 吸収をよくするため, 服薬前後2時間は食事摂取をさける. 投与期間は2週間, 骨形成に約10〜12週間かかるので, この期間を休薬とし, これを1クールとして周期的間歇投与とする
・イプリフラボン	骨吸収抑制作用. カルシトニン分泌促進作用を増強する
・デノスマブ	破骨細胞の分化・成熟・機能および生存を制御. 骨吸収抑制作用

2　栄養食事アセスメント

栄養状態の評価

① 続発性骨粗鬆症や低骨量をきたす他疾患の既往歴
② 骨粗鬆症に伴う骨折の臨床的危険因子（年齢, BMIの低値, 糖尿病など）
③ 生活様式（カルシウムの摂取状況, 運動・日常の活動性, 喫煙の有無, 飲酒歴など）
④ 家族歴（とくに骨粗鬆症や骨折）, 女性では閉経（年齢, 自然か人工か）
⑤ 身長（椎体骨折による身長短縮を反映）・体重の計測, BMIの算出
⑥ 円背・脊柱彎曲（椎体骨折を反映）の有無
⑦ 腰背部痛（腰痛症, 変形性脊椎症など）の有無
⑧ 骨量測定
⑨ 栄養素の摂取状況
 ・カルシウム：食品から700〜800 mg. サプリメント, カルシウム薬を使用する場合には注意が必要.
 ・マグネシウム：男性；320〜340 mg/日, 女性；260〜290 mg/日.
 ・ビタミンD：400〜800 IU（10〜20 μg）.
 ・ビタミンK：250〜300 μg.
 ・食塩：過剰摂取はカルシウムの尿中排泄を促進させる.
 ・リン：カルシウムとの比率を評価する. 加工食品のリン酸量に注意する.
 ・ビタミンC：骨芽細胞におけるコラーゲン合成に必要.

・ビタミンA：骨芽細胞と破骨細胞の分化と活性に必要.
・過剰摂取を控える食品：リンを多く含む食品（加工食品，一部の清涼飲料水），カフェインを多く含む食品（コーヒー，紅茶），アルコール

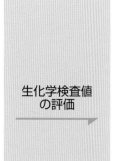
生化学検査値
の評価

■血液検査

アルブミン，カルシウム，甲状腺ホルモン，副甲状腺ホルモン（PTH），リン，ALP，OC，CT，ビタミンD，ビタミンK濃度.

・血中カルシウム濃度が低下するとPTHの分泌が増加し，骨吸収を促進させる．カルシウム濃度が上昇すると甲状腺ホルモン（カルシトニン）の分泌が増加し，骨形成が促進される．骨粗鬆症ではカルシトニンの低下，PTHの増加を認める.
・ALP（アルカリフォスファターゼ）：骨形成の指標として測定されている．骨吸収が亢進している病態では骨形成も亢進し，ALPは高値を示すが，骨粗鬆症では正常.
・OC（オステオカルシン）：骨形成の指標として測定される.
・ビタミンD：活性型ビタミンDは小腸でカルシウム，リンの吸収促進，骨では骨吸収，また，カルシウムの再利用，形成促進作用がある．骨粗鬆症では低値.
・CT（カルシトニン）：破骨細胞の活性を抑制，骨吸収抑制作用.
・エストロゲン分泌検査：低下傾向.

■尿検査

尿中カルシウムの増加（骨吸収を反映する）．250 mg/日以上.

3　栄養食事ケアプラン

食品の選択

骨形成に必要な食品，とくにカルシウムとビタミンD（表4-G-4，5），マグネシウム（p.131 表4-D-6 参照），ビタミンC，ビタミンKを充足する.

エネルギー，
各栄養素等の
設定

① 食事摂取基準を確保する．ただし，たんぱく質の過剰摂取に注意する.
② 食塩はカルシウムの尿中排泄を増加させるので控える.
③ カルシウム含有食品の選択：乳酸カルシウム，炭酸カルシウムは吸収率が高い.
④ 加工食品，炭酸飲料，カフェイン飲料など，カルシウムの吸収を阻害する食品を過剰摂取しない.
⑤ 食生活全体（食事内容，食事時間，欠食，偏食など）を見直す．とくに，間食の内容や量は病態に大きく影響する.

　骨量は成長とともに増加し，20歳前後に最大骨量（ピーク・ボーン・マス＝最大時の骨量）に達する（図4-G-2 参照）．最大骨量を維持するためには，この時期においての適正なカルシウム摂取が重要である.
⑥ 胃腸の弱い人，胃の手術をした人，卵巣を摘出した人，自己流のダイエッ

表 4-G-4　骨量を増やすための食品

食品	カルシウム（可食部100g中）(mg)	1食分					
		目安（分量）	重量	カルシウム (mg)	マグネシウム(mg)	ビタミンD (μg)	ビタミンK (μg)
普通牛乳	110	1カップ	200 mL	220	20	0.6	4
ヨーグルト・全脂無糖	120	1/2カップ	100 g	120	12	0	1
ヨーグルト・脱脂加糖	120	1/2カップ	100 g	120	22	0	0
プロセスチーズ	630	1切れ	20 g	126	4	0	2
脱脂粉乳	1100	大さじ1杯	10 g	110	11	0	0
きな粉・全粒大豆	190	大さじ2杯	12 g	23	31	0	3
木綿豆腐	93	1/3	100 g	93	57	0	6
生揚げ	240	1/3	60 g	144	33	0	15
がんもどき	270	小1個	30 g	81	29	0	13
糸引き納豆	90	小1個	40 g	36	40	0	240
ごま・乾	1200	大さじ1杯	10 g	120	37	0	1
削り昆布	650	汁椀1膳分	2 g	13	10	0	3
ひじき・ステンレス釜	1000	煮物小鉢	5 g	50	32	0	29
カットわかめ	870	汁椀1膳分	2 g	17	9	0	32
かたくちいわし・煮干し	2200	大さじ1杯	5 g	110	12	0.9	0
しらす干し・微乾燥	280	大さじ2杯	10 g	28	8	1.2	0
めざし・生	180	中2本	30 g	54	9	3.3	0
ししゃも・生干し・生	330	1本	25 g	83	12	0.2	0
あさり・生	66	10個	30 g	20	30	0	0
さくらえび・ゆで	690	大さじ1杯	5 g	35	5	0	0
まさば・生	6	1切れ	80 g	5	24	4.1	2
さんま・生	28	中1尾	80 g	22	22	12.8	1
あゆ・天然・生	270	中1尾	60 g	162	14	0.6	0
あんこう・きも・生	6	大さじ1杯	20 g	1	2	22.0	0
しろさけ・イクラ	94	大さじ1杯	20 g	19	19	8.8	0
こまつな・葉・ゆで	150	小鉢1/2	50 g	75	7	0	160
チンゲンサイ・葉・ゆで	120	1かぶ	40 g	48	7	0	48
つるむらさき・茎葉・ゆで	180	小鉢1/2	50 g	90	21	0	175
きくらげ・乾	310	5枚	5 g	16	11	4.3	0
しろきくらげ・乾	240	5枚	5 g	12	3	0.8	0

〔日本食品標準成分表2020年版（八訂）より〕

表 4-G-5　ビタミンDを多く含む食品（常用量）

食品	常用量		食品	常用量	
	(g)	(μg)		(g)	(μg)
あんこう（きも）	20	22.0	あゆ（塩焼き）	60	10.2
まいわし	60	19.2	イクラ	20	8.8
さけ	60	19.2	かれい	60	7.8
身欠きにしん	30	15.0	かます	60	6.6
さんま	80	12.8	さば（水煮）	60	6.6
うなぎ	60	10.8	きくらげ	3	2.6

〔日本食品標準成分表2020年版（八訂）より〕

第4章　特別治療食

A 栄養障害
B 代謝疾患
C 消化器疾患
D 循環器疾患
E 腎疾患
F 血液系疾患
G 筋骨格疾患
H 免疫・アレルギー疾患
I 呼吸器疾患

トで骨の細い人，生理不順の人，ストレスがたまりやすい人，運動不足の人，ステロイド剤を服用している人（エストロゲン分泌抑制），ヘビースモーカーなどへは個別に栄養教育を行う（p.182 foot note 参照）.

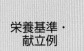

栄養基準・献立例

骨疾患の予防・治療のための栄養基準を**表4-G-6**，献立例を**表4-G-7**に示す.

表4-G-6 栄養基準・食品構成例

<table>
<tr><th colspan="4"></th><th>骨 疾 患 予 防・治 療*</th></tr>
<tr><td rowspan="7">栄養基準量</td><td colspan="2">エネルギー</td><td>(kcal)</td><td>1,650〜1,950</td></tr>
<tr><td colspan="2">たんぱく質</td><td>(g)</td><td>55〜60</td></tr>
<tr><td colspan="2">脂　質</td><td>(g)</td><td>37〜43</td></tr>
<tr><td colspan="2">食　塩</td><td>(g)</td><td>7</td></tr>
<tr><td colspan="2">カルシウム</td><td>(mg)</td><td>700〜800</td></tr>
<tr><td colspan="2">マグネシウム</td><td>(mg)</td><td>300</td></tr>
<tr><td colspan="2">ビタミンD</td><td>(µg)</td><td>10〜20</td></tr>
<tr><td rowspan="22">食品構成（g）</td><td colspan="2">区　分</td><td>重　量</td><td>応　用（g）</td></tr>
<tr><td>穀　類</td><td>米</td><td>300</td><td>または（こめ 100＋うどん（ゆで）160 ＋パン類 50）</td></tr>
<tr><td rowspan="2">いも類</td><td>じゃがいも類</td><td>50</td><td></td></tr>
<tr><td>でんぷん</td><td>10</td><td>かたくり粉，はるさめ</td></tr>
<tr><td colspan="2">砂糖類</td><td>10</td><td></td></tr>
<tr><td colspan="2">油脂類</td><td>15</td><td>マヨネーズ5gを含む</td></tr>
<tr><td rowspan="3">豆　類</td><td>淡色辛みそ</td><td>8</td><td></td></tr>
<tr><td>木綿豆腐</td><td>70</td><td></td></tr>
<tr><td>納豆</td><td>20</td><td></td></tr>
<tr><td colspan="2">魚介類</td><td>60</td><td></td></tr>
<tr><td colspan="2">小魚類</td><td>5</td><td></td></tr>
<tr><td colspan="2">肉　類</td><td>40</td><td></td></tr>
<tr><td>卵　類</td><td>全卵</td><td>40</td><td></td></tr>
<tr><td rowspan="2">乳製品類</td><td>牛乳</td><td>200</td><td></td></tr>
<tr><td>ヨーグルト</td><td>100</td><td></td></tr>
<tr><td rowspan="2">野菜類</td><td>緑黄色野菜</td><td>200</td><td>カルシウムの多い野菜類</td></tr>
<tr><td>その他の野菜</td><td>200</td><td></td></tr>
<tr><td colspan="2">きのこ類</td><td>2</td><td>しいたけ（乾）</td></tr>
<tr><td colspan="2">果実類</td><td>150</td><td></td></tr>
<tr><td colspan="2">種実類</td><td>5</td><td>ごま，アーモンドなど</td></tr>
<tr><td>海藻類</td><td>藻類</td><td>2</td><td>わかめ（素干し）</td></tr>
</table>

＊50〜69歳，女性

表4-G-7 献立例

区分	献立名	材料名	数量(g)	備考
朝食	トースト	食パン	80	
		チーズ	15	
		いちごジャム	15	
	素ごもり卵	卵	50	
		ほうれんそう	40	
		しめじ	20	
		植物油	2	
		塩	0.8	
	サラダ	キャベツ	30	
		トマト	20	
		きゅうり	10	
		ドレッシング	5	
	飲みもの[1]	牛乳	200	1) Ca強化の牛乳が望ましい
	果物	キウイフルーツ	100	
昼食	ごはん	米飯	160	
	炊き合わせ	鶏むね肉	40	
		凍り豆腐	10	
		さといも	60	
		にんじん	10	
		ごぼう	20	
		乾しいたけ	2	
		さやいんげん	5	
		だし汁	70	
		しょうゆ	10	
		砂糖	4	
	小松菜のごまあえ[2]	こまつな	70	2) モロヘイヤでもよい
		さくらえび	2	
		白ごま	5	
		しょうゆ	3	
		砂糖	1	
	もずくの酢の物[3]	もずく	40	3) おろししょうがの場合は2g
		しょうゆ	2	
		酢	2	
		だし汁	2	
		しょうが	0.5	
		レモン	5	

区分	献立名	材料名	数量(g)	備考
間食	ヨーグルト[4]	ヨーグルト	90〜100	4) Ca強化のものが望ましい. またはプレーンヨーグルトにきな粉を加えてもよい
夕食	ごはん	米飯	160	
	みそ汁	もやし	10	
		葉ねぎ	3	
		油揚げ	3	
		米みそ（淡辛）	8	
		だし汁	150	
	あじの南蛮漬け	あじ	60	
		小麦粉	6	
		植物油	6	
		きゅうり	20	
		たまねぎ	10	
		赤ピーマン	10	
		セロリー	5	
		しょうゆ	5	
		酢	8	
		だし汁	4	
		赤唐辛子	0.2	
	なすのうすくずあん	なす	60	
		えだまめ	10	
		だし汁	40	
		うすくちしょうゆ	3	
		みりん	1	
		かたくり粉	1.5	
		砂糖	0.5	
	果物	りんご	50	

第4章 特別治療食

A 栄養障害
B 代謝疾患
C 消化器疾患
D 循環器疾患
E 腎疾患
F 血液系疾患
G 筋骨格疾患
H 免疫・アレルギー疾患
I 呼吸器疾患

くる病・骨軟化症　*rickets, osteomalacia*

Introduction　ビタミン D の欠乏や，リン酸の再吸収障害などが原因とされる．骨質は正常に形成されるが，骨基質の石灰化が遅延または欠如して，石灰化しない類骨組織が蓄積された状態をいう．

1　分類と概要

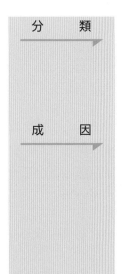

■**くる病**
　骨端成長軟骨線の閉鎖以前の小児に発症するものをいう．
■**骨軟化症**
　骨端成長軟骨線の閉鎖以後の成人に発症するものをいう．

① ビタミン D の摂取不足は，腸管からのカルシウムの吸収障害を招くので，腎尿細管からのリン酸再吸収が減少し，化骨化障害が起こる．
② ビタミン D の生体内代謝は，肝臓で 25 位の水酸化（25-OH-D$_3$），腎臓での 1 位の水酸化 [1α，25 (OH)$_2$D$_3$] を経て活性化されるので，これら臓器の障害は二次性のくる病，骨軟化症を生じる．
③ ビタミン D は，日光によって皮下で合成されるので，日光曝露が乏しいと発症しやすい．
④ 消化器系手術後のビタミン D の吸収障害による．
⑤ 食事摂取量の極端な不足によるビタミン D 欠乏症．

2　栄養食事アセスメント

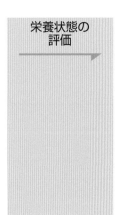

① 身体測定（身長，体重など）の測定と評価を行う．
② 血清アルブミン，ビタミン D，カルシウム，リンの測定値から全身の栄養状態を評価する．
③ 骨痛，筋力低下，骨圧痛を訴え，低身長，胸部変形，骨盤変形，下肢変形がみられる場合は骨軟化症を疑う．発育障害，変形の程度を把握する．
④ ビタミン D は，腎尿細管においてリンの再吸収を促進して排泄を減少させるので，尿中リン酸の増加はビタミン D の不足を疑う．
⑤ 慢性的な代謝性アシドーシス状態にあるときは，カルシウムと同様に尿中へのリン酸の排泄が増加する．腎機能不全，強度の筋肉運動による乳酸の過剰生成，あるいは脂質代謝異常などを疑う．

第4章　特別治療食

A 栄養障害

B 代謝疾患

C 消化器疾患

D 循環器疾患

E 腎疾患

F 血液系疾患

G 筋骨格疾患

H 免疫・アレルギー疾患

I 呼吸器疾患

生化学検査の評価	骨エックス線検査による評価を行う．リン値の低下，尿中リン酸排泄の増加，アルカリフォスファターゼの高値，カルシウム濃度は正常であるが低めに推移する．

■くる病

後頭部の頭蓋，肋骨骨部の腫れ（念珠形成），乳歯（むし歯になりやすい），四肢骨の変形（O脚，X脚），脊柱の湾曲などを確認する．

■骨軟化症

皮質骨の非薄化，軟骨接合部の肥大，肋骨の変形，骨折などを確認する．

食事内容の評価	① 食生活調査からビタミンD，カルシウム，リンの摂取量を計算し，評価する．低リン血症に伴う骨軟化症が起こることがある．

② 同時にエネルギー，たんぱく質など，各栄養素の摂取状況を把握し，必要量を求める．

③ くる病は骨発育の旺盛な生後3〜4か月ころから2歳以下の乳幼児にみられる（とくに低出生体重児に起こりやすい）ので，授乳婦の食生活内容を把握する．

妊婦で脱力感を訴え，背中，腰や四肢に疼痛がある場合は骨軟化症に注意する．

④ 骨軟化症は，腎不全あるいは人工透析患者にしばしばみられるので，生化学検査値に注意する．その際，ビタミンD欠乏による骨軟化症ではなくアルミニウム蓄積によるものもみられる．

治　療　薬	骨に変形がみられる場合はビタミンD剤，カルシウム剤の経口投与，あるいは注射が有効である．しかし，カルシウムの急激な吸収は高カルシウム血症を生じるので，定期的な検査が必要である．

3　栄養食事ケアプラン

食品の選択	① ビタミンDは，カルシウムの吸収促進によって二次的にリンの吸収を促す（食物中のCa：P＝1：1のときに最適）．吸収されたリン酸は循環血中に入って80％は骨に貯蔵され，骨基質形成に関与している．そのためビタミンDの多い食品を十分に摂取する．リンは加工食品に多く含まれるので過剰摂取の傾向にある．

② ビタミンDは脂溶性ビタミンなので，脂肪は極端に制限せず，必要量を摂取する．

③ ビタミンDは魚，レバー，きのこ類など含まれる食品が限られるので，乳児にはビタミンDを強化したミルクを用いる．幼児には肝油が効果的である．ただし，長期間にわたる過剰摂取は心臓，腎臓などの軟組織にカルシウム沈着を起こす．

④ 乾しいたけは工業生産過程の変化によって天日乾燥が少なくなり，ビタ

ミン D 含有量が減少している．生しいたけ，乾しいたけを使用する前に
日光に当てるとよい．

⑤ 皮膚に存在する 7-デヒドロコレステロール（プロビタミン D_3）は，日光
（紫外線）によって活性化されるので 1 日 15 分程度の日光浴をする．

⑥ 骨軟化症に骨粗鬆症を伴う場合がある．この場合は骨粗鬆症の治療方針
を参考にする．

ビタミン D の摂取基準を**表 4-G-8** に示す．

表 4-G-8 ビタミン D 摂取基準

年　齢	男　性		女　性	
	目安量 （μg/日）	耐容上限量 （μg/日）	目安量 （μg/日）	耐容上限量 （μg/日）
0〜5　　（月）	5.0	25	5.0	25
6〜11　（月）	5.0	25	5.0	25
1〜2　　（歳）	3.0	20	3.5	20
3〜5　　（歳）	3.5	30	4.0	30
6〜7　　（歳）	4.5	30	5.0	30
8〜9　　（歳）	5.0	40	6.0	40
10〜11　（歳）	6.5	60	8.0	60
12〜14　（歳）	8.0	80	9.5	80
15〜17　（歳）	9.0	90	8.5	90
18 以上　（歳）	8.5	100	8.5	100
妊　婦	—	—	8.5	—
授乳婦	—	—	8.5	—

注）日照により皮膚でビタミン D が産生されることをふまえ，フレイル予防を図る者はもとより，
　　全年齢区分を通じて，日常生活において可能な範囲内での適度な日光浴を心掛けるとともに，
　　ビタミン D の摂取については，日照時間を考慮に入れることが重要である．

アレルギー症　*allergy*

Introduction　アレルギーとは,「特定の物質に対する生体の異常な反応」である．つまり,生体にとって不都合な物質が体内に入ると,生体はそれを異物と判断して駆除したり,体外に排除したりして自分を守ろうとする．この異物を抗原[*1]といい,異物を排除する物質を抗体[*2]という．

　生体では,侵入してきた抗原を排除するために抗体がつくられ,一連の抗原抗体反応が繰り返されている．この反応が,生体を守ってくれる場合を免疫といい,生体を破壊してしまう場合をアレルギーとよぶ．アレルギーの原因になる物質をアレルゲンという（表4-H-1）.

表4-H-1　アレルゲンの種類

区　分		お　も　な　原　因　物　質
食品性アレルゲン	卵　類	鶏卵および卵製品
	乳　類	牛乳, アイスクリームなどを含む乳製品
	肉　類	鶏肉, 牛肉, 豚肉, およびその製品
	魚介類	かつお, さば, まぐろ, いわし, さけ, いくら, いか, 甲殻類（えび, かに）, 貝類（あわびなど）
	豆　類	大豆, そらまめ, いんげんまめ, えんどう
	種実類	ピーナッツ, アーモンド, ごま, くるみ, カシューナッツ
	穀　類	米, 小麦, そば, とうもろこし
	いも類	じゃがいも, さといも, やまいも
	野菜類	トマト, なす, たまねぎ, たけのこ, ほうれんそう, セロリー, ピーマン, しゅんぎく, ごぼう, うど, ふき, カリフラワー, まつたけ
	果実類	みかん, オレンジ, バナナ, もも, りんご, キウイフルーツ, メロン, いちご, ぶどう, パインアップル
	酒　類	ビール（酵母が問題）, 日本酒, ウイスキー, ぶどう酒
	その他	チョコレート, 食品添加物, ゼラチン
吸入性アレルゲン		環境要因（ほこり, 動物の毛, 羽毛, たばこの煙など）
注射性アレルゲン		抗生物質類, ペニシリン, インスリン, ヨード剤など
接触性アレルゲン		化粧品, 毛髪染剤, うるし, 洗剤など
職業性アレルゲン		セメント, 化学繊維類, こんにゃく粉など
その他のアレルゲン		細菌や寄生虫, 昆虫類など
仮性アレルゲン*	ヒスタミン	豚肉, 牛肉, 鶏肉, とうもろこしなど
	コリン	なす, たけのこ, ピーナッツ, そばなど
	セロトニン	バナナ, パインアップルなど
	ノイリン	さんま, たら, 塩ざけなど
	トリメチルアミン	たら, いか, かつお, えびなど

＊仮性アレルゲン：食品中に含まれている成分（ヒスタミン, コリン, セロトニン, ノイリン, トリメチルアミン）が, アレルギー様症状を呈する場合をいう.

foot note　[*1]抗原：薬品, 化粧品, 牛乳, 卵や自然界に存在する花粉など数多くのものをさす.
　[*2]抗体：一種のたんぱく質で, グロブリン中のγ-グロブリン（免疫グロブリン＝Ig）に属し, IgM, IgG, IgA, IgE, IgDの5種類がある.

第4章　特別治療食

A　栄養障害
B　代謝疾患
C　消化器疾患
D　循環器疾患
E　腎疾患
F　血液系疾患
G　筋骨格疾患
H　免疫・アレルギー疾患
I　呼吸器疾患

1 分類とその概要

1 アレルギー反応の分類

アレルギーは，急激（1〜2時間以内）に症状が出る即時型と，遅れて（2時間以上〜数日後）反応が出る遅延型に分けられる．分類とその抗体，関連疾患について**表4-H-2**に示す．

表4-H-2 アレルギーの分類

分　類	抗　体	関連疾患と反応
A．即時型アレルギー（即時型抗原抗体反応）＝液性抗体		
Ⅰ型　アナフィラキシー型	IgE	食物アレルギー，アトピー性皮膚炎，鼻炎，喘息，じんましん
Ⅱ型　細胞溶解型	IgG，IgM	橋本病，重症新生児黄疸，自己免疫性溶血性貧血
Ⅲ型　アルサス型	IgG，	農夫病，腎炎症候群，SLE，血清病
（免疫複合型）	（IgM）＋補体	
B．遅延型アレルギー（遅延型抗原抗体反応）＝細胞性抗体		
Ⅳ型　ツベルクリン型	感作T細胞	ツベルクリン反応，感染アレルギー，接触性皮膚炎，自己免疫疾患

2 食物アレルギー　food allergy

食物アレルギーとは，「食物によって引き起こされる抗原特異的な免疫学的機序を介して生体にとって不利益な症状が惹起される現象」と定義される．つまり，特定の食物を摂取したあとにアレルギー反応を介して皮膚・呼吸器・消化器あるいは全身性に生じる症状のことをいう．一方，乳糖不耐症やヒスタミン中毒などの食物不耐症は，免疫学的機序を介さないために食物アレルギーには含まない．食物アレルギーの多くが即時型のⅠ型アレルギー反応によって，IgE抗体が介在して誘発される．そのメカニズムは，特定の原因食物（アレルゲン）が体内に入ると，それを異物と認識してIgE抗体が作られる（これを感作*3という）．そのIgE抗体は，皮膚や粘膜のマスト細胞や好塩基球に結合し，そこからヒスタミンやロイコトリエンなどの化学伝達物質が放出されることでアレルギー症状が誘発されて起こる．IgE依存性の食物アレルギーの臨床型分類を**表4-H-3**に示す．

食物アレルギーの原因食品は，これまで鶏卵・牛乳・小麦が3大アレルゲンであったが，近年は木の実類の割合が増加し，現在は鶏卵・牛乳・木の実類の順で上位を占めている．消化機能が未熟な乳幼児はアレルギーの発症が容易な傾向にあるが，年齢とともに耐性を獲得していくことが多い．学童か

*3 感作：抗原刺激によって抗体がつくられたとき，生体はその抗原によって感作された，または過敏状態を生じたともいう．

第4章 特別治療食

A 栄養障害

B 代謝疾患

C 消化器疾患

D 循環器疾患

E 腎疾患

F 血液系疾患

G 筋骨格疾患

H 免疫・アレルギー疾患

I 呼吸器疾患

表4-H-3 IgE 依存性の食物アレルギーの臨床型分類

臨床型	発症年齢	頻度の高い食物	耐性獲得（寛解）	アナフィラキシーショックの可能性	食物アレルギーの機序
食物アレルギーの関与する乳児アトピー性皮膚炎	乳児期	鶏卵，牛乳，小麦など	多くは寛解	（＋）	おもにIgE 依存性
即時型症状（蕁麻疹，アナフィラキシーショックなど）	乳児期〜成人期	乳児〜幼児：鶏卵，牛乳，小麦，ピーナッツ，木の実類，魚卵など　学童〜成人：甲殻類，魚類，小麦，果物類，木の実類など	鶏卵，牛乳，小麦は寛解しやすいが，その他は寛解しにくい	（＋＋）	IgE 依存性
食物依存性運動誘発アナフィラキシー（FDEIA）	学童期〜成人期	小麦，えび，果物など	寛解しにくい	（＋＋＋）	IgE 依存性
口腔アレルギー症候群（OAS）	幼児期〜成人期	果物，野菜，大豆など	寛解しにくい	（±）	IgE 依存性

〔国立研究開発法人 日本医療研究開発機構（AMED）：食物アレルギーの診療の手引き 2020 より引用〕

ら成人で新規発症する即時型の原因食物は，甲殻類，木の実類，小麦，果実類などが多く，耐性獲得の可能性は乳児期発症に比べて低い．

　食物アレルギーのなかで最も重篤な症状を呈するアナフィラキシーショック[*4]は，卵，ピーナッツ，そばなどが原因となる．えび，かになど特定の食品を摂取したあとに運動をしてアナフィラキシーショックを起こす場合を食物依存性運動誘発アナフィラキシーという．

治　療

　食物アレルギーの治療には，一般的には原因食物を完全に除去する方法（完全除去），摂取しても症状が出ない量まで摂取可能とする方法（部分除去）などがあり，乳幼児期の食物アレルギーは年齢を経るにつれ改善し，自然に治癒していく可能性も高いことから，食品の種類や年齢，アレルギーの重症度などを考慮し治療法を選択する．

① 免疫学的治療

・経口免疫療法：自然経過では早期に耐性獲得が期待できない症例に対して，原因食物を摂取しても安全な少量から継続して摂取していくことで，からだがその原因食物に慣れていき（耐性獲得），次第に摂取量を増やしても症状が出ないようになっていく治療法をいう．

・減感作療法：原因とされるアレルゲン（陽性抗原）を，低濃度から皮下注

foot note

*4アナフィラキシーショック：アナフィラキシーとは，緊急性が高い症状のなかでも，皮膚，呼吸器，消化器など複数の臓器に重篤な症状が現れる場合をいう．そのアナフィラキシーにおいて，ショック症状（血圧低下やそれに伴う意識障害などの症状）を呈し，迅速かつ適切な対応を行わないと生命をおびやかす可能性のある最も危険な状態を「アナフィラキシーショック」という．

射していき過敏反応を軽減させようとするもの．

② 症状出現時の薬物療法
- 抗ヒスタミン剤（ヒスタミンH1受容体拮抗薬）：化学伝達物質の1つであるヒスタミンの作用を阻害し，皮疹・瘙痒感などの症状を抑える．
- 抗アレルギー剤：肥満細胞からの化学伝達物質の働きを抑制し，炎症を抑える作用がある．
- ステロイド剤（副腎皮質ホルモン）：強い抗アレルギー作用や抗炎症作用がある．まず局所に使用し，次いで症状により内服薬を用いる．
- 誤食などでアナフィラキシーショックを起こし，生命が危険な場合はアドレナリン自己注射薬（エピペン）を使用し対処する．

2　栄養食事アセスメント

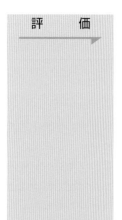

① 問診（摂取時の症状と時間経過，疑われる原因食物，発症年齢，病歴，家族歴，日常の食習慣，食物摂取量，服薬状況，季節・天候などの環境因子，住環境，ペット飼育，職業）および臨床所見を十分確認する．
② 一般血液検査，抗原特異的IgE抗体検査，皮膚テストなどの結果を確認する．血清IgEが高値を示し，末梢血で好酸球（p.147参照）数の増加がみられた場合はI型アレルギーを疑う．
③ 食物除去試験，食物経口負荷試験（アレルギー専門医がいる医療機関で行うことが望ましい）の経過をみる．この場合，アナフィラキシーショックを発症する可能性があるため厳重な注意が必要である．

　以上の問診・検査に基づきアレルギーの原因を特定するが，検査の結果と症状の出現は必ずしも一致しないことに留意する．また，原因食物の除去は自己判断で行われることもあるため，診断の有無や症状の程度については詳細な聞き取りを行う．

3　栄養食事ケアプラン

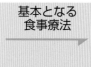

　食物アレルギーの栄養食事指導は，食物アレルギーの症状が出現しないよう「食べること」をめざした必要最小限の食物除去による安全性の確保やQOLの向上を目的に，診療と並行して継続的に行う．食物除去の開始後は定期的に栄養を評価し，常に診断の見直しを行いながら食物アレルギーに関する正しい知識を提供し，家族の日常の食生活における症状誘発に対する不安や悩みを軽減，解消する支援を行う．

　食物アレルギーの食事療法の基本として次の4つがある．
① 必要最小限の除去：過剰な除去は避け「念のため」「心配だから」という理由だけで不必要な除去をしない．その「食べられる範囲」は医師が判断する．
② 安全性の確保：保育園や学校では，誤食事故を起こさないために原因食品

表 4-H-4 食物アレルゲンの除去食品と代替食品

食 品	除去食品	代替食品
鶏 卵	鶏卵・鶏卵の入った食品 　マヨネーズ，練り製品，ハムなどの肉類加工品，洋菓子，卵のつなぎ，卵を使った揚げ物の衣，パンなど	鶏卵1個（約50g）：たんぱく質6.2g ＜同量のたんぱく質食品例＞ ・豚ロース肉　35g（薄切り2枚） ・鮭　30g（1/3切） ・絹豆腐　130g（1/2丁） ・牛乳　180ml（コップ1杯弱）
牛 乳	牛乳・乳製品が入った食品 　ヨーグルト，チーズ，バター，生クリーム，発酵乳，乳酸菌飲料，練乳，粉ミルク，アイスクリーム，洋菓子，パンなど	牛乳100ml：カルシウム110mg ＜同量のカルシウム食品例＞ ・調整豆乳　320ml（コップ2杯弱） ・ゆでしらす　50g（2/3カップ） ・さくらえび（干）　5g（大さじ1〜2杯） ・ひじき煮物　29g（小鉢1皿） ・こまつ菜（生）　60g（2株）
小 麦	小麦・小麦製品が入った食品 　小麦粉，パン，うどん，麸，マカロニ，スパゲティ，餃子の皮，洋菓子類，ルウなど小麦を使った調味料など	食パン1枚（約60g）：エネルギー160kcal ＜同量のエネルギー質食品例＞ ・おにぎり　90g（小1個） ・米めん（乾燥）　40g

（海老澤元宏監修：食物アレルギーの栄養指導，医歯薬出版，2016を参考に作成）

の完全除去を基本としているが，調理中の混入を防ぐため，調理作業の区別化や教室での配膳方法など，子どもの口に入るまでの管理体制を整え，十分な誤食対策をとる必要がある．そのためにも周囲の人たちとの確認作業を徹底し，対応方法などへの理解を促す．また，生活の中での安全確保（家庭内での接触，取り違え，後片付けなど）についても指導する．

③ 栄養面の配慮：定期的に栄養評価を行い，除去食による栄養不良を未然に防ぐ．

④ 患者と家族のQOL維持：個々の患者，家庭環境に応じた具体的な指導をする．成長による耐性の獲得を念頭におき，解除の時期を逸しないように注意する．

食品の選択

① 食品の選択は，患者個人の症状の経過に応じてきめ細かに行う．原因食物の食べられる範囲を確認しながら必要最小限のアレルゲン食品を除去し，代替食品を選択する．

② アレルゲン除去食中は，代替食品から必要な栄養素を摂取する（表4-H-4）．たとえば牛乳を除去している場合，カルシウムの不足が生じるので，骨ごと食べることができる小魚や鮭の缶詰，こまつ菜などを利用する．

③ 除去食物があっても，主食（ごはん，パン，麺など），主菜（肉，魚，大豆製品など），副菜（野菜，芋類，きのこ，果物など）のバランスを考え，種々の食品を取り入れた食事をすることで，栄養状態の悪化を防ぐこと

第4章　特別治療食

A　栄養障害

B　代謝疾患

C　消化器疾患

D　循環器疾患

E　腎疾患

F　血液系疾患

G　筋骨格疾患

H　免疫・アレルギー疾患

I　呼吸器疾患

表 4-H-5 加工食品に含まれるアレルギー表示

特定原材料　7 品目 （表示義務）	卵，乳，小麦，落花生（ピーナッツ），そば，えび，かに （とくに発症数が多く，重篤度が高いもの）
特定原材料に準ずる 21 品目 （表示推奨）	肉　類：牛肉，豚肉，鶏肉 魚介類：あわび，いか，いくら，さけ，さば 果物類：オレンジ，キウイフルーツ，バナナ，もも，りんご 種実類：くるみ，カシューナッツ，アーモンド，ごま その他：大豆，まつたけ，やまいも，ゼラチン

（消費者庁：アレルギー表示について，を参考に作成）

表 4-H-6 除去不要の原材料・食品添加物

特定原材料	除去が不要な原材料・食品添加物
鶏　卵	鶏卵カルシウム
牛　乳	乳酸菌，乳酸カルシウム，乳酸ナトリウム，乳化剤（一部を除く）， カカオバター，ココナッツミルクなど
小　麦	麦芽糖，麦芽（一部を除く）

〔国立研究開発法人 日本医療研究開発機構（AMED）：食物アレルギーの栄養食事指導の手引き
2017 より引用〕

ができる.

④ 原因物質のほとんどは食物中のたんぱく質である．たんぱく質は，加工や調理によって変化することがあり，同じたんぱく質量であっても症状の出やすさが異なる場合があることを指導する.

⑤ あらかじめ容器包装された加工食品には，特定原材料 7 品目のアレルギー表示が義務化されているので，利用する際には表示をよく確認し購入する（表 4-H-5）.

⑥ アレルゲン食品の表示内容には，食べられるものでも紛らわしい表示（卵殻カルシウム，乳酸カルシウム，麦芽糖など）があるため事前に調べて確認する（表 4-H-6）.

⑦ 花粉アレルギーでは果物や野菜に含まれるアレルゲンと交差反応し，食物アレルギー症状を呈する場合がある．近年，このような花粉-食物アレルギー症候群患者が増えており，原因食物には，もも，りんご，キウイフルーツ，メロン，マンゴーなどがあるが，加熱したジャムやコンポート，缶詰などであれば摂取可能となる場合が多い.

⑧ 食物アレルギーの発症や悪化を心配して，離乳食の開始や進行を遅らせる必要はない．離乳食は，医師より指示された原因食物を除去しながら，厚生労働省策定「授乳・離乳の支援ガイド」にもとづいて，通常通り開始し進行する．はじめての食物を与えるときは，患者の体調のよいときに，新鮮な食材を充分に加熱し，少量から与える．平日の昼間に与えれば症状が出た場合に医師の診察を受けやすい.

第4章　特別治療食

A 栄養障害

B 代謝疾患

C 消化器疾患

D 循環器疾患

E 腎疾患

F 血液系疾患

G 筋骨格疾患

H 免疫・アレルギー疾患

I 呼吸器疾患

表4-H-7　食物アレルゲンの代用食品を用いた調理の工夫

鶏 卵	肉料理のつなぎ	片栗粉などのでんぷん，すりおろしたいもや，れんこんをつなぎにする
	揚げ物の衣	鶏卵を使用せず，水と小麦粉や片栗粉などのでんぷんを溶いて揚げる
	洋菓子の材料	プリンなどはゼラチンや寒天で固め，ケーキなどは重曹やベーキングパウダーで膨らませる
	料理の彩り	かぼちゃやトウモロコシ，パプリカ，ターメリックなどの黄色の食材を使う
牛 乳	ホワイトソースなどの料理	ルウは，すりおろしたじゃがいもやコーンクリーム缶で代用したり，乳不使用マーガリンと小麦粉や米粉，豆乳で手作りする．または市販のアレルギー用ルウを利用する
	洋菓子の材料	豆乳やココナッツミルク，アレルギー用ミルクで代用する
小 麦	ルウ	米粉や片栗粉，コーンスターチ，すりおろしたいもなどで代用する
	揚げ物の衣	米粉やコーンフレーク，米粉パンのパン粉や砕いた春雨などをまぶす
	パンやケーキの生地	米粉や雑穀粉，大豆粉，いも，おからなどを生地として代用する
	麺料理，その他	ビーフン，雑穀麺，春雨，ライスペーパー，タピオカなどを利用する

（厚生労働科学研究班：「食物アレルギーの栄養食事指導の手引き2017」を参考に作成）

⑨ 学校給食においては，学校生活管理指導表（アレルギー疾患用）をもとに対応する．学校には，「学校のアレルギー疾患に対する取り組みガイドライン」（日本学校保健会）を参考にした対応を促す．

⑩ 食事日誌を記録するよう指導する．

調理の工夫

① 食品によっては加熱することによりアレルゲン性が低下するため，できるだけ生食より加熱調理が推奨される．

② アレルゲン食品を除去しても，代替食品を上手に利用し，おいしく食べる工夫が必要である（**表4-H-7**）．

③ 原因食品を除去した献立とほかの家族の献立を別々につくることが負担になることがあるため，調理途中までは同じ工程で作り，最後の味付けなどの仕上げで分ける工夫をする．

④ アレルギーが重症の場合には，調理中に原因食物が混入（コンタミネーション）しないように先に調理したり，調理後にラップするなどして，飛散などによる混入を防ぐように注意する．

⑤ 調理器具はよく洗浄し，誤配膳を防ぐために専用の食器・食具を使用する．

⑥ 使用食品に制限があることから毎日の食事が単調になり，食欲の低下をもたらすこともあるので，調理・盛りつけ・食器・テーブルセットなどにも変化をもたせるように工夫する．

栄養基準・献立例

　栄養摂取量は，日本人の食事摂取基準を参考に各年齢，性別に応じた摂取を目標とし，1日の必要量を満たすようにする．離乳期では「授乳・離乳の支援ガイド」を基本に除去食療法を進める．

　必要な栄養素は代替食で補充することになるが，栄養素としては，①卵，

牛乳，魚介類，肉類アレルギーによるたんぱく質不足，②牛乳アレルギーでのカルシウム不足，③小麦アレルギーでのエネルギー不足，④魚アレルギーでのビタミンD不足などに注意する．

アレルギー症の栄養基準と献立例を**表4-H-8〜10**に示す．

表4-H-8 栄養基準・食品構成例

アレルギー食		1〜2歳児	3〜5歳児
栄養基準量	エネルギー　(kcal)	1,200	1,500
	たんぱく質　(g)	35	45
	脂　質　(g)	35〜40	41〜50
	カルシウム　(mg)	500	400
	鉄　(mg)	70	8
食品構成（g）	穀　類	140	220
	いも類	30	40
	砂糖類	5	5
	油脂類	10	15
	大豆・大豆製品	30	50
	その他の豆類	5	5
	魚介類	40	40
	小魚類	5	5
	肉　類	40	40
	卵　類	30	30
	乳　類（豆乳）	200	200
	緑黄色野菜	80	90
	その他の野菜	120	150
	果実類	150	150
	種実類	3	3
	海藻類	5	5

表 4-H-9 献立例〔アレルギー食（1～2 歳児） 卵・牛乳アレルギー食〕

区分	献立名	材料名	数量 (g)	備 考
朝食	ごはん[1]	米飯	100	1) 米アレルギーの場合は，ファインライスを使用
	みそ汁	わかめ（乾燥）	0.2	
		たまねぎ	15	
		こまつな	10	
		だし汁	100	
		みそ（甘）	6	
	納豆	納豆	25	
		青のり	0.2	
		しょうゆ	1	
	おひたし	ほうれんそう	40	
		はるさめ	7	
		ごま	1	
		しょうゆ	2	
		砂糖	0.5	
	果物	いちご	60	
昼食	ごはん	米飯	100	
		小女子	8	
	かれいのムニエル[2]	かれい	40	2) 米アレルギーの場合は，米油に代えてなたね油を使用
		小麦粉	3	
		米油	2	
		ソース		
		ピーマン（黄，緑）	各10	
		マッシュルーム	10	
		たまねぎ	10	
		トマトケチャップ	15	
	付合せ	ミニトマト	20	
	サラダ[3]	きゅうり	15	3) 米アレルギーの場合は，りんご酢を使用
		にんじん	10	
		だいこん	10	
	バナナドレッシング	植物油	3	
		米酢	2	
		塩	0.2	
		バナナ	20	

区分	献立名	材料名	数量 (g)	備 考
間食	ミルク	アレルギー用ミルク	200	
	豆乳ゼリー[4]	豆乳	40	4) あるいはもも缶
		水	30	
		ゼラチン	1.4	
		みかん（生）	20	
夕食	ごはん	米飯	100	
	すまし汁	生ふ（よもぎふ）	15	
		しいたけ（生）	8	
		みつば	2	
		だし汁	100	
		しょうゆ	4	
	重ね焼き[5]	豚肉（ももうす切り）	40	5) 下味：しょうゆ2g，みりん2g 和紙あるいはアルミホイルで包む
		じゃがいも	30	
		ブロッコリー	25	
	酢のもの	キャベツ	30	
		ひよこ豆	10	
		レーズン	5	
		酢	1.5	
		砂糖	1	
		だし汁	1	

第4章 特別治療食

A 栄養障害
B 代謝疾患
C 消化器疾患
D 循環器疾患
E 腎疾患
F 血液系疾患
G 筋骨格疾患
H 免疫・アレルギー疾患
I 呼吸器疾患

表 4-H-10　献立例〔アレルギー食（3～5歳）卵・牛乳・大豆製品アレルギー〕

区分	献立名	食品名	数量(g)	備考
朝食	ごはん [1]	米飯	100	1) 米アレルギーのある場合は低アレルギー米を使用
	みそ汁 [2]	こまつな	30	2) 米みそ 大麦みそ きびみそ あわみそ
		だし汁	100	
		米みそ（甘みそ）	6	
	ホイル焼き	アルミホイル20 cm²		
		さけ	40	
		まいたけ	10	
		えのきたけ	10	
		オリーブ油	5	
		塩	0.5	
	かぼちゃの煮物	かぼちゃ	40	
		砂糖	4	
		塩	0.3	
	トマトサラダ	トマト	30	3) スイートコーン缶詰裏ごしにコーンスターチを加えて加熱しオリーブ油，レモン汁，食塩で味つけ
		サニーレタス	5	
	コーンディップ [3]	とうもろこし	8	
		コーンスターチ	0.5	
		オリーブ油	1.5	
		レモン汁	5	
		塩	0.2	
	焼きのり [4]	焼きのり1/2枚	0.5	4) しょうゆ抜き
間食	ミルク [5]	アレルギー用ミルク	14	5) 14%濃度
		湯	100	
	果物	りんご	75	
昼食	ごはん	米飯	110	6) 小麦アレルギーの場合は低アレルギーパン粉を使用するアレルギー用なたねマーガリン，添加物の入らないケチャップを使用する
	ハンバーグ [6]	豚肉（赤肉）	30	
		たまねぎ	30	
		葉ねぎ	10	
		パン粉	5	
		A-1ソフトマーガリン	1	
		塩	0.2	
		トマトケチャップ	8	
		オリーブ油	5	
	付合せ	にんじん	15	
		ブロッコリー	15	
		塩	0.3	

区分	献立名	食品名	数量(g)	備考
昼食	ミネストローネ [7]	にんじん	10	7) 出来上がり150 mL
		セロリー	5	
		じゃがいも	30	
		たまねぎ	25	
		トマト	50	トマトは湯むきして，種を取り除く
		オリーブ油	3	
		塩	0.5	
		コンソメスープ	0.8	
	ミルクセーキ [8]	アレルギー用ミルク	14	8) 14%濃度
		水	100	
		いちご	20	
		砂糖	6	
間食	果物	バナナ	50	季節の果物で交換
夕食	おにぎり [9]	ごはん	100	9) 3等分にしてラップでくるむ
		しらす干し	10	
		ゆかり	0.2	
		焼きのり1/2枚	0.5	
	すまし汁 [10]	白玉粉	10	10) 白玉団子をつくるさやえんどうはゆでてせん切り
		さやえんどう	10	
		だし汁	100	
		塩	0.6	
	春巻 [11]	キャッサバでん粉	10	11) 小麦アレルギーは低アレルギー小麦粉具はせん切り，炒めて味つけ，かたくり粉でからめ，冷やしておく
		小麦粉（薄力粉）	10	
		水	30	
		生しいたけ	10	
		はるさめ	10	
		はくさい	30	
		いか	15	
		ひえしょうゆ	5	
		ごま油	2	
		かたくり粉	2	
		オリーブ油	6	
	野菜サラダ [12]	キャベツ	20	12) せん切りさっとゆでて水気を切る
		レッドキャベツ	10	
		あさり水煮	10	
	アボカドディップ	アボカド	10	
		オリーブ油	2	
		レモン汁	5	
		塩	0.3	
		砂糖	0.5	
	果物 [13]	みかん	40	13) 季節の果物で交換

慢性閉塞性肺疾患 *chronic obstructive pulmonary disease*

第4章 特別治療食

A 栄養障害

B 代謝疾患

C 消化器疾患

D 循環器疾患

E 腎疾患

F 血液系疾患

G 筋骨格疾患

H 免疫・アレルギー疾患

I 呼吸器疾患

Introduction

　私たちが息をすることによって取り込まれた空気中の酸素（O_2）は，赤血球中のヘモグロビンによって組織まで運ばれる．そして，組織にある炭酸ガス（CO_2）を肺まで運んで空気中に送り出す働きを繰り返しており，これを呼吸とよんでいる．

　安静呼吸で，肺に空気の出し入れをする働きを換気といい，横隔膜を上下させる腹式呼吸，肋間筋（胸郭の筋）を収縮させる胸式呼吸がある．

　肺での酸素と炭酸ガスの交換を外呼吸（肺呼吸），組織での酸素と炭酸ガスの交換を内呼吸（組織呼吸）という．

　外呼吸における酸素と炭酸ガスの交換は，肺の最も奥にある肺胞とよばれるブドウの房のような半球状のふくらみ部分で行われる．肺胞では拡散[*1]とよばれる方法でガス交換が行われる（図4-I-1）．

　新鮮な酸素を受け取った血液は，肺静脈から左心房，左心室に入って全身へ運ばれる．炭酸ガスを受け取った静脈血は右心房，右心室から肺動脈を通って肺胞に運ばれて循環する．呼吸器は換気，拡散，循環の3つの機能が正常である場合に健康を維持できる．

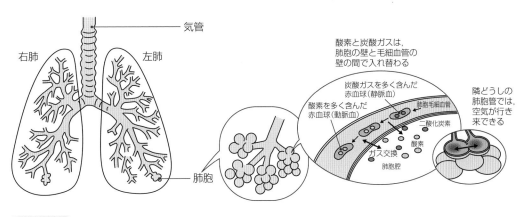

図 4-I-1 肺の構造

1 概要と定義

| 概　　要　　→ | 慢性閉塞性肺疾患（COPD）は，40歳以上から罹患者が増加し，70歳以上の患者が最も多い．肺が過膨張し，また肺を構成する肺胞や気管支に生じ |

---

foot note

[*1]拡散：ガス分圧の高い方（濃度の濃い方）から低い方（薄い方）へ，酸素と炭酸ガスがおのおの移動していくこと．たとえば，O_2は肺胞気で 100 mmHg，静脈血で 40 mmHg であるから，濃度の高い肺胞気から低い静脈血へ向かって拡散する（$100-40=60$ mmHg の分圧差）．一方 CO_2 は，肺胞気で 40 mmHg，静脈血で 46 mmHg なので逆になる（$46-40=6$ mmHg の分圧差）．

た病変によって，気道閉塞が起こり，十分な換気ができにくくなる疾患である．慢性的な息切れ（呼吸困難）や栄養障害，咳や痰が止まらないなどで体力が低下し，さらに風邪をひいたりすると急性増悪を起こし，呼吸不全や心不全など生死にかかわることもある．COPD は，とくに栄養障害を生じやすく，適切な栄養療法が重要となる．

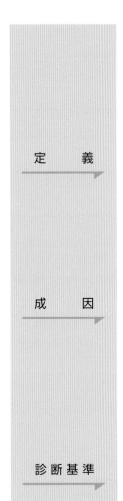

定　　義

　たばこの煙を主とする有害物質を長期に吸入曝露することで生じた，肺の炎症性疾患である．呼吸機能検査で正常に復することのない気流閉塞を示す．気流閉塞は末梢気道病変と気腫性病変が，さまざまな割合で複合的に作用することにより起こり，通常は進行性である．臨床的には徐々に生じる労作時の呼吸困難や慢性の咳，痰を特徴とするが，これらの症状の乏しいこともある（日本呼吸器学会 COPD ガイドラインから抜粋）．

成　　因

　外因性危険因子と，患者側の内因性危険因子がある．おもな外因性危険因子は喫煙であり，女性に比べて喫煙率が高い男性に多い．死亡者の約90％が喫煙者であり，喫煙に対する感受性が高い喫煙者に発症しやすいと考えられている．ほかに職業上の粉じんや化学物質（蒸気，刺激性物質，煙），受動喫煙，呼吸器感染などが原因となる．
　内因性危険因子は，遺伝性疾患である α_1-アンチトリプシン欠損症であるが，日本においては非常にまれである．

診断基準

　慢性の咳嗽・喀痰（がいそう），労作性呼吸困難などの臨床症状がある場合や，長期間の喫煙あるいは職業性粉じん曝露の場合は，まず COPD を疑う．そのうえで気管支拡張薬投与後の呼吸機能検査（肺気量測定：スパイロメトリー）で1秒率が70％未満であれば気流制限が存在すると判定する．確定診断には画像診断や呼吸機能精密検査により種々の他疾患（他の気流閉塞をきたし得る疾患）を除外する必要がある．

2 栄養食事アセスメント

　COPD において，禁煙は治療の基本である．そのため，禁煙アドバイスを試みる．つまり，喫煙は気流制限を引き起こし，肺機能低下を促進させる主要な危険因子であり，禁煙により肺機能の低下速度が遅延することが示されている．禁煙は発症リスクを減らし，進行を止める効果があり，また費用対効果の高い介入法である．

生化学的評価

　生化学検査において，内臓たんぱくでは血清アルブミンに差はないが，プレアルブミン，レチノール結合たんぱくは低下を示し，分岐鎖アミノ酸も低下するため，エネルギーインバランスに起因する栄養障害が起こる．

第4章 特別治療食

A 栄養障害

B 代謝疾患

C 消化器疾患

D 循環器疾患

E 腎疾患

F 血液系疾患

G 筋骨格疾患

H 免疫・アレルギー疾患

I 呼吸器疾患

栄養状態の評価

① 1か月で5%以上の体重減少に注意する．筋肉を必要以上に使用するため，呼吸筋の活動が増加して，運動に必要なエネルギー消費が多くなる．この場合，体重減少患者は，呼吸不全化や累積死亡率が高くなる．90%未満の体重減少患者には栄養治療が必要であり，体重減少が80%未満患者では除脂肪体重（LBM）の減少を伴うことが多くなるため，栄養補給療法の適用となる．したがって，必須の評価項目は体格指数（BMI），標準体重比（%IBW）[*2]，食習慣，食事摂取時の臨床症状である（表4-I-1，2）．

② 全身性の炎症反応の関与による全身性代謝亢進がみられる．血清TNF-α[*3]の増加，可溶性TNF-α受容体の増加が認められ，栄養障害へと進展する．したがって，患者の消費エネルギーをアセスメントし，エネルギー摂取目標をたてる．その場合，過剰なエネルギー摂取は呼吸器系の増悪を招くので注意する．

表 4-I-1　COPDの栄養評価

項目	内容
● 食事関連の項目	食習慣，食事（栄養）摂取量，食事摂取時の臨床症状の有無
● 体重	・%標準体重（%IBW） ・BMI＝体重（kg）/{身長（m）}^{2}
● 身体組成	・%上腕筋囲（%AMC） ・%上腕三頭筋部皮下脂肪厚（%TSF） ・体成分分析…除脂肪体重（LBM） 　　　　　　…脂肪量（FM）
● 生化学的検査	・内臓たんぱく…血清アルブミン 　　　　　　　…RTP（rapid turnover protein） 　　　　　┌血清トランスフェリン 　　　　　├血清プレアルブミン 　　　　　└血清レチノール結合たんぱく ・血漿アミノ酸分析…分岐鎖アミノ酸（BCAA） 　　　　　　　　…芳香族アミノ酸（AAA） 　　　　　　　　…BCAA/AAA比
● 呼吸筋力	・最大吸気筋力 ・最大呼気筋力
● 骨格筋力	・握力
● エネルギー代謝	・安静時エネルギー消費量（REE） ・栄養素利用率
● 免疫能	・総リンパ球数 ・遅延型皮膚反応 ・リンパ球幼若化反応

---

foot note

*2%IBW：測定体重（kg）/標準体重（kg）×100

*3TNF-α：tumor necrosis factor　腫瘍壊死因子

表 4-1-2 推奨される栄養評価項目

必須の評価項目	・体重（%IBW，BMI） ・食習慣 ・食事摂取時の臨床症状の有無
行うことが望ましい評価項目	・食事調査（栄養摂取量の解析） ・安静時エネルギー消費量（REE） ・%上腕囲（%AC） ・%上腕三頭筋部皮下脂肪厚（%TSF） ・%上腕筋囲（%AMC：AMC＝AC−π×TSF） ・血清アルブミン
可能であれば行う評価項目	・体成分分析（LBM，FM など） ・RTP 測定 ・血漿アミノ酸分析（BCAA/AAA） ・握力 ・呼吸筋力 ・免疫能

IBW：80≦%IBW＜90：軽度低下
　　　70≦%IBW＜80：中等度低下
　　　%IBW＜70：高度低下
BMI：低体重＜18.5，標準体重 18.5〜24.9，体重過多 25.0〜29.9

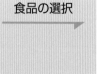
呼吸機能に
関する評価

① 肺機能，呼吸器などの運動機能の低下により，呼吸機能が低下する．急性増悪に注意し，予後に及ぼす悪影響などをアセスメントする．肺だけでなく，心臓などにも負担をかけ，息切れや軽い心不全を起こす可能性もある．

② 呼吸障害のため血中酸素分圧は低下し，血中炭酸ガス分圧は上昇する．在宅患者にはパルスオキシメーターの活用を試みる．パルスオキシメーターは脈拍や血液中に取り込んだ酸素（血中酸素飽和度）を測定する機器で，採血することなく動脈に光線を当てることで測定できる．理想の血中酸素飽和度は成人 97％以上，高齢者 95％以上とされている．

3　栄養食事ケアプラン

食品の選択

① エネルギー代謝量は通常の 1.2〜1.4 倍に亢進するため，エネルギー不足による筋たんぱく質の異化亢進状態となり，アミノ酸インバランスを伴うマラスムス型[*4]のたんぱく質・エネルギー栄養障害がみられる．体重増加を目的とする場合は，非たんぱくエネルギーとして推定エネルギー必要量の 1.5 倍以上，あるいは標準体重あたり 30〜40 kcal/日必要である．

foot
note

*4マラスムス型：筋たんぱく質，体脂肪の減少と内臓たんぱく質の低下がみられる．高エネルギー，高たんぱく食が基本となり，たんぱく源はとくに分岐鎖アミノ酸を多く含む食品を摂取する．

② 安静時エネルギー消費量（REE）を測定可能な場合は，以下の算出法が示されている．

COPD患者のREE予測値

男性：〔11.5×体重（kg）〕+952

女性：〔14.1×体重（kg）〕+515

③ たんぱく質は十分（70 g以上/日）摂取する．血中分岐鎖アミノ酸は運動時に骨格筋で利用が高まるため，低下した場合は補正するために栄養剤の使用が必要となる．

④ 気腫病変優位型の場合は，腹部臓器を横隔膜が圧迫することで，食事中すぐに満腹になるため十分な量を摂取できない．したがって，少量頻回食（分食）とし，空気嚥下を防ぐため，ゆっくりとした食事を心がける．また，高繊維食は十分なエネルギーを摂取できず，腹部膨満感を招くのでさける．しかし，便秘予防のために必要量は摂取する．

⑤ 体重減少が中等度以上を示す場合や食事摂取量を増やすことが困難な場合は，栄養補給療法を考慮する．栄養摂取状態を改善することは，予後によい影響を及ぼす．

⑥ 間食や補食を利用する．さつまいもは間食として適切であるが，ガスを発生させやすいので少量とする．

⑦ 健常者は肺・胸郭ともに正常に広がるため，吸気と呼気の量は正常である．COPDは息を吸うことはできるが，吐くときに気道が閉塞するため，息を吐くことが困難となり，1秒率が低下する．したがって，呼吸商[*5]の小さな栄養素が望ましいとされる．すなわち，炭水化物の呼吸商は1であるが，脂質は0.7と産生される炭酸ガス量が少ないので，負担を軽減するといわれている．エネルギー比率の約50％を脂質（飽和脂肪酸を控える）で供給することも推奨されているが，最終的な結論にはいたっていない．

⑧ 水分の摂取は痰の切れをよくし，気管の改善にもつながるので，こまめな水分補給を心がける．水分摂取量が不足すると，脱水症が起こる場合もあるので注意する．

⑨ 生の果実は，ビタミン・ミネラルや水分の補給にもなるので必要量を摂取する．

⑩ 生体内でのエネルギー代謝に必要なビタミン類は積極的に摂取する．とくにビタミンCは，たばこの煙に含まれるニコチンとアセドアルデヒトを分解する働きがある．1本で25 mgのビタミンCが消費されるので，サプリメントの使用も検討する．

⑪ カリウム，カルシウム，マグネシウムは呼吸筋の収縮に重要であり，十分

foot note

*5呼吸商：生体内で栄養素が酸化されてエネルギーを生ずるとき，酸化のために消費した酸素と，排出された炭酸ガスの，容積比（CO_2/O_2）をいう．

炭水化物 1.00 　たんぱく質 0.80 　脂質 0.70

第4章 特別治療食

A 栄養障害

B 代謝疾患

C 消化器疾患

D 循環器疾患

E 腎疾患

F 血液系疾患

G 筋骨格疾患

H 免疫・アレルギー疾患

I 呼吸器疾患

に摂取する．とくにCOPDでは骨粗鬆症[*6]の頻度が高くなることも示唆されており，カルシウム摂取は重要である．

⑫ 肺性心を合併する場合は，塩分を7〜8g以下に制限する．

⑬ 利尿薬の使用時にはカリウムを補給する．

⑭ 咽頭を刺激するような香辛料，アルコール，カフェイン，また熱すぎる飲食物は，咳を誘発するので注意する．

⑮ 消化管でガスを産生するような炭酸飲料，発泡酒類はさける．

⑯ 全身持久力運動を行うとよい．下肢のトレーニングは効果的であり，とくに歩行は性別・年齢を問わず行いやすい運動様式である．

⑰ 効率よく酸素を吸い込む方法として腹式呼吸の訓練も大切である．

栄養基準・献立例

慢性閉塞性肺疾患の栄養基準と献立例を**表4-I-3，4**に示す．

表 4-I-3 栄養基準・食品構成例

		エネルギー比率	軽度	中等度
栄養基準量	エネルギー　（kcal）		2,000の場合	2,300の場合
	たんぱく質　（g）	15〜20%	75〜100	86〜115
	脂質　　　　（g）	25〜30%	56〜67	64〜77
	炭水化物　　（g）	50〜60%	250〜300	288〜345
食品構成（g）	米		230	230
	パン		必要に応じて使用	80
	いも類		80	80
	砂糖類		10	10
	油脂類		30	30
	大豆製品（みそ）		120 (8)	120 (8)
	魚介類		70	80
	肉類		70	70
	卵類		50	50
	牛乳		200	200
	緑黄色野菜		100	100
	その他の野菜		250	250
	果実類		150	150
	きのこ・海藻類		10	10
	栄養剤		必要に応じて使用	200〜300 kcal

注）脂質エネルギー比を30〜35%にした場合は，炭水化物エネルギー比は45〜50%とする．

foot note

[*6]COPDにおける骨粗鬆症は，エネルギー摂取量の減少（摂食困難）とエネルギー消費量の増大（努力性呼吸）が同時に存在するので，筋たんぱく質の異化亢進やカルシウムなどの不足が生じる．この場合はCO_2の排泄も困難となり，高CO_2血症の危険性もみられる．

表 4-I-4　献立例

区分	献立例	材料名	数量(g)	備考
朝食	ごはん	米飯	180	
	みそ汁[1]	キャベツ	30	1) キャベツは胃の調子を整える働きがある. または白菜など季節の野菜を使用する
		油揚げ	5	
		干わかめ	0.5	
		だし汁	150	
		みそ	8	
	だし巻き卵[2]	卵	50	2) だいこんはおろして前盛りにする
		だし汁	20	
		塩	0.2	
		砂糖	0.3	
		植物油	3	
		だいこん	30	
	きんぴら	にんじん	30	
		ブロッコリーの軸	20	
		ごま油	3	
		砂糖	2	
		しょうゆ	3	
	マカロニサラダ	マカロニ	5	
		ロースハム	20	
		きゅうり	15	
		ミニトマト	15	
		レタス	10	
		マヨネーズ	10	
	果物	バナナ	50	
間食	ふかしいも	さつまいも	40	
	紅茶[3]	抽出液	160	3) レモンは外皮をむいて輪切りにする
		レモン	10	
昼食	天ぷらそば	干そば	100	4) 青しそは1枚. 揚げ油は吸油量として計算
	かき揚げ[4]	にんじん	30	
		たまねぎ	40	
		さくらえび	5	
		青しそ	1	
		卵	7	
		水, 小麦粉	各20	
		揚げ油	7	
		だし汁	150	
		しょうゆ	20	
		みりん	17	
		かまぼこ	15	
		ねぎ	5	

区分	献立例	材料名	数量(g)	備考
昼食	梅肉あえ[5]	鶏むね肉	30	5) 鶏肉はゆでてうすくせん切りにする. 野菜はゆでる. 裏ごしした梅漬けにみりんを加えてあえる
		もやし	30	
		オクラ	20	
		梅漬け	10	
		みりん	2	
間食	肉まんじゅう[6]	肉まんじゅう	80	6) またはカステラ
	牛乳	牛乳	200	
夕食	おにぎり	ごはん	180	
		昆布	5	
		塩さけ	10	
		焼きのり	2	
	あさり汁	あさり（殻つき）	60	
		だし汁	170	
		しょうゆ	6	
		酒	少々	
	豆腐ステーキの香味ソースかけ[7]	豆腐（もめん）	100~120	7) 豆腐に下味をつけて焼く. みじん切りのねぎ, しょうがと調味料を合わせて, 豆腐にかける
		塩・こしょう（下味）		
		サラダ油	5	
		ねぎ	10	
		しょうが	5	
		酒	10	
		みりん	15	
		しょうゆ	15	
		酢	5	
	付合せ[8]	ブロッコリー	20	8) ブロッコリーはゆでる. まいたけは豆腐といっしょに焼いてもよい
		まいたけ	15	
	煮物	かぼちゃ	40	
		さといも	40	
		さやえんどう	5	
		だし汁	70	
		砂糖	5	
		しょうゆ	6	
	果物	季節の果物	100	

※昼食の天ぷらそばをつけ麺にする場合

だし汁	50	
しょうゆ	15	
みりん	14	

第4章 特別治療食

A 栄養障害
B 代謝疾患
C 消化器疾患
D 循環器疾患
E 腎疾患
F 血液系疾患
G 筋骨格疾患
H 免疫・アレルギー疾患
I 呼吸器疾患

検査食

第5章

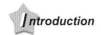 **Introduction** 検査食とは疾病の診断や予後の判定に必要な臨床検査を行うための食事をいう.

1 潜血反応検査食（潜血食）occult blood test meal

1 概　要

　　糞便中の潜血（肉眼で認められない微量の血液）の存在を化学的に検出するために摂取する一定の食事を，潜血反応検査食，略して潜血食という.

　　便中のヘモグロビンを測定し，消化管の出血の有無を確認する.

実施方法

■**化学的便潜血検査**（グアヤック法，オルトトリジン法）

　　上部・下部消化管出血の検出が可能で，簡便・迅速に検査ができるが，ヘモグロビンを含む食品や鉄剤を検査の3〜4日前から除去する必要がある.

■**免疫学的便潜血検査**

　　ヒト以外のヘモグロビンに反応しないので食事制限の必要がなく，最近では免疫法が主流となっている. 大腸がん検診の一次検査や下部消化管疾患のスクリーニング法として用いられている. なお，上部消化管の出血の有無は，直接確認できる上部消化管内視鏡検査が主流となっている.

検査対象となる疾患

　　胃潰瘍，十二指腸潰瘍，大腸を含む消化管腫瘍，ポリープ，炎症性疾患，腸結核.

検査のメカニズムと臨床的意義

■**化学的便潜血検査**

　　上部消化管での出血の場合，血液中のヘモグロビンは胃液や十二指腸で変性を受け，さらに腸管粘液や細菌により分解，変性を受ける. このような変性ヘモグロビンにも反応するので，消化管のすべての部位での出血が検出される.

■**免疫学的便潜血検査**

　　ヒト以外のヘモグロビンとは反応しないので，直接ヒトヘモグロビンを測定する. ヘモグロビンが変性しやすい上部消化管出血の検出率は低い傾向ではあるが，食事制限の必要がないため，患者の負担が軽減される.

2 栄養食事ケアプラン

食品の選択（化学的便潜血検査の場合）

① ヘモグロビンを含む食品に注意する.

　（＋）：肉類および臓器，肉類加工品，血合いの多い魚（かつお角煮），さば水煮缶，さば削り節.

　（−）：煮干しだし，さば削り節だし，かつお節だし.

② ヘモグロビン以外（ミオグロビンなど）で同じ反応（ペルオキシダーゼ反応）を生じる食品に注意する.

（＋）：赤身の肉類，鶏肉，豚肉，白身魚（煮付；かれい，ほうぼう，いさき，いわし，焼き魚；塩さけ，あじ，尾長だい，きすなど）．

（－）：ひらめ，たこ，かき，えび，いか，はんぺん，焼き竹輪，しらす干し，たいみそ，たいでんぶ，かに缶．

③ 葉緑素は光合成を行う生物中に存在する緑色色素であるが，これらが呈色反応を示し，本来の潜血反応と区別ができないため，使用を控える．

（－）：ほうれんそう（ゆで），加熱じゃがいも，やまといも，こまつな，かぶ葉，だいこん葉，にんじん．

④ 調理方法は，胃腸疾患が伴うため軟菜とし，主食は軟飯，かゆ食などで，病態や食事摂取基準範囲内で患者の嗜好も考慮する．軟飯，全がゆまでは食事摂取基準を満たすことができるが，仮に五分がゆの指示の場合，栄養素が不足するので，長期になる場合は食品構成の再構成を必要とする．

⑤ 他疾患で潜血食にする場合は，膵臓は低脂肪に，腎臓病は病態に準じたたんぱく質量の配慮をする．

⑥ 寄生虫，鼻腔，歯肉，咽頭からの出血，痔血，経血の混入に注意する．

⑦ 鉄，銅，ビタミンＣ，ヨウ化カリウム，ビスマス剤などの薬剤も影響する．

栄養基準・献立例

潜血反応検査食の栄養基準と献立例を**表5-1**，**2**に示す．

表5-1 栄養基準・食品構成例

			潜 血 反 応 検 査 食	
			軟 飯	全がゆ
栄養基準量	エネルギー	(kcal)	1,960	1,800
	たんぱく質	(g) [%] *	68 [14.0]	65 [14.0]
	脂 質	(g) [%] *	46 [21.0]	43 [22.0]
	炭水化物	(g) [%] *	320 [65.0]	290 [64.0]
	分 類	食 品 例	単位（80 kcal）	
食品構成	主 食	軟飯（水稲胚芽めし）	12	
	いも類	じゃがいも	1	
		小麦粉	0.5	
	砂 糖	砂糖など	1	
	油脂類	マーガリン	2	
	大豆製品	木綿豆腐	1.5	
	魚介類	ひらめ	0.5	
		かき	0.5	
	卵 類	鶏卵	1	
	乳製品	牛乳	1.7	
		ヨーグルト	1.3	
	緑黄色野菜	こまつななど	} 1	
	淡色野菜	だいこんなど		
	果実類	バナナ	1	
	調味料類	しょうゆなど	0.5	

＊ ［％］は，それぞれの栄養比率．

表 5-2 献立例〔潜血検査食〕

区分	献立名	材料名	数量(g)	備考
朝食	トースト	パン	60	
		ジャム	10	
	クリーム煮[1]	カリフラワー	30	1) 野菜はゆでる
		じゃがいも	40	
		にんじん	10	
		バター	5	
		小麦粉	5	
		牛乳	90	
		チーズ	5	
		塩	0.5	
	飲みもの	牛乳	200	
	果物	ぶどう	100	
昼食	ごはん	軟飯	170	
	信州蒸し[2]	たら	60	2) そばをゆで,卵白にくぐらせて,たらを芯にして巻く.蒸してからかけ汁,わさび,のりをあしらう
		酒	6	
		塩	0.5	
		そば	20	
		卵白	5	
		だし汁	60	
		しょうゆ	7	
		みりん	2	
		ねぎ	3	
		粉わさび	0.2	
		のり	0.2	
	みそ煮	さといも	50	
		だいこん	50	
		植物油	4	
		みそ（赤辛）	10	
		水	60	
		砂糖	8	
	果物	レイシー	100	

区分	献立名	材料名	数量(g)	備考
夕食	ごはん	軟飯	170	
	豆腐あんかけ[3]	豆腐（木綿）	100	3) 豆腐のまん中をくりぬき,卵を入れて蒸す
		卵	50	
		水	70	
		砂糖	4	
		しょうゆ	7	
		かたくり粉	3	
	二杯酢	キャベツ	70	
		かに（缶）	20	
		酢	5	
		しょうゆ	5	
	変わりマッシュポテト[4]	じゃがいも	60	4) さつまいもでも可
		牛乳	10	
		マヨネーズ	6	
		すりごま	2	
		塩	0.3	
	漬けもの	きゅうり	20	
	飲みもの[5]	ジュース	150	5) ジョアなどでもよい

188

2 大腸エックス線検査食（注腸検査食）

1 概　要

　大腸の内視鏡検査や造影検査を正確に診断し，治療経過を正しく判断するためには，大腸内に停滞している内容物の完全な排泄が必要である．この前処置として実施するのが注腸検査食である．

　注腸検査食の摂取期間は検査前日（朝，昼，夕）の1日である．検査時間に合わせて供食する．

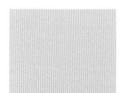
検査対象となる疾患

　大腸内ポリープ，腫瘍，大腸・肛門などの術前．

2 栄養食事ケアプラン

食品の選択

① 低残渣・低脂肪食を基本とし，炭水化物性食品を主体とする．
② 軟菜で消化のよいものとする．ガスの発生しやすい食品は診断の妨げとなるので禁止する．
③ 糞便を十分に除去するため，夕食は消化のよい食品を少量にし，夜9時以降は禁止する．
④ 水分を積極的にとらせる．牛乳は禁じる．
⑤ 空腹感の強いときは，朝，夕の主食を増量したり，砂糖入り紅茶，果肉なしジュースなどを間食にする場合もある．
⑥ 食物繊維の多い野菜類，果実類，きのこ類，海藻類，いも類（うらごしすれば使用してもよい）は使用禁止とする．
⑦ 全粒および全粒粉の加工品は使用禁止とする．
⑧ 脂肪分の多い食品は使用禁止とする．
⑨ 抹茶，かんてん，アルコール飲料は使用禁止とする．

市販の検査食

　簡便な検査食が市販されている（表5-3）．

　これはおもに入院中よりは外来で処方する場合が多い．食事の回数，エネルギー量など患者の意見（空腹感）を考慮している．

表5-3　大腸内視鏡専用検査食

発売元	品名	区分	献立	エネルギー (g)	たんぱく質 (g)	脂質 (g)	炭水化物 (g)	(糖質) (g)	(食物繊維) (g)	食塩相当量 (g)	リン (mg)	カリウム (mg)
キューピー	クリアスルーNC	朝食	—	—	—	—	—	—	—	—	—	—
		昼食	鮭がゆ、肉じゃが	250	8.2	7.9	37.2	35.9	1.3	1.9	71	179
		間食	—	—	—	—	—	—	—	—	—	—
		夕食	クラッカー、チキンクリームシチュー	367	11.6	23.3	28.4	26.9	1.5	2.0	136	304
		合計		617	19.8	31.2	65.6	62.8	2.8	3.9	207	483
	サンケンクリンMO	朝食	白がゆ、梅かつおふりかけ、みそ汁	171	5.5	1.6	33.7	33.5	0.2	4.2	59	111
		昼食	カロリーバー、ゼリー、紅茶飲料	507	6.3	18.6	79.1	77.5	1.6	0.34	89	200
		間食	クッキー、粉末オレンジ、あめ湯	227	1.4	3.4	47.8	47.5	0.3	0.05	24	78
		夕食	ポタージュスープ	164	2.5	7.5	21.6	21.5	0.1	2.0	60	117
		合計		1,069	15.7	31.1	182.2	180.0	2.2	6.59	232	506
	NEW サンケンクリンII	朝食	—	—	—	—	—	—	—	—	—	—
		昼食	鮭がゆ、吸いもの	145	4.2	0.7	30.7	30.1	0.6	3.1	48	48
		間食	クッキー、粉末オレンジ、粉末紅茶、あめ湯	341	1.4	3.4	76.2	75.9	0.3	0.06	24	81
		夕食	ポタージュスープ	164	2.5	7.5	21.6	21.5	0.1	2.0	60	117
		合計		650	8.1	11.6	128.5	127.5	1.0	5.16	132	246
(株)堀井薬品	エニマクリン	朝食	鯛がゆ	128	4.0	0.5	27.3	26.5	0.8	0.4	43	65
		昼食	白がゆ、和風ハンバーグ	271	10.4	5.8	49.2	39.5	9.7	1.4	112	196
		間食	ゼリーミール、ビスコ	229	1.3	3.8	49.1	45.7	3.4	0.2	26	50
		夕食	コーンポタージュ	195	3.7	5.3	33.4	33.0	0.4	1.1	77	145
		合計		823	19.4	15.4	159.0	144.7	14.3	3.1	258	456

3　フィッシュバーグ氏濃縮試験（乾燥食）
Fishberg concentration test

1　概　　要

腎尿細管の再吸収能を判定するための検査食である.

実施方法

■測定法

屈折計法（比重），氷点降下法（浸透圧）.

■期　間

前日夕食1食.

・検査前日午後6時までに乾燥食を食べる. それ以降は絶飲食とする.

・就寝前に排泄する.

・採尿は午前6時，7時，8時の3回とする.

■基準値

尿比重；1.022以上，尿浸透圧；850 mOsm/kg以上.

検査対象となる疾患

腎不全，尿崩症，間質性腎炎，慢性腎盂腎炎，閉塞性尿路疾患.

検査のメカニズムと臨床的意義

　腎による尿の濃縮は16〜24時間の水分制限により最大になる. 尿の濃縮は尿細管，とくに腎髄質の病変を示唆する所見である.

2　栄養食事ケアプラン

食品の選択

① 摂取するたんぱく質は濃縮力に大きく影響するので，量は常食の約1/3程度とし，水分をできるだけ制限する.

② 栄養基準および献立例を**表5-4**に示す.

表 5-4　栄養基準と献立例

献立例（1食分）	数量（g）
パン（ロールパン）	90（3個）
マーガリン	8（1個）
ゆで卵	100（2個）
・エネルギー 550 kcal	
・たんぱく質　22 g	
・水分　　　　100 mL	

4 甲状腺機能検査食 （ヨード制限食）

1 概　要

甲状腺が放射性ヨード（^{131}I）を取り込む能力を調べる検査食である．甲状腺機能の診断のほかに治療食としても使われる．

実施方法

■測定法

ヨードシンチグラム，^{131}I 排泄率，PBI（血漿たんぱく結合ヨード）測定法．

■期　間

検査の 1〜2 週間前からはじめる．

■基準値

血清無機ヨード：0.5〜1.5 μg/dL．

甲状腺への取り込み（24 時間値）；10％以下…機能低下

40％以上…機能亢進

検査対象となる疾患

甲状腺ヨード摂取率の測定，甲状腺機能亢進症，甲状腺がんのヨード治療．

検査のメカニズムと臨床的意義

甲状腺は食品中に含まれるヨウ素からヨードを原料にして甲状腺ホルモンを合成する．結果から甲状腺の機能亢進や低下を知ることができる．

2 栄養食事ケアプラン

食品の選択

① ヨウ素含有量の多い食品に注意し，とくに海藻類を制限する（表5-5）．

② 放射性ヨードの摂取率に影響を与えると考えられている食品（たら，かき）に注意する．

③ ビタミン剤はヨードを含んでいるものがあるので注意する．

栄養基準

甲状腺機能検査食の栄養基準を表5-6 に示す．

表 5-5 ヨウ素を多く含む食品
（通常 1 回で食べる量）

食品名および重量 （g）		含有量 （μg）
まこんぶ	2	4,000
わかめ・生	20	320
カットわかめ	2	2,000
ほしひじき	5	2,250
焼きのり	2	42
昆布茶	2	520

〔日本食品標準成分表 2020 年版（八訂）より〕

表 5-6 栄養基準・食品構成例

	甲 状 腺 機 能 検 査 食			
栄養基準量	エネルギー　　　　　　　　　（kcal）		1,792	
	たんぱく質　　　　　　　　（g）［%］*		65.9［15］	
	脂　質　　　　　　　　　　（g）［%］*		50.3［25］	
	炭水化物　　　　　　　　　（g）［%］*		267　［60］	
	ヨウ素　　　　　　　　　　　　（μg）		150〜200	
	分　類	食 品 例	単位（80 kcal）	分量 （g）	ヨウ素 （μg）
食品構成	主　食	精白米	6.5	160	62.4
		（めしなら中茶碗軽く 2 杯）			
		食パン 5 枚切り　1 枚	4	120	20.4
	いも類	じゃがいも　1 個	1	110	2.9
	砂　糖	砂糖など	1	20	0.0
	油脂類	植物油	2	20	4.0
		マーガリン	0.5	5	4.3
	大豆製品	木綿豆腐　1/5 丁	1	100	2.6
	魚または肉類	あじ　中 1 尾	1	60	18.7
		（豚そともも肉）		（40）	（7.1）
	卵　類	鶏卵　1 個	1	50	11.0
	牛　乳	普通牛乳	1.7	200	12.0
	緑黄色野菜	ほうれんそうなど	1.2	100	1.6
	淡色野菜	だいこんなど		250	1.3
	果実類	バナナ　1 本	1	100	5.7
	調味料類	みそ	0.3	13	0.8
		しょうゆなど	0.2	20	1.4

＊ ［%］は，それぞれの栄養比率.

5 嚥下造影検査食

嚥下造影検査〔VF（video fluorography）検査〕は，摂食・嚥下障害が疑われる場合に行う．造影剤入りの食物を食べ，飲み込み，胃に入るまでの嚥下能力を評価するために，ビデオで嚥下のようすを撮影する検査である．検査食には，造影剤や，造影剤にゼラチンなどを混ぜた食品（模擬食品という）などがある．そのテクスチャーは患者一人ひとりの障害によって変え，誤嚥を最小限にする配慮が必要である．

実施方法

■測定法
① 患者の体位，代償手段（表5-7）を変えながら，さまざまなテクスチャーの嚥下造影検査食（表5-8）を嚥下させエックス線透視装置で撮影する．
② 造影剤が口腔から食道に流れる速さは1〜数秒と速いため，ビデオに画像を録画する．
③ あとで繰り返し再生画像をみて評価する．

■期　間
どのような代償手段やテクスチャーを用いるかを計画し，放射線曝露を最小限とする．短期間内での頻回の撮影はさける．

■評　価
嚥下造影撮影では，たとえば"誤嚥"という"症状"から，"咽頭の挙上不全"という運動生理的な異常をみつけ"診断"する．血液検査などの基準値と同じように，その結果から治療を選択し決定する．

表5-7 一般的に効果の期待できる代償手段，テクニック

障　害	代償手段，体位
舌機能異常	顎をわずかにあげる．舌の後半分に食物を入れる リクライニング
咽頭期の遅延	顎を引く
舌基部の後方への動きの障害	顎を引く
片側性咽頭麻痺	患側に頸部を回旋する
舌，咽頭の片側筋力低下	健側をやや下にする
両側性咽頭筋力低下	リクライニング
喉頭閉鎖障害	顎を引いて患側に頸部回旋
喉頭挙上障害	顎を引く．リクライニング
輪状咽頭筋の機能不全	頸部回旋（患側に）
咽頭残留	顎を引く．複数回嚥下
声帯上腔流入，誤嚥	直後の咳嗽．リクライニング

（Logemann JA : Manual for the videofluorographic study of swallowing. PRO ED, 1993より引用・一部改変）

（藤谷順子，金谷節子，林　静子：嚥下障害食のつくりかた，日本医療企画，2002より）

表 5-8　さまざまなテクスチャーの造影剤添加模擬食品

テクスチャー	組成と特徴	模擬食品
さらさらの液体	原液は粘稠度が高い. 原液を 40%前後に希釈することで水と汁物と同等の粘度となる. 誤嚥しても排出されやすい.	・希硫酸バリウム液
とろみのついた液体またはピューレタイプ	40%希釈硫酸バリウムに増粘剤を加えると水や汁物に増粘剤を加えた状態に近くなる. とろみやピューレタイプにしたときの嚥下動態をみるのによい.	・増粘剤添加硫酸バリウム液 ・濃いとろみ（ジャム状） ・薄いとろみ（ポタージュ状） ・ピューレ（バリウムパウダーを牛乳で溶いてペクチン剤を混ぜる）
ゼリー状	嚥下障害食として使用されるゼラチンゼリーの模擬食. 作成後 24 時間冷暗保存する.	・バリウムゼラチンゼリー 硫酸バリウムパウダー 50 g，水 100 mL，ゼラチン 2 g，砂糖 20 g
	嚥下障害食として使用される寒天ゼリーの模擬食. 寒天ゼリーは冷蔵庫で 1 時間以上冷やし固める. 硬めにつくると，砕いたゼリーがつぶつぶになり，粒子（ご飯粒など）状食品の動態に近似する.	・バリウム寒天ゼリー 硫酸バリウムパウダー 50 g，水 100 mL，寒天 1.5 g，砂糖 20 g
固　形	咀嚼，口腔内処理能力をみるのに最適. バリウムパウダーを混ぜて，蒸しパンやうどんをつくる.	・バリウム蒸しパン 薄力粉 70 g，ベーキングパウダー 12 g，バリウムパウダー 80 g，砂糖 50 g，卵 30 g，牛乳 100 mL，バター 25 g ・バリウムうどん 強力粉 100 g，塩 6 g，湯 60 mL，硫酸バリウムパウダー 100 g

注）硫酸バリウム造影剤大さじ 1 杯の重量：懸濁液剤（100 w/v%）…15 g（1 g/mL×15 mL），散剤…軽くすりきり約 15 g.
ただし，散剤については，粉末形状（粉末サイズ，かさ密度），スプーンに乗せてからの押さえつけ具合にも影響され，同一商品であっても大さじ 1 杯の重さは不規則であった．よって，すべてバリウムは重量で表示した.

（藤谷順子ほか：嚥下障害食のつくりかた，日本摂食・嚥下リハビリテーション学会，2002 を一部改変）

検査対象となる疾患

■**構造的嚥下障害の原因**

　口腔，咽頭の腫瘍や術後，逆流性食道炎後による線維性の狭窄，食道炎，潰瘍など.

■**機能的嚥下障害の原因**

　脳血管障害，パーキンソン病，脳腫瘍，頭部挫傷，膠原病，逆流による運動障害など.

検査のメカニズムと臨床的意義

　急性脳卒中後に嚥下造影検査を行い，十分な気道確保（airway）が行われ，摂食・嚥下障害が少なければ，合併症である誤嚥性肺炎[*1]の発生も少なくなる.

*1 誤嚥性肺炎：食べ物や唾液などが誤って気管に入ると，それらに付着していた細菌が気道から肺に入ることで起こる肺炎．高熱，激しい痰や咳，食欲低下などの症状を伴う．高齢者に多く，免疫力の低下から細菌感染を起こしやすい．反射機能の低下も誤嚥を起こしやすく，とくに脳梗塞，逆流性食道炎，むし歯や歯周病の人は注意が必要である．また，経管経腸栄養（胃瘻）を利用する際，速度や投入後の姿勢によって栄養剤が誤って肺に入り，誤嚥性肺炎を起こす危険があるので注意する.

嚥下造影検査によって微小誤嚥（micro aspiration）であるか，咽頭期あるいは食道期に問題が生じているのかを診断評価することができる．その結果，食物形態の工夫，頸部屈曲，体位の調整などの治療法が有用であることを治療評価し，適した訓練を行う．この診断評価と治療評価によって，摂食・嚥下障害が改善されると誤嚥による窒息や肺炎の予防だけでなく，摂取栄養量不足による低栄養，脱水が改善，充足される．さらに，臨床的意義だけでなく，食べる楽しみが戻り，QOLを高めることができる．

嚥下造影
検査食の選択

嚥下造影検査では，VF用の造影剤という定められたものはなく，嚥下器官は消化器に属するという観点から，消化管造影剤を使用している．

消化管造影剤は，一般には硫酸バリウム懸濁液を各種の濃度に調整し，模擬食品に添加して使用する．重量%で30〜40%以上の濃度（30〜40 W/v%以上の濃度）であれば造影効果は十分であるといわれている．硫酸バリウムには散剤（パウダー）もあり，これも模擬食品への加工がしやすい．

食事開始期の嚥下造影検査食では，さらさらの液体から，とろみのついた液体へと，段階的に患者の嚥下状態を確認しながら患者に適したテクスチャーを選択することが，誤嚥を予防する最良の方法である．さらに，患者一人ひとりに適した病院食の各種病態に対応させた嚥下食を提供し，退院後，家庭においてもスムーズに対応できるようにすることが大切である．

嚥下調整食
分類2013

日本摂食嚥下リハビリテーション学会において食事およびとろみの指標が作成された（表5-9, 10）．食事は5段階，とろみは3段階に分けられており，嚥下造影検査や嚥下内視鏡検査時に食事のコード0，とろみの3段階を用いると評価しやすい．詳細は「嚥下調整食学会分類2021」を参照する．

表5-9 学会分類2021（とろみ）早見表

英語表記	段階1：薄いとろみ Mildly thick	段階2：中間のとろみ Moderately thick	段階3：濃いとろみ Extremely thick
性状の説明（飲んだとき）	「drink」するという表現が適切なとろみの程度．口に入れると口腔内に広がる．液体の種類・味や温度によっては，とろみが付いていることがあまり気にならない場合もある．飲み込む際に大きな力を要しない．ストローで容易に吸うことができる	明らかにとろみがあることを感じ，かつ「drink」するという表現が適切なとろみの程度．口腔内での動態はゆっくりで，すぐには広がらない．舌の上でまとめやすい．ストローで吸うのは抵抗がある	明らかにとろみがついていて，まとまりがよい．送り込むのに力が必要．スプーンで「eat」するという表現が適切なとろみの程度．ストローで吸うことは困難
性状の説明（見たとき）	スプーンを傾けるとすっと流れ落ちる．フォークの歯の間から素早く流れ落ちる．カップを傾け，流れ出た後には，うっすらと跡が残る程度の付着	スプーンを傾けると，とろとろと流れる．フォークの歯の間からゆっくりと流れ落ちる．カップを傾け，流れ出た後には，全体にコーティングしたように付着	スプーンを傾けても，形状がある程度保たれ，流れにくい．フォークの歯から流れ出ない．カップを傾けても流れ出ない（ゆっくりと塊となって落ちる）
粘度	50〜150 mPa・s	150〜300 mPa・s	300〜500 mPa・s
LST値	36〜43 mm	32〜36 mm	30〜32 mm

（日本摂食嚥下リハビリテーション学会嚥下調整食分類2021より）

表 5-10 学会分類 2021（食事）早見表

コード	名称	形態	目的・特色	主食の例	必要な咀嚼能力	他の分類との対応
j	嚥下訓練食品 j	均質で、付着性・凝集性・硬さに配慮したゼリー。離水が少なく、スライス状にすくうことが可能なもの	重度の症例に対する評価・訓練用。少量をすくってそのまま丸呑み可能。残留した場合にも、吸引が容易。たんぱく質含有量が少ない		（若干の送り込み能力）	嚥下食ピラミッドL0. えん下困難者用食品許可基準I
t	嚥下訓練食品 t	均質で、付着性・凝集性・硬さに配慮したとろみ水。（原則的には、中間のとろみあるいは濃いとろみ*のどちらかが適している）	重度の症例に対する評価・訓練用。少量ずつ飲むことを想定。ゼリー丸呑みで誤嚥したり、ゼリーが口中で溶けてしまう場合。たんぱく質含有量が少ない		（若干の送り込み能力）	嚥下食ピラミッドL3の一部（とろみ水）
1j	嚥下調整食 1j	均質で、付着性・凝集性・硬さ・離水に配慮したゼリー・プリン・ムース状のもの	口腔外で既に適切な食塊状となっている（少量をすくってそのまま丸呑み可能）。送り込む際に多少意識して口蓋に舌を押し付ける必要がある。0jに比し表面のざらつきあり	おもゆゼリー、ミキサー粥のゼリーなど	（若干の食塊保持と送り込み能力）	嚥下食ピラミッドL1・L2. えん下困難者用食品許可基準II. UDF区分4（ゼリー状）
2-1	嚥下調整食 2	ピューレ・ペースト・ミキサー食など、均質でなめらかで、べたつかず、まとまりやすいもの。スプーンですくって食べることが可能なもの	口腔内の簡単な操作で食塊状となるもの（咽頭では残留、誤嚥をしにくいように配慮したもの）	粒がなく、付着性の低いペースト状のおもゆや粥	（下顎と舌の運動による食塊形成能力および食塊保持能力）	嚥下食ピラミッドL3. えん下困難者用食品許可基準III. UDF区分4
2-2		ピューレ・ペースト・ミキサー食などで、べたつかず、まとまりやすいもので不均質なものも含む。スプーンですくって食べることが可能なもの		やや不均質（粒がある）でもやわらかく、離水もなく付着性も低い粥類	（下顎と舌の運動による食塊形成能力および食塊保持能力）	
3	嚥下調整食 3	形はあるが、押しつぶしが容易、食塊形成や移送が容易、咽頭でばらけず嚥下しやすいように配慮されたもの。多量の離水がない	舌と口蓋間で押しつぶしが可能なもの。押しつぶしや送り込みの口腔操作を要し（あるいはそれらの機能を賦活し）、かつ誤嚥のリスク軽減に配慮がなされているもの	離水に配慮した粥など	舌と口蓋間の押しつぶし能力以上	嚥下食ピラミッドL4. UDF区分3
4	嚥下調整食 4	硬さ・ばらけやすさ・貼りつきやすさなどのないもの。箸やスプーンで切れるやわらかさ	誤嚥と窒息のリスクを配慮して素材と調理方法を選んだもの。歯がなくても対応可能だが、上下の歯槽堤間で押しつぶすあるいはすりつぶすことが必要で舌と口蓋間で押しつぶすことは困難	軟飯・全粥など	上下の歯槽堤間の押しつぶし能力以上	嚥下食ピラミッドL4. UDF区分2・3および1の一部

（日本摂食嚥下リハビリテーション学会嚥下調整食分類2021より）

＊表 5-9 を参照。

付図・付表

●図中の臓器に色を塗ってみよう

心臓	赤	肝臓	青
胃・十二指腸	黄	胆嚢	緑
大腸	オレンジ	膵臓	水色
小腸	ピンク	腎臓	紫

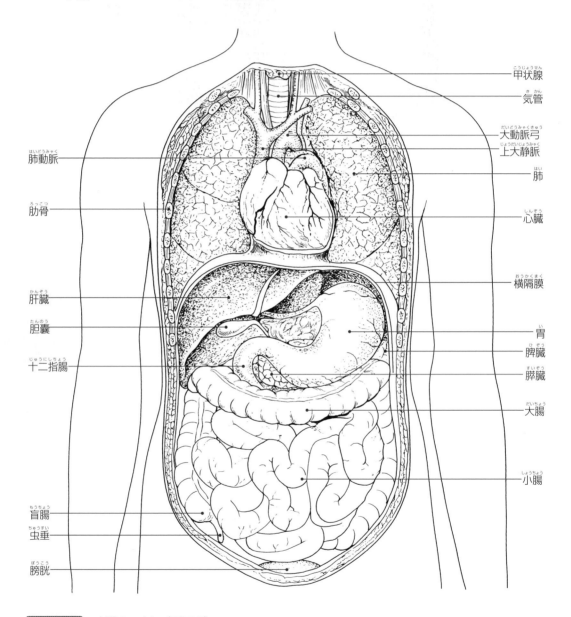

肺動脈

肋骨

肝臓

胆嚢

十二指腸

盲腸

虫垂

膀胱

甲状腺

気管

大動脈弓
上大静脈

肺

心臓

横隔膜

胃
脾臓

膵臓

大腸

小腸

付図 1 　内臓のつくり（正面 1）

正面から開胸・開腹し，筋肉，肋骨などを取り除いた胸腔，腹腔内図

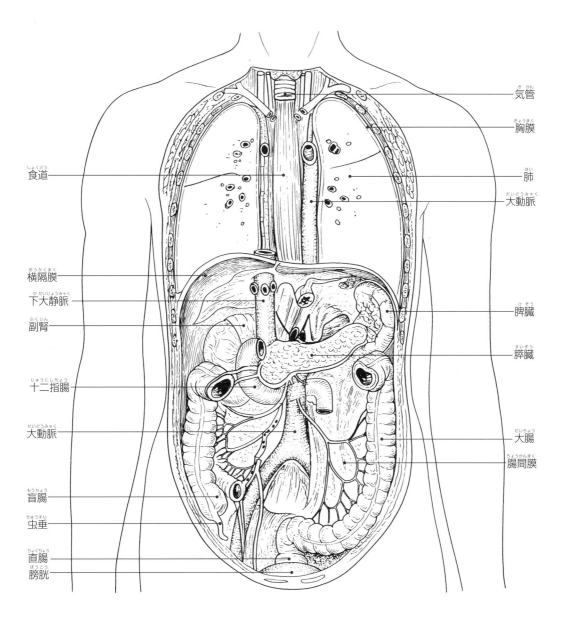

気管
胸膜
食道
肺
大動脈
横隔膜
下大静脈
副腎
脾臓
膵臓
十二指腸
大動脈
大腸
腸間膜
盲腸
虫垂
直腸
膀胱

付図 1 つづき（正面 2）

（正面 1）から，心臓，胃，肝臓，小腸と大腸の一部を取り除いた胸腔，腹腔内図

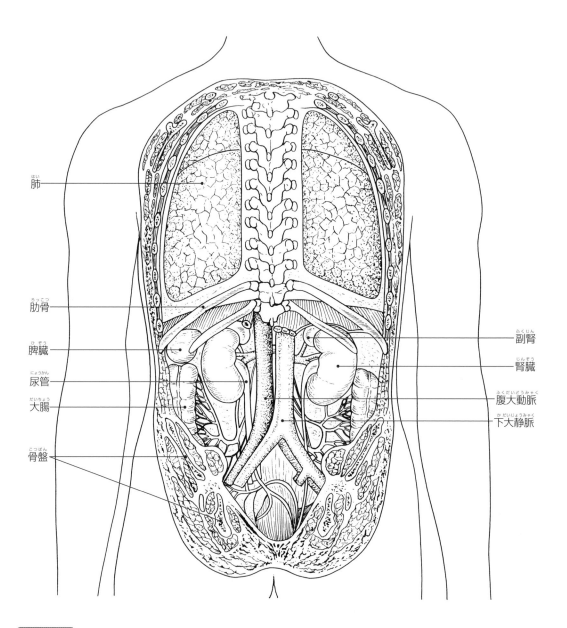

肺（はい）

肋骨（ろっこつ）

脾臓（ひぞう）

尿管（にょうかん）

大腸（だいちょう）

骨盤（こつばん）

副腎（ふくじん）

腎臓（じんぞう）

腹大動脈（ふくだいどうみゃく）

下大静脈（かだいじょうみゃく）

付図 1 つづき（背中側 1）

背中の皮膚を切り開き，さらに，皮膚の下の筋肉も取り除いて，胸と腹の中を背中側から見た図

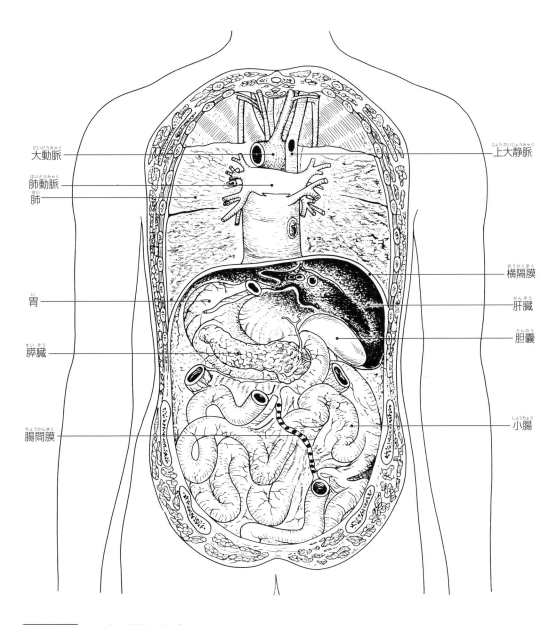

大動脈

肺動脈
肺

胃

膵臓

腸間膜

上大静脈

横隔膜

肝臓

胆囊

小腸

付図1 つづき（背中側2）

（背中側1）から，胸では背骨とそのうしろ側の大動脈や食道を取り除いてある

肺も半分削り取ってある

腹では，大血管と腎臓，大腸，直腸などを取り除いてある

入院時食事療養（Ⅰ）*	
点　数	① 当該の食事療養を行った場合，1 食につき 640 円（1 日 3 食限度） ② 市販の流動食のみを経管栄養法により提供する場合，1 食につき 575 円（1 日 3 食限度）
特別食加算	1 食につき 76 円（1 日 3 食限度） ・上記②の場合は算定しない ・特別食の献立表が作成されている必要がある ・医師の発行する食事箋に基づいて提供される
食堂加算	1 日につき 50 円 ・食堂の床面積は，1 床当たり 0.5 m²以上 ・食堂での食事が可能な入院患者には，食堂での食事提供に努める
鼻腔栄養との関係	① 薬価基準に収載されている場合，鼻腔栄養の手技料および薬剤料を算定する ② 流動食を経管栄養法により提供する場合，鼻腔栄養の手技料および食事療養に係る費用を算定する
特別メニューの食事	患者が基本メニュー以外を選択した場合に限り，追加的費用として 1 食当たり 17 円を標準として支払を受けることができる ・患者への十分な情報提供を行い，患者の自由な選択と同意に基づいて行われる必要がある ・患者の選択に資するために，特別メニューの食事の内容と料金を掲示し，わかりやすく説明する
入院時食事療養（Ⅱ）	
点　数	① 当該の食事療養を行った場合，1 食につき 506 円（1 日 3 食限度） ② 市販の流動食のみを経管栄養法により提供する場合，1 食につき 460 円（1 日 3 食限度）

*算定基準：多くの医療機関では（Ⅰ）を届け出ているが，有床診療所では（Ⅱ）を算定している．（Ⅰ）の算定には管理栄養士が常勤であり，患者の年齢・病状を考慮した栄養量および内容の食事療養が適時・適温であることが基準となっている．

付表 2　　診療報酬の概要

内　容	算定要件	算定額
栄養サポートチーム加算	① 栄養管理を要する患者として別に厚生労働大臣が定める患者に対して，医師，看護師，薬剤師，管理栄養士などが共同して必要な診療を行った場合に，以下のア～エに該当する者について，1 チームにつき概ね 30 人以内で算定できる．なお，入院栄養食事指導料，集団栄養食事指導料，乳幼児育児栄養指導料は別に算定できない 　ア）血中アルブミン値が 3.0 g/dL 以下で栄養障害を有する者 　イ）経口摂取または経腸栄養への移行を目的として，現在静脈栄養法を実施している者 　ウ）経口栄養への移行を目的として，現在経腸法を実施している者 　エ）栄養サポートチームが，栄養治療により改善が見込めると判断した者 ② 医療提供体制の確保の状況に鑑み，厚生労働大臣が定める地域に所在する保険医療機関で施設基準に適合している者については，①の加算に代えて，栄養サポートチーム加算（特定地域）として加算できる ③ ①において，歯科医師が医師と共同して必要な診療を行った場合は，50 点をさらに加算する（歯科医師連携加算）	① 200 点 （週 1 回） ② 100 点 （週 1 回） ③ 50 点

内　容	算定要件	算定額
外来栄養食事指導料1	入院中の患者以外の患者であって，厚生労働大臣が定める特別食を必要とする患者または以下のア〜ウに該当する者に対して，管理栄養士が医師の指示に基づき，患者ごとに生活条件，嗜好を勘案した食事計画等を交付し，療養のため必要な栄養の指導を行った場合に，初回の指導を行った月は2回，その他の月は1回に限り算定できる．管理栄養士は常勤である必要はなく，要件に合った指導が行われていれば算定できる	初回（30分以上） ・対面：260点 ・情報通信機器等：235点 2回目以降（20分以上） ・対面：200点 ・情報通信機器等：180点
外来栄養食事指導料2	ア）がん患者 イ）摂食機能または嚥下機能が低下した者 ウ）低栄養状態にある患者	初回（30分以上） ・対面：250点 ・情報通信機器等：225点 2回目以降（20分以上） ・対面：190点 ・情報通信機器等：170点
入院栄養食事指導料1	入院中の患者であって，厚生労働大臣が定める者に対して，医師の指示に基づき管理栄養士が具体的な献立等によって指導を行った場合に，入院中2回を限度として算定できる（1週間につき1回を限度とする）	初回260点（30分以上），2回目200点，（20分以上）
入院栄養食事指導料2	有床診療所において，当該保険医療機関以外の管理栄養士が具体的な献立等によって対面による指導を行った場合に，入院中2回に限り算定できる．常勤の管理栄養士を配置している場合には栄養管理実施加算を算定し，入院栄養食事指導料は算定できない	初回250点（30分以上），2回目190点（20分以上）
集団栄養食事指導料	厚生労働大臣が定める特別食を必要とする複数の患者に対して，医師の指示に基づき管理栄養士が栄養指導を行った場合に，患者1人につき月1回に限り算定できる	80点（15人以下，40分以上）
糖尿病透析予防指導管理料	① 外来糖尿病患者のうち，ヘモグロビンA1cが6.5%以上または内服薬やインスリン製剤を使用している者であって，糖尿病性腎症第2期以上の患者（現に透析療法を行っている者を除く）に対し，医師が糖尿病透析予防に関する指導の必要性があると認めた場合に，月1回に限り算定できる ② 専任の医師，当該医師の指示を受けた専任の看護師および管理栄養士（透析予防診療チーム）が①の患者に対し，日本糖尿病学会の「糖尿病治療ガイド」等に基づき，患者の病期分類，食塩制限およびたんぱく質制限等の食事指導，運動指導，その他生活習慣に関する指導等を必要に応じて個別に実施した場合に算定できる	350点
在宅患者訪問栄養食事指導料1	① 在宅での療養を行っている通院が困難な患者（ある建物内に当栄養食事指導の対象となる患者が1人のみの場合） ② 在宅での療養を行っている通院が困難な患者（ある建物内に当「養食事指導の対象となる患者が2〜9人の場合） ③ ①および②以外の在宅での療養を行っている通院が困難な患者 ①，②，③ともに，在宅での療養を行っている患者で，別に厚生労	① 単一建物診療患者が1人の場合530点 ② 単一建物診療患者が2〜9人の場合480点 ③ ①および②以外の場合440点
在宅患者訪問栄養食事指導料2	働大臣が定める者に対して，医師が栄養管理の必要性を認めた場合に，当該医師の指示に基づき，管理栄養士が患家を訪問し，具体的な献立等によって栄養管理に係る指導を30分以上行った場合に，患者1人につき月2回に限り算定できる．在宅患者訪問栄養指導に要した交通費は，患家の負担とする	① 単一建物診療患者が1人の場合510点 ② 単一建物診療患者が2〜9人の場合460点 ③ ①および②以外の場合420点

内　容	算定要件	算定額
入院栄養管理体制加算	厚生労働大臣が定める施設基準に適合している保険医療機関において，管理栄養士が必要な栄養管理を行った場合，入院初日および退院時にそれぞれ1回に限り算定できる．この場合，区分栄養サポートチーム加算および入院栄養食事指導料は別に算定できない	270点 （入院初日および退院時にそれぞれ1回に限る）
周術期栄養管理体制加算	厚生労働大臣が定める施設基準に適合している保険医療機関において，手術の前後に必要な栄養管理を行い，マスクまたは気管内挿管による閉鎖循環式全身麻酔を伴う手術を行った場合，算定できる．この場合，入院栄養管理体制加算や早期栄養介入管理加算等は別に算定できない	270点 （1手術につき1回）

付表3　介護報酬（栄養関連）加算の概要

内　容		算定要件	単　位
施設	栄養マネジメント強化加算	・管理栄養士を常勤換算方式で入所者の数を50（施設に常勤栄養士を1人以上配置し，給食管理を行っている場合は70）で除して得た数以上配置すること ・低栄養状態のリスクが高い入所者に対し，医師，管理栄養士，看護師等が共同して作成した，栄養ケア計画に従い，食事の観察（ミールラウンド）を週3回以上行い，入所者ごとの栄養状態，嗜好等を踏まえた食事の調整等を実施すること ・低栄養状態のリスクが低い入所者にも，食事の際に変化を把握し，問題がある場合は，早期に対応すること ・入所者ごとの栄養状態等の情報を厚生労働省に提出し，継続的な栄養管理の実施に当たって，当該情報その他継続的な栄養管理の適切かつ有効な実施のために必要な情報を活用していること ※栄養ケア・マネジメントの未実施14単位/日減算（3年の経過措置期間を設ける）	11単位/日
	経口移行加算	・医師の指示に基づき，医師，歯科医師，管理栄養士，看護師，介護支援専門員その他の職種の者が共同して，経管での食事を摂取している入所者ごとに，経口での食事を進めるための経口移行計画を作成し，医師の指示を受けた管理栄養士または栄養士による栄養管理が行われていること ・栄養マネジメント加算を算定していない場合は算定できない ・計画が作成された日から起算して180日以内の期間に限る ・上記を超えた期間に行われた場合でも，医師の指示がある場合は，引き続き加算を算定できる	28単位/日
	経口維持加算	経口維持加算（Ⅰ） ・摂食機能障害や誤嚥が認められる入所者に対して，医師，歯科医師，管理栄養士，看護師，介護支援専門員その他の職種の者が共同して，食事の観察及び会議等を行い，入所者ごとに経口維持計画を作成し，医師または歯科医師の指示の下に管理栄養士等が栄養管理を行った場合 ・栄養マネジメント加算を算定していない場合は，算定できない	400単位/月
		経口維持加算（Ⅱ） ・協力歯科医療機関を定めている場合であり，経口維持加算（Ⅰ）において行う食事の観察及び会議等に，医師，歯科医師，歯科衛生士，言語聴覚士のいずれか1名以上が加わった場合，（Ⅰ）に追加して算定できる ・経口維持加算（Ⅰ）を算定していない場合は，算定できない	100単位/月

内　容		算定要件	単　位
施　設	療養食加算	・療養食の提供が管理栄養士または栄養士によって管理されていること ・入所者の年齢，心身の状況によって適切な栄養量及び内容の食事の提供が行われていること ・疾病治療の直接手段として，医師の発行する食事せんに基づき提供された適切な栄養量及び内容を有する療養食を提供していること ・経口移行加算または経口維持加算との併算定が可能	6 単位/回 1 日 3 回 限度
	再入所時栄養連携加算	・介護保険施設の入所者が医療機関に入院し，入院中に経管栄養または嚥下調整食の新規導入となり，退院後にすぐに施設に再入所すること ・施設の管理栄養士が，入所者が入院する医療機関を訪問の上，栄養食事指導やカンファレンスに同席し，医療機関の管理栄養士と連携して二次入所後の栄養ケアを作成すること ・栄養ケア計画について，入所者またはその家族の同意が得られた場合に，1 人につき 1 回に限り算定できる	200 単位/回
居　宅	栄養改善加算	・低栄養状態にある利用者（以下のア〜エのいずれかに該当）またはその恐れのある利用者に対し，栄養状態の改善を図ることを目的として，利用者ごとに栄養管理を行うことで加算される 　　ア）1〜6 か月の間で 3％以上の体重の減少が認められる者 　　イ）食事摂取量が不良（75％以下）の者 　　ウ）血清アルブミン値が 3.5 g/dL 以下の者 　　エ）BMI が 18.5 未満の者 ・事業所の従事者としてまたは外部との連携により管理栄養士を 1 名以上配置していること ・利用者ごとの摂食・嚥下機能および食形態にも配慮した栄養ケア計画を作成し，管理栄養士等が栄養改善サービスを行い，その状態を定期的に記録していること ・利用者ごとの栄養ケア計画の進捗状況を，定期的に評価すること	200 単位/回 原則 3 月以内月 2 回限度
	居宅療養管理指導	・在宅の利用者であって，医師の指示に基づき，管理栄養士が利用者を訪問し，栄養管理に係る指導等を行った場合に，居住者の人数に従い，1 月に 2 回を限度 30 分以上行った場合に算定できる ・栄養ケア計画に従い栄養管理を行うとともに，利用者またはその家族等に対して，栄養管理に係る情報提供および指導または助言を行い，利用者の栄養状態を定期的に記録していること	■当該事業所の管理栄養士 ① 単一建物居住者 1 人：544 単位/回 ② 単一建物居住者 2〜9 人：486 単位/回 ①，②以外の場合：443 単位/回 ■当該事業所以外の管理栄養士 ① 単一建物居住者 1 人：524 単位/回 ② 単一建物居住者 2〜9 人：466 単位/回 ①，②以外の場合：423 単位/回 いずれも月 2 回限度

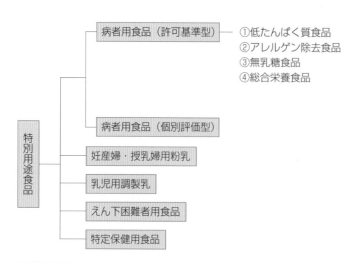

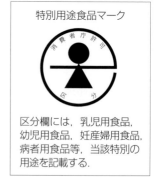

特別用途食品マーク

区分欄には，乳児用食品，幼児用食品，妊産婦用食品，病者用食品等，当該特別の用途を記載する．

付図2 特別用途食品の分類

付表4 病者用食品とその使途

食品群名	規　　格	許容される特別用途表示の範囲
低たんぱく質食品	1．たんぱく質含量は，通常の同種の食品の含量の30%以下であること． 2．熱量は，通常の同種の食品の含量と同程度またはそれ以上であること． 3．ナトリウムおよびカリウム含量は，通常の同種の食品の含量より多くないこと． 4．食事療法として日常の食事の中で継続的に食するものであり，これまで食していたものの代替となるものであること．	たんぱく質摂取制限を必要とする疾患（腎臓疾患など）に適する旨
アレルゲン除去食品	1．特定の食品アレルギーの原因物質である特定のアレルゲンを不使用または除去（検出限界以下に低減した場合を含む．）したものであること． 2．除去したアレルゲン以外の栄養成分の含量は，通常の同種の食品の含量とほぼ同程度であること． 3．アレルギー物質を含む食品の検査方法により，特定のアレルゲンが検出限界以下であること． 4．同種の食品の喫食形態と著しく異なったものでないこと．	特定の食品アレルギー（牛乳など）の場合に適する旨
無乳糖食品	1．食品中の乳糖またはガラクトースを除去したものであること． 2．乳糖またはガラクトース以外の栄養成分の含量は，通常の同種の食品の含量とほぼ同程度であること．	乳糖不耐症またはガラクトース血症に適する旨
総合栄養食品	1．疾患等により経口摂取が不十分な者の食事代替品として，液状または半固形状で適度な流動性を有していること． 2．別表1の栄養成分等の基準に適合したものであること＊． （粉末状等の製品にあっては，その指示通りに調製した後の状態で上記1および2の規格基準を満たすものであれば足りる．）	食事として摂取すべき栄養素をバランスよく配合した総合栄養食品で，疾患等により通常の食事で十分な栄養を摂ることが困難な者に適している旨

＊ただし，個別に調整した成分等については，この限りではない．

別表 1 （栄養成分等の基準）

	100 mL（または 100 g）当たりの熱量
熱　量	80〜130 kcal

成　分	100 kcal 当たりの組成	成　分	100 kcal 当たりの組成
たんぱく質*1	3.0〜5.0 g	ビタミン C	5 mg 以上
脂　質*2	1.6〜3.4 g	ビタミン D	0.3〜2.5 μg
糖　質	}50〜74%（熱量比として）	ビタミン E	0.4〜30 mg
食物繊維		ビタミン K	3〜13 μg
ナトリウム	60〜200 mg	葉　酸	12〜50 μg
ナイアシン	0.45mgNE〜15*3（5*4）mg	塩　素	50〜300 mg
パントテン酸	0.25 mg 以上	カリウム	80〜330 mg
ビタミン A	28 μgRE〜150 μgRE*5	カルシウム	33〜115 mg
ビタミン B1	0.04 mg 以上	鉄	0.3〜1.8 mg
ビタミン B2	0.05 mg 以上	マグネシウム	14〜62 mg
ビタミン B6	0.06〜3.0 mg	リ　ン	45〜175 mg
ビタミン B12	0.12 μg 以上		

*1　アミノ酸スコアを配慮すること.

*2　必須脂肪酸を配合すること.

*3　ニコチンアミドとして.

*4　ニコチン酸として.

*5　プロビタミン・カロテノイドを含まない.

付表 5 栄養基準例（治療食）

エネルギーコントロール食（EI）

食　種	エネルギー kcal	たんぱく質 g	脂　質 g	糖　質 g	水　分 g	適　　応
EI−Z 食	600	40	15	80	700	
A 食	800	50	20	105	900	
B 食	1,000	55	30	125	1,000	糖　尿　病
C 食	1,200	60	35	160	1,300	肥　満　症
D 食	1,300	60	35	180	1,350	脂　肪　肝
						脂質異常症
E 食	1,400	65	35	200	1,400	心　臓　疾患
F 食	1,500	70	35	220	1,400	妊娠高血圧
						症候群
G 食	1,600	75	40	235	1,500	高　血　圧　症
H 食	1,700	75	40	260	1,500	動脈硬化症
I 食	1,800	80	40	280	1,600	
J 食	1,900	85	50	300	1,700	

＊エネルギーコントロール食の食塩相当量は約 6 g, カリウムは 1,700〜2,100 mg.

＊基準以外の塩分指定やコレステロール・カリウム制限などのある場合は指示による.

　　塩分制限　　5 g　3 g

　　カリウム制限　200 mg 程度の制限. 果物類が缶詰になる.

たんぱく・ナトリウムコントロール食（PI）

食種	エネルギー kcal	たんぱく質 g	脂質 g	糖質 g	食塩相当量 g	水分 g	カリウム mg	備考	適応
PI—A食	1,400	25	30	240	3	800	1,200	K制限	急性腎炎 慢性腎炎 ネフローゼ 急性腎不全 慢性腎不全 腎盂腎炎 妊娠高血圧症候群 慢性肝炎 肝硬変
B食	1,500	35	35	270	3	900	1,400	K制限	
C食	1,800	40	40	320	3	900	1,400	K制限	
D食	1,600	45	40	270	5	1,400	2,300		
E食	1,800	50	40	310	5	1,500	2,300		
F食	1,800	60	40	290	6	1,450	2,500		
G食	2,000	80	50	310	6	1,700	2,900		
H食	2,200	100	55	320	6	1,800	3,000		
I食	1,600	60	40	250	5	1,150	2,000	K制限	透析
J食	2,000	65	45	320	5	1,250	2,000	K制限	
PI—K食	1,200	50	30	180	6	1,300	2,300		糖尿病腎症
L食	1,400	50	35	220	6	1,300	2,300		
M食	1,600	60	40	250	6	1,400	2,400		
N食	1,800	60	35	310	6	1,800	2,400		

＊基準以外の塩分指定やコレステロール・カリウム制限などのある場合は指示による．

脂質コントロール食（LP）

食種	エネルギー kcal	たんぱく質 g	脂質 g	糖質 g	食塩相当量 g	水分 g	備考	適応
LP—A食	600	15	5	130	2	1,700		急性膵炎 慢性膵炎 胆石症 胆のう症 肝不全 急性肝炎 慢性肝炎 肝硬変
B食	1,000	30	13	200	6	1,500		
C食	1,400	45	18	270	6	1,200		
D食	1,600	60	25	290	6	1,400		
E食	1,900	75	35	320	6	1,600		

＊脂質コントロール食の付加塩分は約6g.

＊基準以外の塩分指定やコレステロール・カリウム制限などのある場合は指示による．塩分制限　5g　3g

術後食

食種	エネルギー kcal	たんぱく質 g	脂質 g	糖質 g	食事回数
術後一流A	400	17	10	65	6回
流B	700	27	20	105	6回
3分食	900	40	35	115	6回
5分食	1,100	60	40	130	6回
7分食	1,400	65	45	190	6回
全粥食	1,600	75	50	210	6回
米飯食	1,900	80	50	280	6回

潰瘍食

食種	エネルギー kcal	たんぱく質 g	脂質 g	糖質 g	食事回数
術後一流A	400	17	10	65	6回
流B	700	27	20	105	4回
3分食	900	40	25	120	3回
5分食	1,100	55	35	150	3回
7分食	1,400	60	35	200	3回
全粥食	1,600	70	45	220	3回
米飯食	1,900	75	45	290	3回

食事の進めかた

	1日	2日	3日	4日	5日	6日	7日	8日	9日	10日	11日	12日	13日～15日	16日	17日～19日	20日
術後食 I	流A	流B	流B	3分	3分	3分	5分	5分	5分	7分	7分	7分	全粥	全粥	全粥	米飯
II	流A	流B	3分	5分	5分	5分	7分	7分	全粥	全粥	全粥	全粥	全粥	米飯		
III	流B	3分	5分	7分	全粥	米飯										
IV	流B	5分	全粥	米飯												

	1日	2日	3日	4日	5日	6日	7日	8日	9日	10日	11日	12日	13日～19日	20日
潰瘍食 I	流A	流B	流B	3分	3分	3分	5分	5分	5分	7分	7分	7分	全粥	米飯
II	流A	流B	3分	3分	5分	7分	全粥	全粥	全粥	全粥	米飯			
III	流A	3分	5分	7分	全粥	全粥	米飯							

（国立国際医療センター資料，1998より）

付表6　臨床検査基準値一覧

検 査 項 目	基 準 値	備 考
A. たんぱく質　アミノ酸　窒素化合物		
血清総たんぱく　TP	6.5～8.0 g/dL	
血清アルブミン	3.8～5.2 g/dL	
アルブミン/グロブリン比　A/G 比	1.2～2	
血清尿酸　UA	男 3～7 mg/dL	
	女 2～7 mg/dL	
血清クレアチン	0.2～0.9 mg/dL	serum creatine
血清クレアチニン　Cr	男 0.65～1.09 mg/dL	serum creatinine
	女 0.46～0.82 mg/dL	
血中尿素窒素　BUN	9～21 mg/dL	
硫酸亜鉛混濁試験　ZTT	2.0～12.0 U 以下	
チモール混濁試験　TTT	4.0 U 以下	
B. 鉄代謝		
トランスフェリン　Tf	男 190～300 mg/dL	
	女 200～340 mg/dL	
フェリチン	男 39.4～340 ng/mL	CLEIA 法（SRL）
	女 3.6～114 ng/mL	
	男 21～282 ng/mL	LA 法（BmL）
	女 5～157 ng/mL	
	男 40～100 ng/mL	金コロイド凝集法
	女 20～70 ng/mL	
総鉄結合能　TIBC	男 238～367 µg/dL	
	女 246～396 µg/dL	
不飽和鉄結合能　UIBC	男 117～275 µg/dL	
	女 159～307 µg/dL	

検　査　項　目	基　準　値	備　考
C. 血清酵素		
アラニンアミノトランスフェラーゼ　ALT（GPT）	6〜43 IU/L/37℃	肝細胞からの逸脱酵素
アスパラギン酸アミノトランスフェラーゼ　AST（GOT）	11〜33 IU/L/37℃	肝細胞，筋肉，赤血球からの逸脱酵素
ガンマ-グルタミルトランスペプチターゼ　γ-GTP（γ-GT）	男 7〜60 IU/L 女 7〜38 IU/L	
乳酸脱水素酵素　LDH（LD）	120〜245 IU/L	
アルカリホスファターゼ　ALP	80〜260 IU/L	
クレアチンキナーゼ（CK），クアチンホスキナーゼ（CPK）	男 57〜197 IU/L 女 32〜180 IU/L	
コリンエステラーゼ　ChE	男 251〜489 U/L 女　214〜384 U/L 　　3600〜7600 U/L 　　100〜240 U/L	ヒドロキシベンゾイルコリン（PHBC）を基質 ブチリルチオコリン（BTC）を基質 2,3-ジメトキシベンゾイルチオコリン（DMBT）を基質
D. 血清ビリルビン		
総ビリルビン	0.2〜1 mg/dL 0.2〜1.2 mg/dL	アルカリアゾビリルビン法 酵素法，比色法
間接ビリルビン	0.1〜0.8 mg/dL 0〜0.8 mg/dL	アルカリアゾビリルビン法 酵素法，比色法
直接ビリルビン	0〜0.3 mg/dL 0〜0.4 mg/dL	アルカリアゾビリルビン法 酵素法，比色法
E. 脂質検査		
総コレステロール	130〜220 mg/dL	
LDL-コレステロール	60〜140 mg/dL	
HDL-コステロール	40〜65 mg/dL	
中性脂肪　トリグリセリド　TG	50〜150 mg/dL	
リン脂質	150〜250 mg/dL	
遊離脂肪酸　FFA	100〜800 μEq/L	
F. 電解質・金属		
カリウム　K	3.6〜5.0 mEq/L	
カルシウム　Ca	8.5〜10.5 mg/dL 4.5〜5.0 mg/dL	血清中カルシウム 血清中イオン化カルシウム
クロール　Cl	99〜107 mEq/L	削除可能
ナトリウム　Na	135〜149 mEq/L	
マグネシウム　Mg	1.2〜2.2 mg/dL	
リン　P　無機リン　IP	2.4〜4.3 mg/dL	
亜鉛　Zn	80〜160 μg/dL	小児では，これよりやや低め
銅　Cu（血清中）	生後 6 か月以下 　20〜70 μg/dL 生後 7 か月〜18 歳 　90〜190 μg/dL 19 歳以上 　男 70〜140 μg/dL 19 歳以上 　女 80〜155 μg/dL	

検 査 項 目	基 準 値	備 考
鉄　Fe	男 64〜187 μg/dL 女 40〜162 μg/dL	
G. ビタミン 　ビタミン		
H. 糖代謝 　グルコース（血糖，ブドウ糖） 　ヘモグロビン A1c（HbA1c） 　フルクトサミン 　インスリン　IRI 　血中ケトン体（ケトン体定性）	70〜110 mg/dL 4.6〜6.2%（NGSP） 205〜285 μmol/L 5〜15 μU/mL 陰性	空腹時血漿血糖 糖化ヘモグロビン 空腹時 1+〜3+　弱陽性〜強陽性
I. 血球検査 　赤血球数　RBC 　血色素量（ヘモグロビン）Hb 　ヘマトクリット　Ht 　平均赤血球容積　MCV 　平均赤血球血色素量　MCH 　白血球数　WBC 　血小板数　Plt	男 427〜570×10^4/μL 女 376〜500×10^4/μL 男 13.5〜17.6 g/dL 女 11.3〜15.2 g/dL 男 39.8〜51.8% 女 33.4〜44.9% 男 82.7〜101.6 fL 女 79〜100 fL 男 28〜34.6 pg 女 26.3〜34.3 pg 4,000〜8,000/μL 静脈血 15〜35×10^4/μL 毛細管血 　　14〜34×10^4/μL	静脈血 静脈血 自動血球計数器 視算法（直接法）
J. 腎機能検査 　クレアチニンクリアランス　Ccr 　血清クレアチン 　血中尿素窒素　BUN 　BUN/Cr 比	91〜130 mL/分 0.2〜0.9 mg/dL 9〜21 mg/dL 約 10	Ccr の低値 　腎機能軽度低下 71〜90 mL/分 　腎機能中等度低下 51〜70 mL/分 　腎機能高度低下 31〜50 mL/分 腎不全　11〜30 mL/分 尿毒症期 10 mL/分以下〜透析前 BUN/Cr 比による鑑別診断

付図・付表

A

A adrenalin アドレナリン

Ab antibody 抗体

ACh acetylcholine
アセチルコリン

ACTH adrenocorticotropic hor-
mone
副腎皮質刺激ホルモン

ADH antidiuretic hormone
抗利尿ホルモン（＝バゾプレッシ
ン）

ADP adenosine diphosphate
アデノシン二リン酸

AFP α-fetoprotein
α-胎児タンパク

A/G albumin/globulin ratio
アルブミン・グロブリン比

Ag antigen 抗原

AIDS acquired immunode-
ficiency syndrome
後天性免疫不全症候群，エイズ

Alb albumin アルブミン

ALL acute lymphocytic leukemia
急性リンパ性白血病

ALP（AIP） alkaline phosphatase
アルカリホスファターゼ

ALT alanine aminotransferase
アラニンアミノトランスフェラー
ゼ（＝GPT）

AMI acute myocardial infarction
急性心筋梗塞

AML acute myelocytic leukemia
急性骨髄性白血病

AMP adenosine monophos-phate
アデノシン一リン酸

AMY amylase アミラーゼ

anti-HBc anti-hepatitis B core anti-
gen antibody
抗 HBc 抗体

anti-HBe anti-hepatitis B e
antigen antibody
抗 HBe 抗体

anti-HBs anti-hepatitis B surface
antigen antibody
抗 HBs 抗体

APTT activated partial thrombo-
plastin time
活性化部分トロンボプラスチン時
間

AS aortic stenosis
大動脈弁狭窄症

ASO antistreptolysin-O
抗ストレプトリジン O （＝ASLO）

ASD atrial septal defect
心房中隔欠損症

ASK antistreptokinase
抗ストレプトキナーゼ

ASLO antistreptolysin-O
抗ストレプトリジン O

AST aspartate aminotransferase
アスパラギン酸アミノトランス
フェラーゼ（＝GOT）

AT-III antithrombin III
アンチトロンビンIII

ATP adenosine triphosphate
アデノシン三リン酸

B

BBB bundle branch block
脚ブロック

BIL（Bil） bilirubin ビリルビン

β-Lp β-lipoprotein
β-リポタンパク

BMR basal metabolic rate
基礎代謝率

BP blood pressure 血圧

BS blood sugar 血糖

BSP bromsulfophtalein test
ブロムスルホフタレイン試験
bromsulphalein test
ブロムスルファレイン試験

BT bleeding time 出血時間

BUN blood urea nitrogen
血液尿素窒素

BW body weight 体重

C

CA catecholamine
カテコールアミン

c-AMP cyclic adenosine mono-
phosphate
サイクリックアデノシンリン酸
（サイクリック AMP）

CART cell-free and concentrated
ascites reinfusion therapy
腹水濾過濃縮再静注法

CCF（CCLF） cephalin cholesterol
(lecithin) flocculation (test)
セファリン・コレステロール（レ
シチン）絮状（試験）

CCK-PZ cholecystokinin-pancreo-
zymin
コレシストキニン-パンクレオザ
ミン

CCU coronary care unit
冠状動脈疾患集中治療施設

CEA carcinoembryonic antigen
癌胎児性抗原

CHD coronary heart disease
冠状動脈性心疾患

ChE cholinesterase
コリンエステラーゼ

Chol cholesterol
コレステロール

CI cardiac index 心係数

CK creatine kinase
クレアチンキナーゼ （＝CPK）

CO cardiac output 心拍出量

CPK creatine phosphokinase
クレアチンホスホキナーゼ（＝
CK）

CRP C-reactive protein
C 反応性タンパク

CT computed tomography
コンピュータ断層撮影

CTR cardiothoracic ratio
心胸廓比

—— **D** ——

DB（DBil） direct bilirubin
　　直接ビリルビン

DM diabetes mellitus 糖尿病

DNA deoxyribonucleic acid
　　デオキシリボ核酸

DN（A）ase deoxyribonuclease
　　デオキシリボヌクレアーゼ

l-DOPA l-dihydroxy phenylalanine
　　l-ジヒドロキシフェニルアラニン

2,3-DPG 2,3-diphosphoglycerate
　　2,3-ジホスホグリセリン酸

—— **E** ——

E（E_1, E_2, E_3, E_4） estrogen (estrone,
　　estradiol, estriol, esterol)
　　エストロジェン（エストロン, エ
　　ストラジオール, エストリオー
　　ル, エステロール）

ECG electrocardiogram, electro-
　　cardiography
　　心電図, 心電図検査

Echo echogram, echography
　　超音波図, 超音波検査法

EDTA ethylenediamine tetraacetic
　　acid
　　エチレンジアミン四酢酸

EEG electroencephalogram,
　　electroencephalography
　　脳波, 脳波検査

EIA enzyme immunoassay
　　酵素免疫測定法

EMG electromyogram, electromyo-
　　graph
　　筋電図, 筋電図検査

ESR erythrocyte sedimentation
　　rate
　　赤血球沈降速度

ET ejection time 駆出時間

—— **F** ——

FA fatty acid 脂肪酸

FAD flavin adenine dinucleotide
　　フラビン・アデニン・ジヌクレオ
　　チド

Fbg（Fg） fibrinogen
　　フィブリノゲン

FBS fasting blood sugar
　　空腹時血糖

FDP fibrin (fibrinogen) degradation
　　product
　　フィブリン（フィブリノゲン）分
　　解産物

FF filtration fraction 濾過率

FFA free fatty acid
　　遊離脂肪酸（＝NEFA）

FRA fructosamine
　　フルクトサミン

—— **G** ——

GFR glomerular filtration rate
　　糸球体濾過率

γ-GTP γ-glutamyl transpeptidase
　　γ-グルタミルトランスペプチ
　　ダーゼ

GH growth hormone
　　成長ホルモン

GOT glutamic oxaloacetic trans-
　　aminase
　　グルタミン酸オキザロ酢酸トラン
　　スアミナーゼ（＝ALT）

G6PD glucose-6-phosphate
　　dehydrogenase
　　グルコース-6-リン酸脱水素酵素

GPT glutamic pyruvic transami-
　　nase
　　グルタミン酸ピルビン酸トランス
　　アミナーゼ（＝AST）

GTT glucose tolerance test
　　ブドウ糖負荷試験

—— **H** ——

HA（V） hepatitis A（virus）
　　A 型肝炎（ウイルス）

HB（V） hepatitis B（virus）
　　B 型肝炎（ウイルス）

Hb（Hg, Hgb） hemoglobin
　　ヘモグロビン

HbA（A1, A1c） hemoglobin A（A1,
　　A1c）
　　ヘモグロビン A（A1, A1c）

HBcAg hepatitis B core antigen
　　B 型肝炎 c 抗原, HBc 抗原

HBD α-hydroxybutyrate dehydro-
　　genase
　　α-ヒドロキシ酪酸脱水素酵素

HBeAg hepatitis B e-antigen
　　B 型肝炎 e 抗原, HBe 抗原

HBsAg hepatitis B surface antigen
　　B 型肝炎 s 抗原, HBs 抗原

Hct（ht） hematocrit
　　ヘマトクリット

HDL high density lipoprotein
　　高比重リポタンパク

5-HIAA 5-hydroxyindole acetic
　　acid
　　5-ヒドロキシインドール酢酸

HK hexokinase ヘキソキナーゼ

HLA human leukocyte antigen
　　ヒト白血球抗原

HR heart rate 心拍数

—— **I** ——

IB（IBil） indirect bilirubin
　　間接ビリルビン

ICG indocyanine green（test）
　　インドシアニングリーン（試験）

ICU intensive care unit
　　集中治療施設

Ig（A, D, E, M, G） immunoglobulin
　　（A, D, E, M, G）
　　免疫グロブリン（A, D, E, M,
　　G）

IHD ischemic heart disease
　　虚血性心疾患

INH（INAH） isonicotinic acid
　　hydrazide
　　イソニコチン酸ヒドラジド

IVH intravenous hyperalimentation
　　経静脈性高カロリー輸液

K, L

KH kanamycin カナマイシン

LAP leucine aminopeptidase
ロイシンアミノペプチダーゼ

LDH lactate dehydrogenase
乳酸脱水素酵素

LDL low density lipoprotein
低比重リポタンパク

LH luteinizing hormone
黄体形成ホルモン

LP（Lp） lipoprotein
リポタンパク

LVH left ventricular hypertrophy
左室肥大

M

MAO monoamine oxidase
モノアミンオキシダーゼ

MCH mean corpuscular hemoglo-
bin
平均赤血球ヘモグロビン量

MCHC mean corpuscular hemo-
globin concentration
平均赤血球ヘモグロビン濃度

MCT medium chain triglyceride
中鎖脂肪

MCV mean corpuscular volume
平均赤血球容積

MI mitral insufficiency
僧帽弁閉塞不全症（＝MR）

MI myocardial infarction
心筋梗塞

N, O

NA noradrenaline
ノルアドレリン

NEFA non-esterified fatty acid
非エステル型脂肪酸（＝FFA）

NPN non-protein nitrogen
タンパク性窒素

11-OHCS 11-hydroxycorticosteroid
11-ヒドロキシコルチコステロイ
ド

P

PA prealbumin
プレアルブミン

PAH para-aminohippuric acid
パラアミノ馬尿酸

Pao_2 arterial oxygen tension
動脈血酸素分圧

PAS p-aminosalicylic acid
パラアミノサリチル酸

Pc penicillin ペニシリン

PCG phonocardiogram,
phonocardiography 心音図

Ph^1 Philadelphia chromosome
フィラデルフィア染色体

PSP phenolsulphonphtalein（test）
フェノールスルホンフタレイン
（試験）

PT prothrombin time
プロトロンビン時間

PTT partial thromboplastin time
部分トロンボプラスチン時間

R

RA rheumatoid arthritis
慢性関節リウマチ

RBC red blood cell 赤血球

RBP retinol-binding protein
レチノール結合たんぱく

RPF renal plasma flow
腎血漿流量

RQ respiratory quotient 呼吸商

RVH right ventricular hypertrophy
右室肥大

S

Sao_2 arterial oxygen saturation
動脈血酸素飽和度

SM streptomycin
ストレプトマイシン

SMON subacute myelo-optico-
neuropathy
亜急性脊髄視神経障害，スモン

T

T_3 triiodothyronine
トリヨードサイロニン

T_4 thyroxine サイロキシン

TB（TBil） total bilirubin
総ビリルビン

TB（Tbc） tuberculosis 結核

TG triglyceride
トリグリセリド

TIA transient ischemic attack
一過性脳虚血発作

TIBC total iron binding capacity
総鉄結合能

TP total protein 総タンパク

TSH thyroid stimulating hormone
甲状腺刺激ホルモン

TTT thymol turbidity test
チモール混濁試験

U

UA uric acid 尿酸

UCG ultrasonic cardiogram,
ultrasonic cardiography
心エコー図，心エコー図法，超音
波心臓検査法

UIBC unsaturated iron binding
capacity
不飽和鉄結合能

V, W, Z

VD venereal disease 性病

VLDL very low density lipoprotein
超低比重リポタンパク

WBC white blood cell 白血球

ZTT zinc sulfate turbidity test
硫酸亜鉛混濁試験

①　参照体位（参照身長，参照体重）[1]，基礎代謝量

性　別	男　性				女　性[2]			
年齢等	参照身長 (cm)	参照体重 (kg)	基礎代謝基準値 (kcal/kg 体重/日)	基礎代謝量 (kcal/日)	参照身長 (cm)	参照体重 (kg)	基礎代謝基準値 (kcal/kg 体重/日)	基礎代謝量 (kcal/日)
0〜5　（月）	61.5	6.3	—	—	60.1	5.9	—	—
6〜11（月）	71.6	8.8	—	—	70.2	8.1	—	—
6〜8　（月）	69.8	8.4	—	—	68.3	7.8	—	—
9〜11（月）	73.2	9.1	—	—	71.9	8.4	—	—
1〜2　（歳）	85.8	11.5	61.0	700	84.6	11.0	59.7	660
3〜5　（歳）	103.6	16.5	54.8	900	103.2	16.1	52.2	840
6〜7　（歳）	119.5	22.2	44.3	980	118.3	21.9	41.9	920
8〜9　（歳）	130.4	28.0	40.8	1,140	130.4	27.4	38.3	1,050
10〜11（歳）	142.0	35.6	37.4	1,330	144.0	36.3	34.8	1,260
12〜14（歳）	160.5	49.0	31.0	1,520	155.1	47.5	29.6	1,410
15〜17（歳）	170.1	59.7	27.0	1,610	157.7	51.9	25.3	1,310
18〜29（歳）	171.0	64.5	23.7	1,530	158.0	50.3	22.1	1,110
30〜49（歳）	171.0	68.1	22.5	1,530	158.0	53.0	21.9	1,160
50〜64（歳）	169.0	68.0	21.8	1,480	155.8	53.8	20.7	1,110
65〜74（歳）	165.2	65.0	21.6	1,400	152.0	52.1	20.7	1,080
75 以上（歳）	160.8	59.6	21.5	1,280	148.0	48.8	20.7	1,010

[1] 0〜17 歳は，日本小児内分泌学会・日本成長学会合同標準値委員会による小児の体格評価に用いる身長，体重の標準値をもとに，年齢区分に応じて，当該月齢及び年齢区分の中央時点における中央値を引用した．ただし，公表数値が年齢区分と合致しない場合は，同様の方法で算出した値を用いた．18 歳以上は，平成 28 年国民健康・栄養調査における当該の性及び年齢区分における身長・体重の中央値を用いた．
[2] 妊婦，授乳婦を除く．

参考　推定エネルギー必要量（kcal/日）

性　別	男　性			女　性		
身体活動レベル[1]	I	II	III	I	II	III
0〜5　（月）	—	550	—	—	500	—
6〜8　（月）	—	650	—	—	600	—
9〜11（月）	—	700	—	—	650	—
1〜2　（歳）	—	950	—	—	900	—
3〜5　（歳）	—	1,300	—	—	1,250	—
6〜7　（歳）	1,350	1,550	1,750	1,250	1,450	1,650
8〜9　（歳）	1,600	1,850	2,100	1,500	1,700	1,900
10〜11（歳）	1,950	2,250	2,500	1,850	2,100	2,350
12〜14（歳）	2,300	2,600	2,900	2,150	2,400	2,700
15〜17（歳）	2,500	2,800	3,150	2,050	2,300	2,550
18〜29（歳）	2,300	2,650	3,050	1,700	2,000	2,300
30〜49（歳）	2,300	2,700	3,050	1,750	2,050	2,350
50〜64（歳）	2,200	2,600	2,950	1,650	1,950	2,250
65〜74（歳）	2,050	2,400	2,750	1,550	1,850	2,100
75 以上（歳）[2]	1,800	2,100	—	1,400	1,650	—
妊婦（付加量）[3]初期				+ 50	+ 50	+ 50
中期				+250	+250	+250
後期				+450	+450	+450
授乳婦（付加量）				+350	+350	+350

[1] 身体活動レベルは，低い，ふつう，高いの 3 つのレベルとして，それぞれ I，II，III で示した．
[2] レベル II は自立している者，レベル I は自宅にいてほとんど外出しない者に相当する．レベル I は高齢者施設で自立に近い状態で過ごしている者にも適用できる値である．
[3] 妊婦個々の体格や妊娠中の体重増加量及び胎児の発育状況の評価を行うことが必要である．

注 1：活用に当たっては，食事摂取状況のアセスメント，体重及び BMI の把握を行い，エネルギーの過不足は，体重の変化又は BMI を用いて評価すること．
注 2：身体活動レベル I の場合，少ないエネルギー消費量に見合った少ないエネルギー摂取量を維持することになるため，健康の保持・増進の観点からは，身体活動量を増加させる必要がある．

②　身体活動レベル別にみた活動内容と活動時間の代表例

身体活動レベル[1]	低い（I）	ふつう（II）	高い（III）
	1.50（1.40〜1.60）	1.75（1.60〜1.90）	2.00（1.90〜2.20）
日常生活の内容[2]	生活の大部分が座位で，静的な活動が中心の場合	座位中心の仕事だが，職場内での移動や立位での作業・接客等，通勤・買い物での歩行，家事，軽いスポーツ，のいずれかを含む場合	移動や立位の多い仕事への従事者．あるいは，スポーツなど余暇における活発な運動習慣をもっている場合
中程度の強度（3.0〜5.9 メッツ）の身体活動の 1 日当たりの合計時間（時間/日）[3]	1.65	2.06	2.53
仕事での 1 日当たりの合計歩行時間（時間/日）[3]	0.25	0.54	1.00

[1] 代表値．（　）内はおよその範囲．
[2] Black, et al. Ishikawa-Takata, et al. を参考に，身体活動レベル（PAL）に及ぼす仕事時間中の労作の影響が大きいことを考慮して作成．
[3] Ishikawa-Takata, et al. による．

③　目標とする BMI の範囲（18 歳以上）[1,2]

年齢（歳）	目標とする BMI（kg/m²）
18〜49	18.5〜24.9
50〜64	20.0〜24.9
65〜74[3]	21.5〜24.9
75 以上[3]	21.5〜24.9

[1] 男女共通．あくまでも参考として使用すべきである．
[2] 観察疫学研究において報告された総死亡率が最も低かった BMI を基に，疾患別の発症率と BMI との関連，死因と BMI との関連，喫煙や疾患の合併による BMI や死亡リスクへの影響，日本人の BMI の実態に配慮し，総合的に判断し目標とする範囲を設定．
[3] 高齢者では，フレイルの予防及び生活習慣病の発症予防の両者に配慮する必要があることも踏まえ，当面目標とする BMI の範囲を 21.5〜24.9 kg/m² とした．

付図・付表

④ エネルギー産生栄養素バランス（％エネルギー）

性別	男性				女性			
	目標量[1,2]				目標量[1,2]			
年齢等	たんぱく質[3]	脂質[4]		炭水化物[5,6]	たんぱく質[3]	脂質[4]		炭水化物[5,6]
		脂質	飽和脂肪酸			脂質	飽和脂肪酸	
0～11（月）	—	—	—	—	—	—	—	—
1～2（歳）	13～20	20～30	—	50～65	13～20	20～30	—	50～65
3～5（歳）	13～20	20～30	10以下	50～65	13～20	20～30	10以下	50～65
6～7（歳）	13～20	20～30	10以下	50～65	13～20	20～30	10以下	50～65
8～9（歳）	13～20	20～30	10以下	50～65	13～20	20～30	10以下	50～65
10～11（歳）	13～20	20～30	10以下	50～65	13～20	20～30	10以下	50～65
12～14（歳）	13～20	20～30	10以下	50～65	13～20	20～30	10以下	50～65
15～17（歳）	13～20	20～30	8以下	50～65	13～20	20～30	8以下	50～65
18～29（歳）	13～20	20～30	7以下	50～65	13～20	20～30	7以下	50～65
30～49（歳）	13～20	20～30	7以下	50～65	13～20	20～30	7以下	50～65
50～64（歳）	14～20	20～30	7以下	50～65	14～20	20～30	7以下	50～65
65～74（歳）	15～20	20～30	7以下	50～65	15～20	20～30	7以下	50～65
75以上（歳）	15～20	20～30	7以下	50～65	15～20	20～30	7以下	50～65
妊婦　初期					13～20			
中期					13～20	20～30	7以下	50～65
後期					15～20			
授乳婦					15～20	20～30	7以下	50～65

[1]必要なエネルギー量を確保した上でのバランスとすること．
[2]範囲に関しては，おおむねの値を示したものであり，弾力的に使用すること．
[3]65歳以上の高齢者について，フレイル予防を目的とした量を定めることは難しいが，身長・体重が参照体位に比べて小さい者や，特に75歳以上であって加齢に伴い身体活動量が大きく低下した者など，必要エネルギー摂取量が低い者では，下限が推奨量を下回る場合があり得る．この場合でも，下限は推奨量とすることが望ましい．
[4]脂質については，その構成成分である飽和脂肪酸など，質への配慮を十分に行う必要がある．
[5]アルコールを含む．ただし，アルコールの摂取を勧めるものではない．
[6]食物繊維の目標量を十分に注意すること．

⑤　たんぱく質の食事摂取基準

たんぱく質（推定平均必要量，推奨量，目安量：g/日，目標量：％エネルギー）

性別	男性				女性			
年齢等	推定平均必要量	推奨量	目安量	目標量[1]	推定平均必要量	推奨量	目安量	目標量[1]
0～5（月）	—	—	10	—	—	—	10	—
6～8（月）	—	—	15	—	—	—	15	—
9～11（月）	—	—	25	—	—	—	25	—
1～2（歳）	15	20	—	13～20	15	20	—	13～20
3～5（歳）	20	25	—	13～20	20	25	—	13～20
6～7（歳）	25	30	—	13～20	25	30	—	13～20
8～9（歳）	30	40	—	13～20	30	40	—	13～20
10～11（歳）	40	45	—	13～20	40	50	—	13～20
12～14（歳）	50	60	—	13～20	45	55	—	13～20
15～17（歳）	50	65	—	13～20	45	55	—	13～20
18～29（歳）	50	65	—	13～20	40	50	—	13～20
30～49（歳）	50	65	—	13～20	40	50	—	13～20
50～64（歳）	50	65	—	14～20	40	50	—	14～20
65～74（歳）[2]	50	60	—	15～20	40	50	—	15～20
75以上（歳）[2]	50	60	—	15～20	40	50	—	15～20
妊婦（付加量）初期					+0	+0		13～20
中期					+5	+5		13～20
後期					+20	+25		15～20
授乳婦（付加量）					+15	+20	—	15～20

[1]範囲に関しては，おおむねの値を示したものであり，弾力的に使用すること．
[2]65歳以上の高齢者について，フレイル予防を目的とした量を定めることは難しいが，身長・体重が参照体位に比べて小さい者や，特に75歳以上であって加齢に伴い身体活動量が大きく低下した者など，必要エネルギー摂取量が低い者では，下限が推奨量を下回る場合があり得る．この場合でも，下限は推奨量以上とすることが望ましい．

⑥ 脂質，炭水化物，食物繊維の食事摂取基準

脂質（%エネルギー）　　　　　　　　飽和脂肪酸（%エネルギー）[2,3]

性別	男性		女性		男性	女性
年齢等	目安量	目標量[1]	目安量	目標量[1]	目標量	目標量
0〜5 （月）	50	—	50	—	—	—
6〜11 （月）	40	—	40	—	—	—
1〜2 （歳）	—	20〜30	—	20〜30	—	—
3〜5 （歳）	—	20〜30	—	20〜30	10 以下	10 以下
6〜7 （歳）	—	20〜30	—	20〜30	10 以下	10 以下
8〜9 （歳）	—	20〜30	—	20〜30	10 以下	10 以下
10〜11 （歳）	—	20〜30	—	20〜30	10 以下	10 以下
12〜14 （歳）	—	20〜30	—	20〜30	10 以下	10 以下
15〜17 （歳）	—	20〜30	—	20〜30	8 以下	8 以下
18〜29 （歳）	—	20〜30	—	20〜30	7 以下	7 以下
30〜49 （歳）	—	20〜30	—	20〜30	7 以下	7 以下
50〜64 （歳）	—	20〜30	—	20〜30	7 以下	7 以下
64〜74 （歳）	—	20〜30	—	20〜30	7 以下	7 以下
75 以上 （歳）	—	20〜30	—	20〜30	7 以下	7 以下
妊　婦			—	20〜30		7 以下
授乳婦			—	20〜30		7 以下

[1]範囲に関しては，おおむねの値を示したものである．
[2]飽和脂肪酸と同じく，脂質異常症及び循環器疾患に関与する栄養素としてコレステロールがある．コレステロールに目標量は設定しないが，これは許容される摂取量に上限が存在しないことを保証するものではない．また，脂質異常症の重症化予防の目的からは，200 mg/ 日未満に留めることが望ましい．
[3]飽和脂肪酸と同じく，冠動脈疾患に関与する栄養素としてトランス脂肪酸がある．日本人の大多数は，トランス脂肪酸に関する世界保健機関（WHO）の目標（1%エネルギー未満）を下回っており，トランス脂肪酸の摂取による健康への影響は，飽和脂肪酸の摂取によるものと比べて小さいと考えられる．ただし，脂質に偏った食事をしている者では，留意する必要がある．トランス脂肪酸は，人体にとって不可欠な栄養素ではなく，健康の保持・増進を図る上で積極的な摂取は勧められないことから，その摂取量は 1 %エネルギー未満に留めることが望ましく，1%エネルギー未満でも，できるだけ低く留めることが望ましい．

n-6 系脂肪酸（g/日）　　n-3 系脂肪酸（g/日）　炭水化物（%エネルギー）　食物繊維（g/日）

性別	男性	女性	男性	女性	男性	女性	男性	女性
年齢等	目安量	目安量	目安量	目安量	目標量[1,2]	目標量[1,2]	目標量	目標量
0〜5 （月）	4	4	0.9	0.9	—	—	—	—
6〜11 （月）	4	4	0.8	0.8	—	—	—	—
1〜2 （歳）	4	4	0.7	0.8	50〜65	50〜65	—	—
3〜5 （歳）	6	6	1.1	1.0	50〜65	50〜65	8 以上	8 以上
6〜7 （歳）	8	7	1.5	1.3	50〜65	50〜65	10 以上	10 以上
8〜9 （歳）	8	7	1.5	1.3	50〜65	50〜65	11 以上	11 以上
10〜11 （歳）	10	8	1.6	1.6	50〜65	50〜65	13 以上	13 以上
12〜14 （歳）	11	9	1.9	1.6	50〜65	50〜65	17 以上	17 以上
15〜17 （歳）	13	9	2.1	1.6	50〜65	50〜65	19 以上	18 以上
18〜29 （歳）	11	8	2.0	1.6	50〜65	50〜65	21 以上	18 以上
30〜49 （歳）	10	8	2.0	1.6	50〜65	50〜65	21 以上	18 以上
50〜64 （歳）	10	8	2.2	1.9	50〜65	50〜65	21 以上	18 以上
64〜74 （歳）	9	8	2.2	2.0	50〜65	50〜65	20 以上	17 以上
75 以上 （歳）	8	7	2.1	1.8	50〜65	50〜65	20 以上	17 以上
妊　婦		9		1.6		50〜65		18 以上
授乳婦		10		1.8		50〜65		18 以上

[1]範囲に関しては，おおむねの値を示したものである．
[2]アルコールを含む，ただし，アルコールの摂取を勧めるものではない．

⑦　ビタミンの食事摂取基準

ビタミンA（μgRAE/日）[1]

性　別	男　性				女　性			
年齢等	推定平均 必要量[2]	推奨量[2]	目安量[3]	耐容上限量[3]	推定平均 必要量[2]	推奨量[2]	目安量[3]	耐容上限量[3]
0〜5　（月）	—	—	300	600	—	—	300	600
6〜11（月）	—	—	400	600	—	—	400	600
1〜2　（歳）	300	400	—	600	250	350	—	600
3〜5　（歳）	350	450	—	700	350	500	—	850
6〜7　（歳）	300	400	—	950	300	400	—	1,200
8〜9　（歳）	350	500	—	1,200	350	500	—	1,500
10〜11（歳）	450	600	—	1,500	400	600	—	1,900
12〜14（歳）	550	800	—	2,100	500	700	—	2,500
15〜17（歳）	650	900	—	2,500	500	650	—	2,800
18〜29（歳）	600	850	—	2,700	450	650	—	2,700
30〜49（歳）	650	900	—	2,700	500	700	—	2,700
50〜64（歳）	650	900	—	2,700	500	700	—	2,700
65〜74（歳）	600	850	—	2,700	500	700	—	2,700
75以上（歳）	550	800	—	2,700	450	650	—	2,700
妊婦（付加量）初期					+0	+0	—	—
中期					+0	+0	—	—
後期					+60	+80	—	—
授乳婦（付加量）					+300	+450	—	—

[1]レチノール活性当量（μgRAE）＝レチノール（μg）＋β-カロテン（μg）×1/12＋α-カロテン（μg）×1/24＋β-クリプトキサンチン（μg）×1/24＋その他のプロビタミンAカロテノイド（μg）×1/24
[2]プロビタミンAカロテノイドを含む．　　[3]プロビタミンAカロテノイドを含まない．

ビタミンD（μg/日）[1]　　　ビタミンE（mg/日）[2]　　　ビタミンK（μg/日）

性　別	男　性		女　性		男　性		女　性		男　性	女　性
年齢等	目安量	耐容上限量	目安量	耐容上限量	目安量	耐容上限量	目安量	耐容上限量	目安量	目安量
0〜5　（月）	5.0	25	5.0	25	3.0	—	3.0	—	4	4
6〜11（月）	5.0	25	5.0	25	4.0	—	4.0	—	7	7
1〜2　（歳）	3.0	20	3.5	20	3.0	150	3.0	150	50	60
3〜5　（歳）	3.5	30	4.0	30	4.0	200	4.0	200	60	70
6〜7　（歳）	4.5	30	5.0	30	5.0	300	5.0	300	80	90
8〜9　（歳）	5.0	40	6.0	40	5.0	350	5.0	350	90	110
10〜11（歳）	6.5	60	8.0	60	5.5	450	5.5	450	110	140
12〜14（歳）	8.0	80	9.5	80	6.5	650	6.0	600	140	170
15〜17（歳）	9.0	90	8.5	90	7.0	750	5.5	650	160	150
18〜29（歳）	8.5	100	8.5	100	6.0	850	5.0	650	150	150
30〜49（歳）	8.5	100	8.5	100	6.0	900	5.5	700	150	150
50〜64（歳）	8.5	100	8.5	100	7.0	850	6.0	700	150	150
65〜74（歳）	8.5	100	8.5	100	7.0	850	6.5	650	150	150
75以上（歳）	8.5	100	8.5	100	6.5	750	6.5	650	150	150
妊　婦			8.5	—			6.5	—		150
授乳婦			8.5	—			7.0	—		150

[1]日照により皮膚でビタミンDが産生されることを踏まえ，フレイル予防を図る者はもとより，全年齢区分を通じて，日常生活において可能な範囲内での適度な日光浴を心掛けるとともに，ビタミンDの摂取については，日照時間を考慮に入れることが重要である．
[2]α-トコフェロールについて算定した．α-トコフェロール以外のビタミンEは含んでいない．

ビタミンB1（mg/日）[1,2,3]　　　　　　　ビタミンB2（mg/日）[2,4]

性　別	男　性			女　性			男　性			女　性		
年齢等	推定平均 必要量	推奨量	目安量	推定平均 必要量	推奨量	目安量	推定平均 必要量	推奨量	目安量	推定平均 必要量	推奨量	目安量
0〜5　（月）	—	—	0.1	—	—	0.1	—	—	0.3	—	—	0.3
6〜11（月）	—	—	0.2	—	—	0.2	—	—	0.4	—	—	0.4
1〜2　（歳）	0.4	0.5	—	0.4	0.5	—	0.5	0.6	—	0.5	0.5	—
3〜5　（歳）	0.6	0.7	—	0.6	0.7	—	0.7	0.8	—	0.6	0.8	—
6〜7　（歳）	0.7	0.8	—	0.7	0.8	—	0.8	0.9	—	0.7	0.9	—
8〜9　（歳）	0.8	1.0	—	0.8	0.9	—	0.9	1.1	—	0.9	1.0	—
10〜11（歳）	1.0	1.2	—	0.9	1.1	—	1.1	1.4	—	1.0	1.3	—
12〜14（歳）	1.2	1.4	—	1.1	1.3	—	1.3	1.6	—	1.2	1.4	—
15〜17（歳）	1.3	1.5	—	1.0	1.2	—	1.4	1.7	—	1.2	1.4	—
18〜29（歳）	1.2	1.4	—	0.9	1.1	—	1.3	1.6	—	1.0	1.2	—
30〜49（歳）	1.2	1.4	—	0.9	1.1	—	1.3	1.6	—	1.0	1.2	—
50〜64（歳）	1.1	1.3	—	0.9	1.1	—	1.2	1.5	—	1.0	1.2	—
65〜74（歳）	1.1	1.3	—	0.9	1.1	—	1.2	1.5	—	1.0	1.2	—
75以上（歳）	1.0	1.2	—	0.8	0.9	—	1.1	1.3	—	0.9	1.0	—
妊　婦（付加量）				+0.2	+0.2	—				+0.2	+0.3	—
授乳婦（付加量）				+0.2	+0.2	—				+0.5	+0.6	—

[1]チアミン塩化物塩酸塩（分子量＝337.3）の重量として示した．　　[2]身体活動レベルⅡの推定エネルギー必要量を用いて算出した．
[3]特記事項：推定平均必要量は，ビタミンB1の欠乏症である脚気を予防するに足る最小必要量からではなく，尿中にビタミンB1の排泄量が増大し始める摂取量（体内飽和量）から算定．
[4]特記事項：推定平均必要量は，ビタミンB2の欠乏症である口唇炎，口角炎，舌炎などの皮膚炎を予防するに足る最小量からではなく，尿中にビタミンB2の排泄量が増大し始める摂取量（体内飽和量）から算定．

⑦ つづき

ナイアシン（mgNE/日）[1,2] ／ ビタミンB₆（mg/日）[5]

性別	男性				女性				男性				女性			
年齢等	推定平均必要量	推奨量	目安量	耐容上限量[3]	推定平均必要量	推奨量	目安量	耐容上限量[3]	推定平均必要量	推奨量	目安量	耐容上限量[6]	推定平均必要量	推奨量	目安量	耐容上限量[6]
0〜5（月）[4]	—	—	2	—	—	—	2	—	—	—	0.2	—	—	—	0.2	—
6〜11（月）	—	—	3	—	—	—	3	—	—	—	0.3	—	—	—	0.3	—
1〜2（歳）	5	6	—	60(15)	4	5	—	60(15)	0.4	0.5	—	10	0.4	0.5	—	10
3〜5（歳）	6	8	—	80(20)	6	7	—	80(20)	0.5	0.6	—	15	0.5	0.6	—	15
6〜7（歳）	7	9	—	100(30)	7	8	—	100(30)	0.7	0.8	—	20	0.6	0.7	—	20
8〜9（歳）	9	11	—	150(35)	8	10	—	150(35)	0.8	0.9	—	25	0.8	0.9	—	25
10〜11（歳）	11	13	—	200(45)	10	10	—	150(45)	1.0	1.1	—	30	1.0	1.1	—	30
12〜14（歳）	12	15	—	250(60)	12	14	—	250(60)	1.2	1.4	—	40	1.0	1.3	—	40
15〜17（歳）	14	17	—	300(70)	11	13	—	250(65)	1.2	1.5	—	50	1.0	1.3	—	45
18〜29（歳）	13	15	—	300(80)	9	11	—	250(65)	1.1	1.4	—	55	1.0	1.1	—	45
30〜49（歳）	13	15	—	350(85)	10	12	—	250(65)	1.1	1.4	—	60	1.0	1.1	—	45
50〜64（歳）	12	14	—	350(85)	9	11	—	250(65)	1.1	1.4	—	55	1.0	1.1	—	45
65〜74（歳）	12	14	—	300(80)	9	11	—	250(65)	1.1	1.4	—	50	1.0	1.1	—	40
75以上（歳）	11	13	—	300(75)	9	11	—	250(60)	1.1	1.4	—	50	1.0	1.1	—	40
妊　婦（付加量）					+0	+0	—	—					+0.2	+0.2	—	—
授乳婦（付加量）					+3	+3	—	—					+0.3	+0.3	—	—

[1]ナイアシン当量（NE）＝ナイアシン＋1/60トリプトファンで示した． [2]身体活動レベルIIの推定エネルギー必要量を用いて算出した．
[3]ニコチンアミドの重量（mg/日），（　）内はニコチン酸の重量（mg/日）． [4]単位はmg/日．
[5]たんぱく質の推奨量を用いて算定した（妊婦・授乳婦の付加量は除く）．
[6]ピリドキシン（分子量＝169.2）の重量として示した．

ビタミンB₁₂（μg/日）[1] ／ 葉酸（μg/日）[2]

性別	男性			女性			男性				女性			
年齢等	推定平均必要量	推奨量	目安量	推定平均必要量	推奨量	目安量	推定平均必要量	推奨量	目安量	耐容上限量[3]	推定平均必要量	推奨量	目安量	耐容上限量[3]
0〜5（月）	—	—	0.4	—	—	0.4	—	—	40	—	—	—	40	—
6〜11（月）	—	—	0.5	—	—	0.5	—	—	60	—	—	—	60	—
1〜2（歳）	0.8	0.9	—	0.8	0.9	—	80	90	—	200	90	90	—	200
3〜5（歳）	0.9	1.1	—	0.9	1.1	—	90	110	—	300	90	110	—	300
6〜7（歳）	1.1	1.3	—	1.1	1.3	—	110	140	—	400	110	140	—	400
8〜9（歳）	1.3	1.6	—	1.3	1.6	—	130	160	—	500	130	160	—	500
10〜11（歳）	1.6	1.9	—	1.6	1.9	—	160	190	—	700	160	190	—	700
12〜14（歳）	2.0	2.4	—	2.0	2.4	—	200	240	—	900	200	240	—	900
15〜17（歳）	2.0	2.4	—	2.0	2.4	—	220	240	—	900	200	240	—	900
18〜29（歳）	2.0	2.4	—	2.0	2.4	—	200	240	—	900	200	240	—	900
30〜49（歳）	2.0	2.4	—	2.0	2.4	—	200	240	—	1,000	200	240	—	1,000
50〜64（歳）	2.0	2.4	—	2.0	2.4	—	200	240	—	1,000	200	240	—	1,000
65〜74（歳）	2.0	2.4	—	2.0	2.4	—	200	240	—	900	200	240	—	900
75以上（歳）	2.0	2.4	—	2.0	2.4	—	200	240	—	900	200	240	—	900
妊　婦（付加量）				+0.3	+0.4	—					+200[4,5]	+240[4,5]	—	—
授乳婦（付加量）				+0.7	+0.8	—					+80	+100	—	—

[1]シアノコバラミン（分子量＝1,355.37）の重量として示した． [2]プテロイルモノグルタミン酸（分子量＝441.40）の重量として示した．
[3]通常の食品以外の食品に含まれる葉酸（狭義の葉酸）に適用する．
[4]妊娠を計画している女性，妊娠の可能性がある女性及び妊娠初期の妊婦は，胎児の神経管閉鎖障害のリスク低減のために，通常の食品以外の
食品に含まれる葉酸（狭義の葉酸）を400μg/日摂取することが望まれる． [5]葉酸の付加量は中期及び後期にのみ設定した．

パントテン酸（mg/日）／ ビオチン（μg/日）／ ビタミンC（mg/日）[1,2]

性別	男性	女性	男性	女性	男性			女性		
年齢等	目安量	目安量	目安量	目安量	推定平均必要量	推奨量	目安量	推定平均必要量	推奨量	目安量
0〜5（月）	4	4	4	4	—	—	40	—	—	40
6〜11（月）	5	5	5	5	—	—	40	—	—	40
1〜2（歳）	3	4	20	20	35	40	—	35	40	—
3〜5（歳）	4	4	20	20	40	50	—	40	50	—
6〜7（歳）	5	5	30	30	50	60	—	50	60	—
8〜9（歳）	6	5	30	30	60	70	—	60	70	—
10〜11（歳）	6	6	40	40	70	85	—	70	85	—
12〜14（歳）	7	6	50	50	85	100	—	85	100	—
15〜17（歳）	7	6	50	50	85	100	—	85	100	—
18〜29（歳）	5	5	50	50	85	100	—	85	100	—
30〜49（歳）	5	5	50	50	85	100	—	85	100	—
50〜64（歳）	6	5	50	50	85	100	—	85	100	—
65〜74（歳）	6	5	50	50	80	100	—	80	100	—
75以上（歳）	6	5	50	50	80	100	—	80	100	—
妊　婦[3]		5		50				+10	+10	—
授乳婦[3]		6		50				+40	+45	—

[1]L-アスコルビン酸（分子量＝176.12）の重量で示した．
[2]特記事項：推定平均必要量は，ビタミンCの欠乏症である壊血症を予防するに足る最小量からではなく，心臓血管系の疾病予防効果及び抗
酸化作用の観点から算定した．
[3]ビタミンCの妊婦・授乳婦の食事摂取基準は付加量．

⑧　ミネラルの食事摂取基準

ナトリウム（mg/日，（　）は食塩相当量 [g/日]）[1]　／　カリウム（mg/日）

性別	男性			女性			男性		女性	
年齢等	推定平均必要量	目安量	目標量	推定平均必要量	目安量	目標量	目安量	目標量	目安量	目標量
0～5（月）	—	100(0.3)	—	—	100(0.3)	—	400	—	400	—
6～11（月）	—	600(1.5)	—	—	600(1.5)	—	700	—	700	—
1～2（歳）	—	—	(3.0未満)	—	—	(3.0未満)	900	—	900	—
3～5（歳）	—	—	(3.5未満)	—	—	(3.5未満)	1,000	1,400以上	1,000	1,400以上
6～7（歳）	—	—	(4.5未満)	—	—	(4.5未満)	1,300	1,800以上	1,200	1,800以上
8～9（歳）	—	—	(5.0未満)	—	—	(5.0未満)	1,500	2,000以上	1,500	2,000以上
10～11（歳）	—	—	(6.0未満)	—	—	(6.0未満)	1,800	2,200以上	1,800	2,000以上
12～14（歳）	—	—	(7.0未満)	—	—	(6.5未満)	2,300	2,400以上	1,900	2,400以上
15～17（歳）	—	—	(7.5未満)	—	—	(6.5未満)	2,700	3,000以上	2,000	2,600以上
18～29（歳）	600(1.5)	—	(7.5未満)	600(1.5)	—	(6.5未満)	2,500	3,000以上	2,000	2,600以上
30～49（歳）	600(1.5)	—	(7.5未満)	600(1.5)	—	(6.5未満)	2,500	3,000以上	2,000	2,600以上
50～64（歳）	600(1.5)	—	(7.5未満)	600(1.5)	—	(6.5未満)	2,500	3,000以上	2,000	2,600以上
65～74（歳）	600(1.5)	—	(7.5未満)	600(1.5)	—	(6.5未満)	2,500	3,000以上	2,000	2,600以上
75以上（歳）	600(1.5)	—	(7.5未満)	600(1.5)	—	(6.5未満)	2,500	3,000以上	2,000	2,600以上
妊婦				600(1.5)	—				2,000	2,600以上
授乳婦				600(1.5)	—				2,000	2,600以上

[1]高血圧及び慢性腎臓病（CKD）の重症化予防のための食塩相当量の量は，男女とも 6.0 g/日未満とした．

カルシウム（mg/日）　／　マグネシウム（mg/日）

性別	男性				女性				男性				女性			
年齢等	推定平均必要量	推奨量	目安量	耐容上限量	推定平均必要量	推奨量	目安量	耐容上限量	推定平均必要量	推奨量	目安量	耐容上限量[1]	推定平均必要量	推奨量	目安量	耐容上限量
0～5（月）	—	—	200	—	—	—	200	—	—	—	20	—	—	—	20	—
6～11（月）	—	—	250	—	—	—	250	—	—	—	60	—	—	—	60	—
1～2（歳）	350	450	—	—	350	400	—	—	60	70	—	—	60	70	—	—
3～5（歳）	500	600	—	—	450	550	—	—	80	100	—	—	80	100	—	—
6～7（歳）	500	600	—	—	450	550	—	—	110	130	—	—	110	130	—	—
8～9（歳）	550	650	—	—	600	750	—	—	140	170	—	—	140	160	—	—
10～11（歳）	600	700	—	—	600	750	—	—	180	210	—	—	180	220	—	—
12～14（歳）	850	1,000	—	—	700	800	—	—	250	290	—	—	240	290	—	—
15～17（歳）	650	800	—	—	550	650	—	—	300	360	—	—	260	310	—	—
18～29（歳）	650	800	—	2,500	550	650	—	2,500	280	340	—	—	230	270	—	—
30～49（歳）	600	750	—	2,500	550	650	—	2,500	310	370	—	—	240	290	—	—
50～64（歳）	600	750	—	2,500	550	650	—	2,500	310	370	—	—	240	290	—	—
65～74（歳）	600	750	—	2,500	550	650	—	2,500	290	350	—	—	230	280	—	—
75以上（歳）	600	700	—	2,500	500	600	—	2,500	270	320	—	—	220	260	—	—
妊婦（付加量）					+0	+0	—	—					+30	+40	—	—
授乳婦（付加量）					+0	+0	—	—					+0	+0	—	—

[1]通常の食品以外からの摂取量の耐容上限量は，成人の場合 350 mg/日，小児では 5 mg/kg 体重/日とした．それ以外の通常の食品からの摂取の場合，耐容上限量は設定しない．

リン（mg/日）　／　鉄（mg/日）

性別	男性		女性		男性				女性					
									月経なし		月経あり			
年齢等	目安量	耐容上限量	目安量	耐容上限量	推定平均必要量	推奨量	目安量	耐容上限量	推定平均必要量	推奨量	推定平均必要量	推奨量	目安量	耐容上限量
0～5（月）	120	—	120	—	—	—	0.5	—	—	—	—	—	0.5	—
6～11（月）	260	—	260	—	3.5	5.0	—	—	3.5	4.5	—	—	—	—
1～2（歳）	500	—	500	—	3.0	4.5	—	25	3.0	4.5	—	—	—	20
3～5（歳）	700	—	700	—	4.0	5.5	—	25	4.0	5.5	—	—	—	25
6～7（歳）	900	—	800	—	5.0	5.5	—	30	4.5	5.5	—	—	—	30
8～9（歳）	1,000	—	1,000	—	6.0	7.0	—	35	6.0	7.5	—	—	—	35
10～11（歳）	1,100	—	1,000	—	7.0	8.5	—	35	7.0	8.5	10.0	12.0	—	35
12～14（歳）	1,200	—	1,000	—	8.0	10.0	—	40	7.0	8.5	10.0	12.0	—	40
15～17（歳）	1,200	—	900	—	8.0	10.0	—	50	5.5	7.0	8.5	10.5	—	40
18～29（歳）	1,000	3,000	800	3,000	6.5	7.5	—	50	5.5	6.5	8.5	10.5	—	40
30～49（歳）	1,000	3,000	800	3,000	6.5	7.5	—	50	5.5	6.5	9.0	10.5	—	40
50～64（歳）	1,000	3,000	800	3,000	6.5	7.5	—	50	5.5	6.5	9.0	11.0	—	40
65～74（歳）	1,000	3,000	800	3,000	6.0	7.5	—	50	5.0	6.0	—	—	—	40
75以上（歳）	1,000	3,000	800	3,000	6.0	7.0	—	50	5.0	6.0	—	—	—	40
妊婦 初期[1]			800	—					+2.0	+2.5	—	—	—	—
妊婦 中期・後期[1]			800						+8.0	+9.5	—	—	—	—
授乳婦[1]			800	—					+2.0	+2.5	—	—	—	—

[1]鉄の妊婦，授乳婦の食事摂取基準は付加量．

⑧　つづき

亜鉛 (mg/日)　銅 (mg/日)　マンガン (mg/日)

性別	男性（亜鉛）				女性（亜鉛）				男性（銅）				女性（銅）				男性（マンガン）		女性（マンガン）	
年齢等	推定平均必要量	推奨量	目安量	耐容上限量	推定平均必要量	推奨量	目安量	耐容上限量	推定平均必要量	推奨量	目安量	耐容上限量	推定平均必要量	推奨量	目安量	耐容上限量	目安量	耐容上限量	目安量	耐容上限量
0〜5 （月）	—	—	2	—	—	—	2	—	—	—	0.3	—	—	—	0.3	—	0.01	—	0.01	—
6〜11 （月）	—	—	3	—	—	—	3	—	—	—	0.3	—	—	—	0.3	—	0.5	—	0.5	—
1〜2 （歳）	3	3	—	—	2	3	—	—	0.3	0.3	—	—	0.2	0.3	—	—	1.5	—	1.5	—
3〜5 （歳）	3	4	—	—	3	3	—	—	0.3	0.4	—	—	0.3	0.3	—	—	1.5	—	1.5	—
6〜7 （歳）	4	5	—	—	3	4	—	—	0.4	0.4	—	—	0.4	0.4	—	—	2.0	—	2.0	—
8〜9 （歳）	5	6	—	—	4	5	—	—	0.4	0.5	—	—	0.4	0.5	—	—	2.5	—	2.5	—
10〜11 （歳）	6	7	—	—	5	6	—	—	0.5	0.6	—	—	0.5	0.6	—	—	3.0	—	3.0	—
12〜14 （歳）	9	10	—	—	7	8	—	—	0.7	0.8	—	—	0.6	0.8	—	—	4.0	—	4.0	—
15〜17 （歳）	10	12	—	—	7	8	—	—	0.8	0.9	—	—	0.6	0.7	—	—	4.5	—	3.5	—
18〜29 （歳）	9	11	—	40	7	8	—	35	0.7	0.9	—	7	0.6	0.7	—	7	4.0	11	3.5	11
30〜49 （歳）	9	11	—	45	7	8	—	35	0.7	0.9	—	7	0.6	0.7	—	7	4.0	11	3.5	11
50〜64 （歳）	9	11	—	45	7	8	—	35	0.7	0.9	—	7	0.6	0.7	—	7	4.0	11	3.5	11
65〜74 （歳）	9	11	—	40	7	8	—	35	0.7	0.9	—	7	0.6	0.7	—	7	4.0	11	3.5	11
75 以上 （歳）	9	10	—	40	6	8	—	30	0.7	0.8	—	7	0.6	0.7	—	7	4.0	11	3.5	11
妊　婦[1]					+1	+2	—	—					+0.1	+0.1	—	—			3.5	—
授乳婦[1]					+3	+4	—	—					+0.5	+0.6	—	—			3.5	—

[1]亜鉛，銅の妊婦，授乳婦の食事摂取基準は付加量.

ヨウ素 (μg/日)　セレン (μg/日)

性別	男性（ヨウ素）				女性（ヨウ素）				男性（セレン）				女性（セレン）			
年齢等	推定平均必要量	推奨量	目安量	耐容上限量	推定平均必要量	推奨量	目安量	耐容上限量	推定平均必要量	推奨量	目安量	耐容上限量	推定平均必要量	推奨量	目安量	耐容上限量
0〜5 （月）	—	—	100	250	—	—	100	250	—	—	15	—	—	—	15	—
6〜11 （月）	—	—	130	250	—	—	130	250	—	—	15	—	—	—	15	—
1〜2 （歳）	35	50	—	300	35	50	—	300	10	10	—	100	10	10	—	100
3〜5 （歳）	45	60	—	400	45	60	—	400	10	15	—	100	10	10	—	100
6〜7 （歳）	55	75	—	550	55	75	—	550	15	15	—	150	15	15	—	150
8〜9 （歳）	65	90	—	700	65	90	—	700	15	20	—	200	15	20	—	200
10〜11 （歳）	80	110	—	900	80	110	—	900	20	25	—	250	20	25	—	250
12〜14 （歳）	95	140	—	2,000	95	140	—	2,000	25	30	—	350	25	30	—	300
15〜17 （歳）	100	140	—	3,000	100	140	—	3,000	30	35	—	400	20	25	—	350
18〜29 （歳）	95	130	—	3,000	95	130	—	3,000	25	30	—	450	20	25	—	350
30〜49 （歳）	95	130	—	3,000	95	130	—	3,000	25	30	—	450	20	25	—	350
50〜64 （歳）	95	130	—	3,000	95	130	—	3,000	25	30	—	450	20	25	—	350
65〜74 （歳）	95	130	—	3,000	95	130	—	3,000	25	30	—	450	20	25	—	350
75 以上 （歳）	95	130	—	3,000	95	130	—	3,000	25	30	—	400	20	25	—	350
妊　婦（付加量）					+75	+110	—	—[1]					+5	+5	—	—
授乳婦（付加量）					+100	+140	—	—[1]					+15	+20	—	—

[1]妊婦及び授乳婦の耐容上限量は 2,000 μg/日とした.

クロム (μg/日)　モリブデン (μg/日)

性別	男性（クロム）		女性（クロム）		男性（モリブデン）				女性（モリブデン）			
年齢等	目安量	耐容上限量	目安量	耐容上限量	推定平均必要量	推奨量	目安量	耐容上限量	推定平均必要量	推奨量	目安量	耐容上限量
0〜5 （月）	0.8	—	0.8	—	—	—	2	—	—	—	2	—
6〜11 （月）	1.0	—	1.0	—	—	—	5	—	—	—	5	—
1〜2 （歳）	—	—	—	—	10	10	—	—	10	10	—	—
3〜5 （歳）	—	—	—	—	10	10	—	—	10	10	—	—
6〜7 （歳）	—	—	—	—	10	15	—	—	10	15	—	—
8〜9 （歳）	—	—	—	—	15	20	—	—	15	15	—	—
10〜11 （歳）	—	—	—	—	15	20	—	—	15	20	—	—
12〜14 （歳）	—	—	—	—	20	25	—	—	20	25	—	—
15〜17 （歳）	—	—	—	—	25	30	—	—	20	25	—	—
18〜29 （歳）	10	500	10	500	20	30	—	600	20	25	—	500
30〜49 （歳）	10	500	10	500	25	30	—	600	20	25	—	500
50〜64 （歳）	10	500	10	500	25	30	—	600	20	25	—	500
65〜74 （歳）	10	500	10	500	20	30	—	600	20	25	—	500
75 以上 （歳）	10	500	10	500	20	25	—	600	20	25	—	500
妊　婦[1]			10	—					+0	+0	—	—
授乳婦[1]			10	—					+3	+3	—	—

[1]モリブデンの妊婦，授乳婦の食事摂取基準は付加量.

■ 参 考 文 献 ■

1) 池田京子：看護過程に活用する検査値から考えるアセスメント・ケアプラン血液検査編　第2版，廣川書店，2001
2) 一般社団法人日本透析医学会：血液透析患者の糖尿病治療ガイド2012，2012
3) 一般社団法人日本透析医学会：2009年版日本透析医学会　腹膜透析ガイドライン，2009
4) 伊藤節子：抗原量に基づいて「食べること」を目指す乳幼児の食物アレルギー，診断と治療社，2012
5) 伊藤浩明編：食物アレルギーのすべて―基礎から臨床社会的対応まで―，診断と治療，2016
6) 伊藤文雄ほか：クローズアップ臨床栄養学，名古屋大学出版会，1998
7) 井上修二・上原誉志夫・岡　純・田中弥生編：最新臨床栄養学，光生館，2013
8) 医療情報科学研究所編：病気がみえる vol.5 血液，メディックメディア，2017
9) 岩崎良文：臨床栄養学改訂第3版，南江堂，2001
10) 上西一弘・石田裕美：臨床栄養管理，第一出版，1997
11) 浦部晶夫ほか：からだの科学222号，日本評論社，1998
12) 海老澤元宏監修：食物アレルギーの栄養指導，医歯薬出版，2012
13) 海老澤元宏監修：新版食物アレルギーの栄養指導，医歯薬出版，2018
14) 海老澤元宏ほか監修・日本小児アレルギー学会食物アレルギー委員会作成：食物アレルギー診療ガイドライン2016，協和企画，2016
15) 川村一男：生理学通論，建帛社，1992
16) 菊谷武ほか：老年歯科医学　14巻3号，日本老年歯科医学会，2000
17) 黒川清監修：腎臓病食品交換表―治療食の基準―　第9版，医歯薬出版，2016
18) 厚生労働科学研究班：食物アレルギーの栄養食事指導の手引き2017
    https://www.foodallergy.jp/wp-content/themes/foodallergy/pdf/nutritionalmanual2017.pdf
19) 厚生労働省難治性疾患克服研究事業進行性腎障害に関する調査研究班難治性ネフローゼ症候群分科会：ネフローゼ症候群診療指針，2011
20) 厚生労働省：「日本人の食事摂取基準（2020年版）」日本人の食事摂取基準策定検討会報告書，「日本人の食事摂取基準」策定検討会，2019
21) 国立研究開発法人 日本医療研究開発機構（AMED）：食物アレルギーの診療の手引き2020
    https://www.foodallergy.jp/wp-content/themes/foodallergy/pdf/manual2020.pdf
22) 骨粗鬆症の予防と診療ガイドライン作成委員会編：骨粗鬆症の予防と診療ガイドライン2015年版，ライフ・サイエンス出版，2015
23) 後藤昌義・瀧下修一：新しい臨床栄養学改訂第5版，南江堂，2013
24) 佐藤和人・本間健・小松龍史編：エッセンシャル臨床栄養学　第2版，医歯薬出版，2003
25) 椎名晋一：患者ケア・食事指導のための疾患と検査のポイント，医歯薬出版，1986
26) 消費者庁：令和3年度 食物アレルギーに関連する食品表示に関する調査研究事業報告書，2022
27) 女子栄養大学管理栄養士国家試験対策委員会：管理栄養士・栄養士国家試験受験必須例文問題集，女子栄養大学出版部，2003
28) 高久史麿監修・黒川清編，腎不全，南江堂，1991
29) 高久史麿・矢崎義雄監修：治療薬マニュアル，医学書院，2002
30) 田川邦夫：からだの働きからみる代謝の栄養学，タカラバイオ，2003
31) 玉川和子・口羽章子・木戸詔子編著：臨床栄養学実習書，医歯薬出版，2015
32) 中澤港の「人類生態学の粋」（web）：http://sv2.humeco.m.u-tokyo.ac.jp/~minato/index-j.htm，1999
33) 中坊幸弘監修，小野章史・小野尚美共著：臨床栄養士必携カルテ略語　正常値 Ver.2，中央法規出版，1994
34) 中村丁次：栄養アセスメントの意義，医科学出版社，2002
35) 中村丁次，川島由起子，外山健二編：健康・栄養科学シリーズ 臨床栄養学 改訂第3版，南江堂，2019

36) 中村哲郎：骨粗鬆症の全て—骨粗鬆症の薬物療法—, 日本栄養士会, 1997

37) 奈良信雄：目でみる臨床栄養学, 医歯薬出版, 2001

38) 日本高血圧学会高血圧治療ガイドライン作成委員会編：高血圧治療ガイドライン 2019, ライフサイエンス出版, 2019

39) 日本呼吸器学会 COPD ガイドライン第 6 版作成委員会編：COPD（慢性閉塞性肺疾患）診断と治療のためのガイドライン第 6 版, メディカルレビュー社, 2022

40) 日本腎臓学会編：慢性腎臓病に対する食事療法基準 2014 年版, 東京医学社, 2014

41) 日本摂食・嚥下リハビリテーション学会：日本摂食・嚥下リハビリテーション学会雑誌　第 7 巻第 1 号, 日本摂食・嚥下リハビリテーション学会, 2003

42) 日本摂食嚥下リハビリテーション学会：日本摂食嚥下リハビリテーション学会嚥下調整食分類 2021

43) 日本糖尿病学会編・著：糖尿病食事療法のための食品交換表 第 7 版, 文光堂, 2021

44) 日本糖尿病学会：糖尿病診療ガイドライン 2019, 南江堂, 2019

45) 日本糖尿病学会編・著：糖尿病治療ガイド 2022-2023, 文光堂, 2022

46) 日本糖尿病学会, 糖尿病性腎症合同委員会：糖尿病性腎症病期分類 2014 の策定（糖尿病性腎症病期分類改訂）について, 2014

47) 日本動脈硬化学会：動脈硬化性疾患予防のための脂質異常症診療ガイド 2018 年版, 日本動脈硬化学会, 2018

48) 東口高志編：全科に必要な栄養管理 Q&A 改訂版, 総合医学社, 2008

49) 藤田拓男：骨づくり BOOK, 医療企画, 1995

50) 藤谷順子ほか：嚥下障害食のつくりかた　改訂新版, 日本医療企画, 2002

51) 本田佳子編：新臨床栄養学—栄養ケアマネジメント— 第 2 版, 医歯薬出版, 2013

52) 本田佳子編：トレーニーガイド栄養食事療法の実習 栄養ケアマネジメント 第 13 版, 医歯薬出版, 2022

53) 前川當子：栄養指導実験実習, 光生館, 2003

54) 水野雅康・才藤栄一：リハビリテーション医学 Vol. 37 No. 10, 日本リハビリテーション医学会, 2000

55) 宮澤節子ほか：栄養学各論実習, 学建書院, 2001

56) 文部科学省：文部科学省 科学技術・学術審議会 資源調査分科会報告 日本食品標準成分表 2020 年版（八訂）, 2020

57) 山口和子編：臨床栄養学—食事療法の実習—, 医歯薬出版, 2002

58) 湯浅明子：第 26 回日本臨床栄養学会総会, 2004

59) 芳本信子：食べ物じてん 第 2 版, 学建書院, 2011

60) 臨床栄養　臨時増刊 Vol. 97 No. 4：医歯薬出版, 2000

61) 渡瀬峰男・金谷節子：フードデザイン 21, サイエンスフォーラム, 2002

62) 渡邉早苗・寺本房子・佐藤文代・笠原賀子編：新しい臨床栄養管理 第 2 版, 医歯薬出版, 2001

63) 渡邉早苗・本間和宏ほか：N ブックス　臨床栄養学概論 第 2 版, 建帛社, 2021

64) 渡邉早苗・松崎政三・寺本房子ほか：N ブックス　臨床栄養管理—栄養ケアとアセスメント—, 建帛社, 2003

■　索　引　■

〈編　集〉　芳本　信子
朝日大学
（医学博士，管理栄養士）

〈執　筆〉　上田　洋子
（五十音順）名古屋文理大学短期大学部

加藤由美子
東京家政大学

兼平　奈奈
東海学園大学

清水　史子
昭和女子大学

末永　美雪
東都大学

谷澤登志美
名古屋栄養専門学校

中野　道子
医療法人財団荻窪病院

深作　貴子
相模女子大学短期大学部

芳本　信子
前掲

臨床栄養学実習　―栄養食事アセスメントとケアプラン―

2004 年 4 月 10 日　　第 1 版第 1 刷発行
2005 年 4 月 10 日　　第 2 版第 1 刷発行
2007 年 3 月 1 日　　第 2 版第 2 刷発行
2009 年 3 月 1 日　　第 2 版第 3 刷発行
2010 年 3 月 1 日　　第 3 版第 1 刷発行
2012 年 2 月 10 日　　第 3 版第 2 刷発行
2014 年 2 月 10 日　　第 4 版第 1 刷発行
2015 年 4 月 10 日　　第 4 版第 2 刷発行
2018 年 3 月 1 日　　第 4 版第 3 刷発行
2020 年 3 月 1 日　　第 5 版第 1 刷発行
2023 年 3 月 1 日　　第 5 版第 2 刷発行

編　者　芳本信子
発行者　百瀬卓雄
発行所　株式会社 学建書院
〒112-0004　東京都文京区後楽 1-1-15-3F
TEL（03）3816-3888　FAX（03）3814-6679
http://www.gakkenshoin.co.jp
印刷・製本　三報社印刷㈱

ISBN978-4-7624-4863-8